YUNCHAN JINJI
ZHUANJIA ZHONGGAO

王艳琴　主编

孕产禁忌

专家忠告

我们坚持以专业精神，科学态度，为您排忧解惑。

中国人口出版社

图书在版编目（CIP）数据
孕产禁忌专家忠告/王艳琴主编.-北京：中国人口出版社,2010.1
ISBN 978-7-5101-0310-0
Ⅰ.孕… Ⅱ.王… Ⅲ.①妊娠期－妇幼保健－基本知识 ②产褥期－妇幼保健－基本知识 Ⅳ.R715.3

中国版本图书馆CIP数据核字（2009）第217088号

最重要、最权威的孕期读本

孕产禁忌专家忠告

王艳琴 主编

出版发行 中国人口出版社
印　　刷 北京振兴华印刷有限公司
开　　本 1020×710 1/16
印　　张 14
字　　数 150千字
版　　次 2010年2月第1版
印　　次 2010年2月第1次印刷
书　　号 ISBN 978-7-5101-0310-0
定　　价 26.80元

社　　长 陶庆军
网　　址 www.rkcbs.net
电子信箱 rkcbs@126.com
电　　话 (010)83519390
传　　真 (010)83519401
地　　址 北京市宣武区广安门南街80号中加大厦
邮　　编 100054

目录

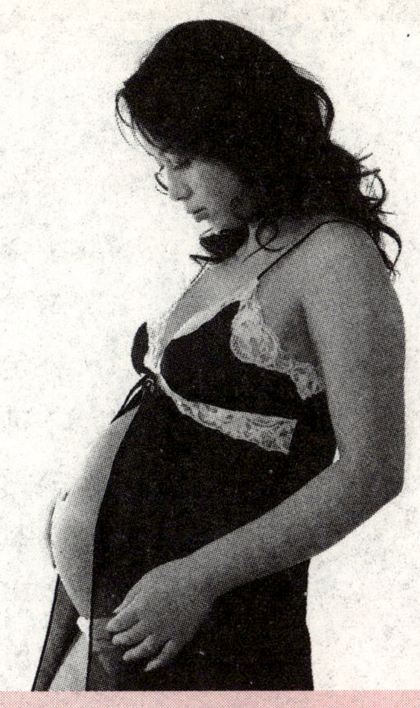

Contents

孕前禁忌不可不知

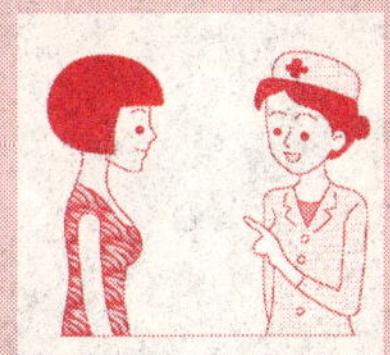

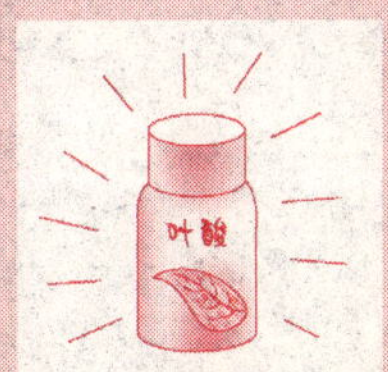

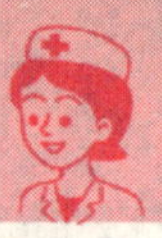

Contents

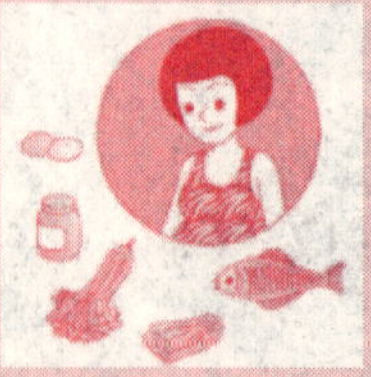
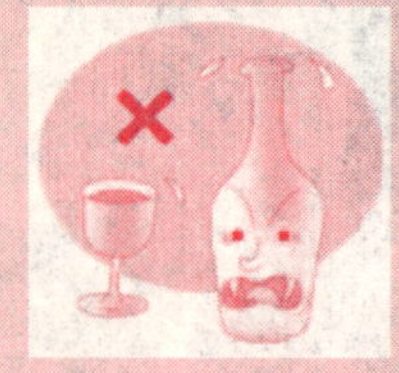

Contents

孕期禁忌不可不知

一 生活细节禁忌：切勿因小失大 ……52

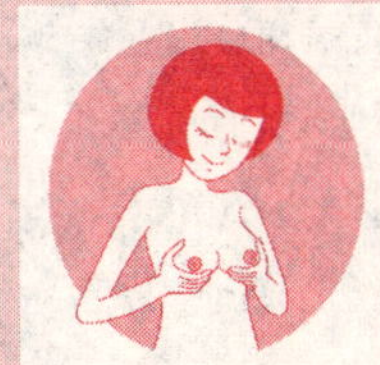

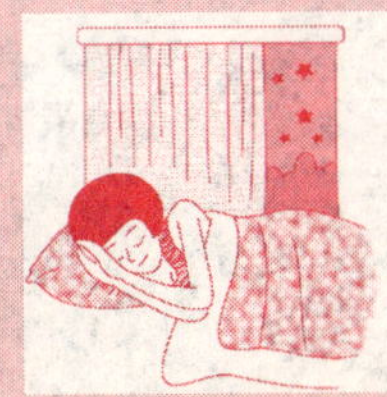

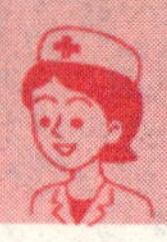

Contents

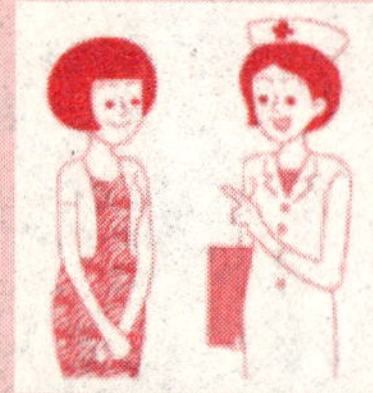

Contents

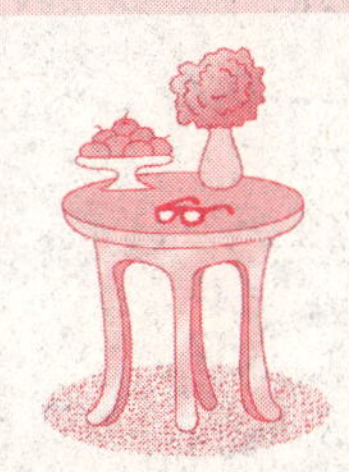

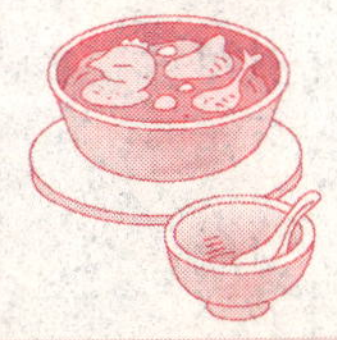

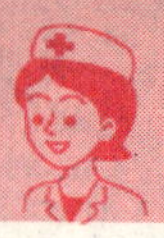

Contents

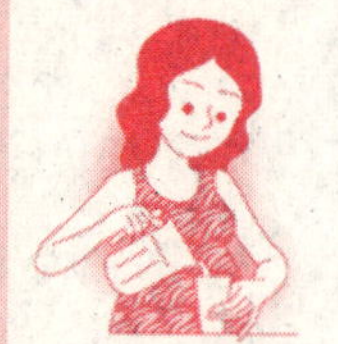

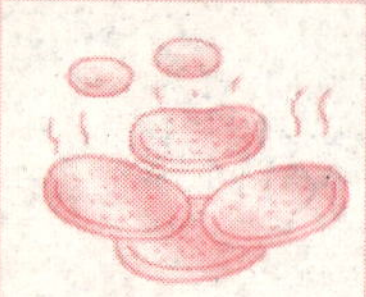

Contents

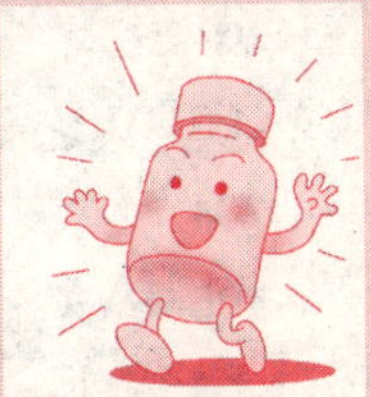

Part 3 临产禁忌不可不知

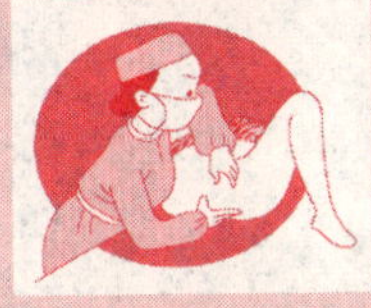

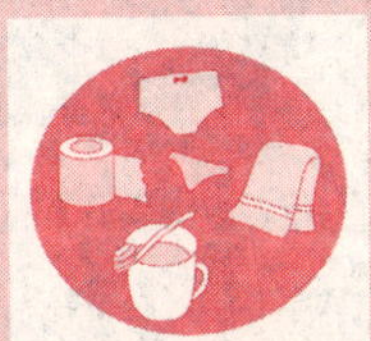

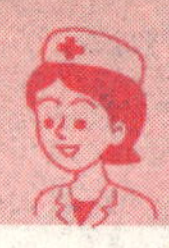

Contents

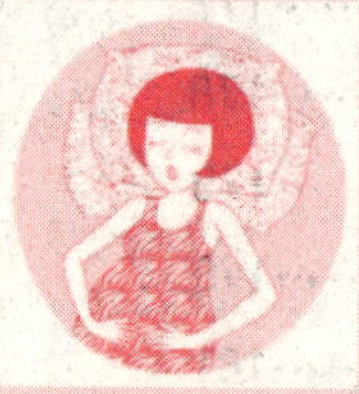

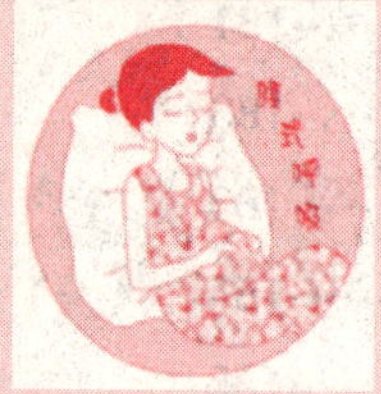

怀上最棒的宝宝，
孕前准备切莫大意！

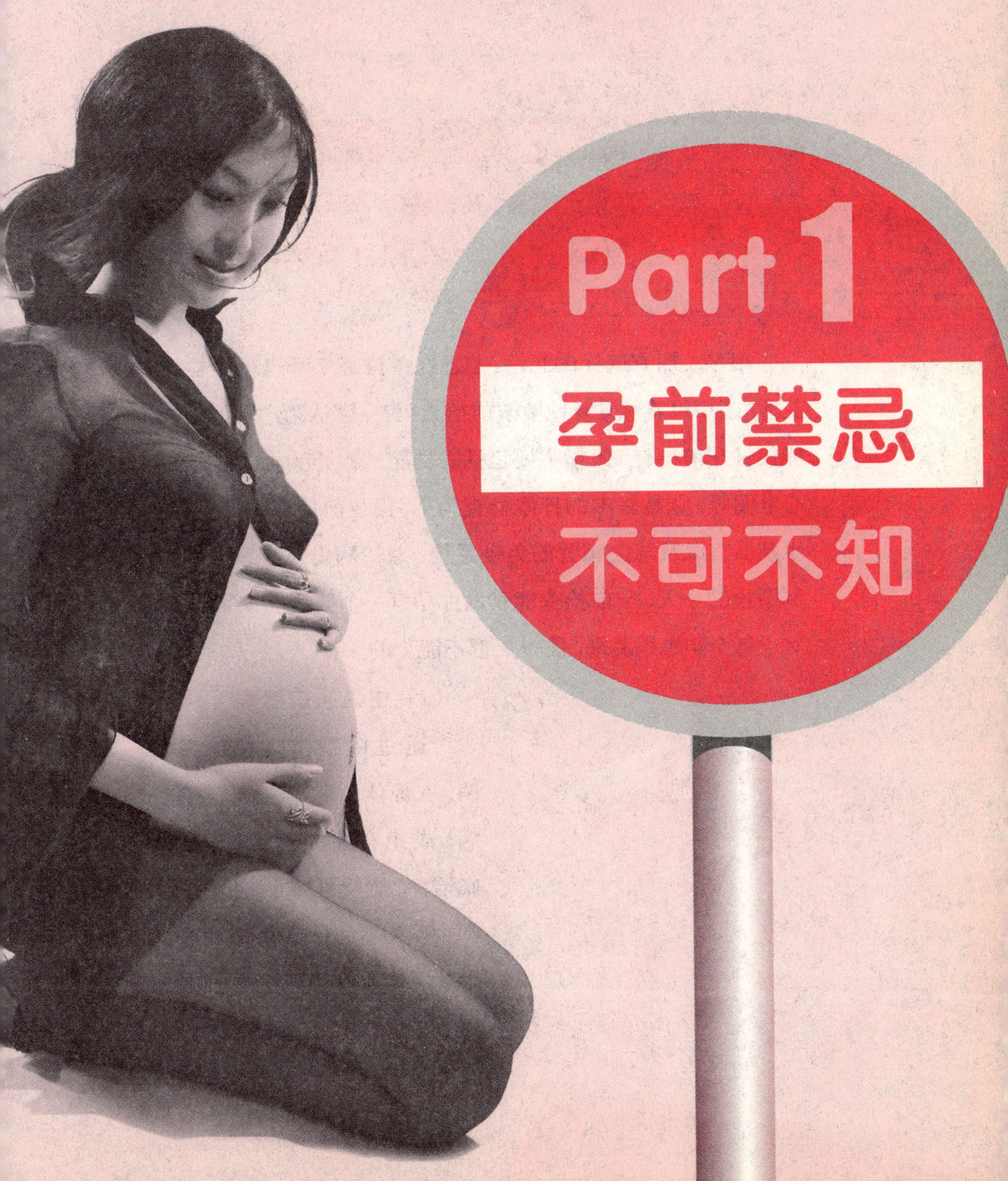

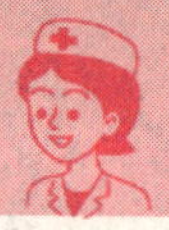

一、准妈妈孕前准备

1 不可忽视孕前检查

如果怀孕后才发现自己感染了某些疾病，那么你很可能面临一些痛苦的选择：是终止妊娠，还是冒险继续怀孕？其实这些完全可以靠孕前检查来避免。

很多人都有这样的想法：自己在单位每年都进行体检，身体很正常，还用得着再重复地做孕前检查吗？专家认为，一般的体检并不能代替孕前检查。体检主要包括肝功能、肾功能、血常规、尿常规、心电图等，以最基本的身体检查为主，但孕前检查主要检测对象是生殖器官以及与之相关的免疫系统、遗传病史等。特别是在取消强制婚检的今天，孕前检查能帮助你孕育一个健康的宝宝。必做检查对于每个孕妈妈说来，是一个都不能少的。

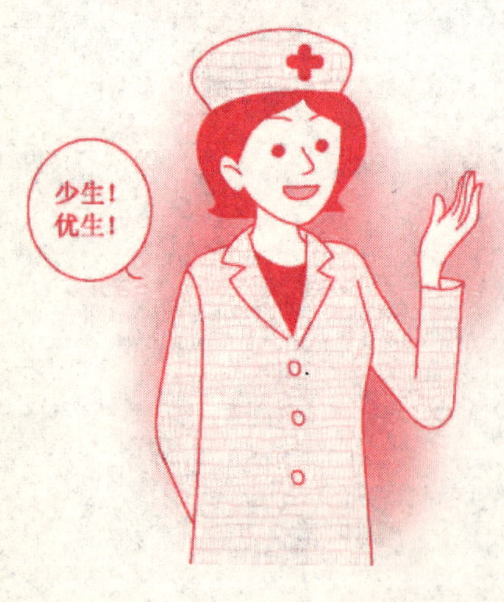

（1）生殖系统检查

通过白带常规筛查滴虫、霉菌、衣原体、淋病等。如果有妇科疾病，或患有性传播疾病，最好先彻底治疗，然后再怀孕，否则会引起流产、早产等危险。检查时取阴道分泌物，多数女性不会有什么感觉。检查对象为所有育龄女性，检查时间为孕前。

(2) 风疹、弓形虫、巨细胞病毒、单纯疱疹病毒(TORCH)检查

TORCH检测孕前优于孕期。如可疑感染，应推迟怀孕时间，如风疹病毒阴性，可预防接种。检查对象为所有育龄女性。

(3) 肝功能及乙肝系列检查

肝功能包括转氨酶、血糖、血脂等；乙肝系列包括抗原、抗体检测，即平时所说的乙肝两对半。静脉抽血检查时间为孕前3个月。检查对象为育龄夫妇。

(4) 尿常规检查

有助于肾脏疾患的早期诊断，10个月的孕期对母亲的肾脏系统是一个巨大的考验，身体的代谢增加，会使肾脏的负担加重。查尿检查时间在孕前3个月。检查对象为育龄女性。

(5) 妇科内分泌检查

包括卵泡促激素、黄体生存激素等6个项目。检查目的是诊断月经不调等疾病。检查方法为静脉抽血，检查对象为月经不调、不孕的女性，检查时间应在孕前。

(6) 染色体异常检查

检查遗传性疾病。静脉抽血检查时间为孕前3个月，检查对象为有遗传病家族史的育龄夫妇。

Tips

孕前为什么要查血型

为输血做准备：分娩时产妇有可能出血，提早验好血型，以便及时输血。因验血型延误时机，大出血的产妇就会有生命危险。

预防新生儿溶血症：如果发生ABO或Rh血型不合，导致红细胞破坏过多，胎儿或新生儿就会出现黄疸、贫血等症状，即新生 儿溶血症。重者可在24小时内出现黄疸，并能损害脑组织，引起核黄疸、脑瘫，造成终身残疾，或因心力衰竭而死亡。

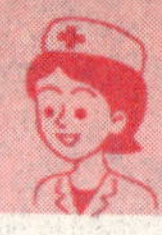

2 口腔检查不能忘

如果计划怀孕，孕妇别忘记做口腔的孕前检查。保证牙齿的健康，也是安全度过孕期的前提之一。如果孕期牙齿痛起来了，考虑到治疗用药对胎儿的影响，治疗很棘手，所以应提前做好口腔检查。

如果牙齿没有其他问题，只需洁牙就可以了，如果牙齿损坏严重，就必须拔牙。检查时间为孕前6个月。检查对象为育龄女性，根据需要孕前可能进行下列项目的口腔检查。

（1）牙龈炎和牙周炎

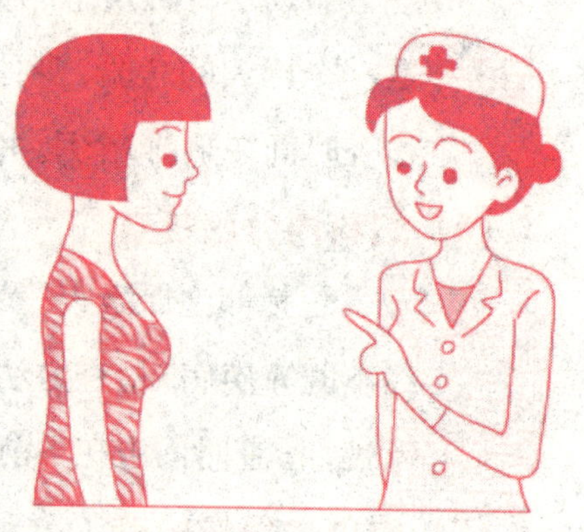

女性在怀孕后，体内的雌激素水平明显上升，尤其是黄体酮水平上升很快，会使牙龈中血管增生，血管的通透性增强，容易诱发牙龈炎，这被称作“孕期牙龈炎”。中、重度的牙周炎会使孕妇生出早产儿和低体重儿的机会也会大大增加。所以，怀孕前应该进行牙龈炎和牙周炎的检查和系统治疗。

（2）蛀牙

蛀牙会引发急性牙髓炎或根尖炎，不但会给孕妇带来难以忍受的痛苦，而且服药不慎也会给胎儿造成不良影响。孕妇蛀牙还可能传给宝宝。所以，怀孕以前治愈蛀牙无论对自已，还是对小宝宝都是有好处的。

（3）阻生智齿

阻生智齿是指口腔中最后一只磨牙(俗称“后槽牙”)，由于受颌骨和其他牙齿的阻碍不能完全萌出，造成部分牙体被牙龈所覆盖，由于智齿多在18岁以后萌出，且智齿冠周炎又最容易发生在20~35岁之间，所以，要想防治这种病的发生，就应该在孕前将口腔中阻生智齿拔除。

（4）口腔卫生

有怀孕的打算了,就应当到口腔科（最好是专门为准孕妇检查的口腔科）做口腔卫生状况检查，接受口腔大夫的健康指导，这是非常关键的一点。孕期口腔常见病都与口腔的卫生状况密切相关，需要知道如何正确地刷牙和使用牙线，以及孕期如果患口腔科疾病，何时进行治疗是安全的等等。

3 容易忽视的遗传病风险

遗传病是父母的遗传物质（基因）在亲代和子代之间，按照一定的方式垂直传递而引起的疾病，缺少这种遗传基因就不会发病。

遗传病的特点为患病是终生性的，有家族性。通常，遗传病在孩子出生时就会表现出来，如先天愚型、多指等，但也有一些在生后生长发育到某一阶段才表现出来。据遗传学家统计，下列父母有出生严重遗传病后代的风险。

（1）35岁以上的高龄初产妇

资料表明，染色体偶然错误的概率在接近生殖年龄后期时明显增高。因为自女性一出生，卵巢里就储存了她一生所有的卵子细胞，当其年龄越大时，卵子就相对老化，发生染色体错误的机会也随之增加，因此，生育染色体异常患儿的可能性也就相应增加。

（2）双亲之一为平衡易位染色体携带者

如果通过染色体检查，查出夫妇一方是平衡易位染色体携带者时，可以考虑不生育或在妊娠后进行产前遗传学诊断，以防止患病儿的出生。

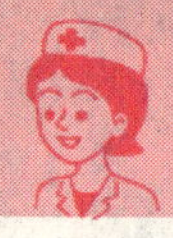

(3) 有习惯性流产史的夫妇

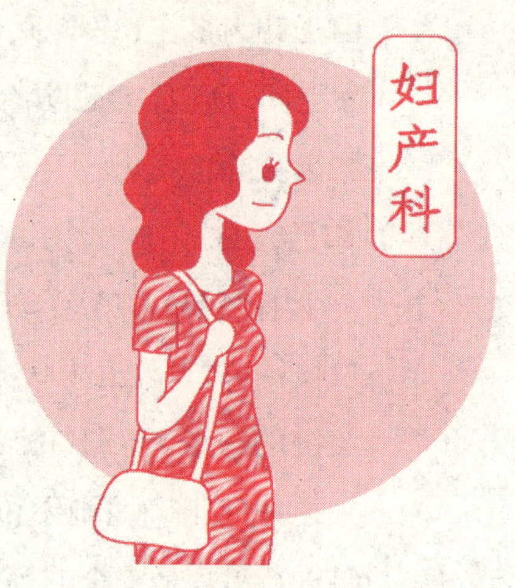

据统计资料表明，有习惯性流产史的孕妇体内染色体异常的几率比一般人高出几倍。如果妇女有连续自然流产史，其丈夫往往也有相似的遗传性缺陷。这样胎儿就从亲代那里继承了缺陷基因，而患遗传病的可能性是正常胎儿的2倍。据此，医学家们认为，母体内的生物化学敏感性也许可以辨别出胎儿的遗传缺陷，这样胎儿就从亲代那里继承了这种缺陷基因，因而这种神奇的自然法则力量，可以自然流掉不合格的胎儿。所以，有习惯性流产史的夫妇，再次妊娠前双方应先做详细的体格检查及遗传咨询。

(4) 已生育过“先天愚型”儿的母亲

第一个孩子是“先天愚型”，则生第二个孩子为“先天愚型”患儿的几率为2%~3%。已生过一个常染色体隐性代谢病患儿（如白化病、先天性聋哑、侏儒等）的孕妇，下一胎的风险率可能为25%。

(5) 母亲为严重的性连锁疾病(如血友病)患者

男性胎儿全部为该病的患者，女性胎儿虽不发病，但为该致病基因的携带者。如果孕妇为性连锁疾病基因携带者时，男性胎儿50%是患者。

(6) 经常接触放射线或化学药剂的工作人员

放射线和化学药剂对优生影响较大，从事这类行业的夫妇应向专家咨询。对有出生遗传病和先天畸形胎儿风险的父母，应做好遗传咨询和产前诊断，对异常胎儿采取选择性流产的办法避免患儿出生。而对那些有出生严重遗传病患儿风险的父母来说，惟一的办法就是采取积极的避孕措施。倘若夫妇都是罕见隐性致病基因携带者，则应采取绝育手术，从根本上阻断遗传病患儿的出生。

4 生育年龄不宜过小

女性的生殖器官在青春期就基本发育成熟，理论上认为可以怀孕。但是20岁以前身体的各部分仍处于发育时期。过早怀孕不仅会影响工作和学习，更有可能危害身体健康。

从医学角度讲早育生产的婴儿先天性畸形的比率较高，而且患葡萄胎的几率比较大。

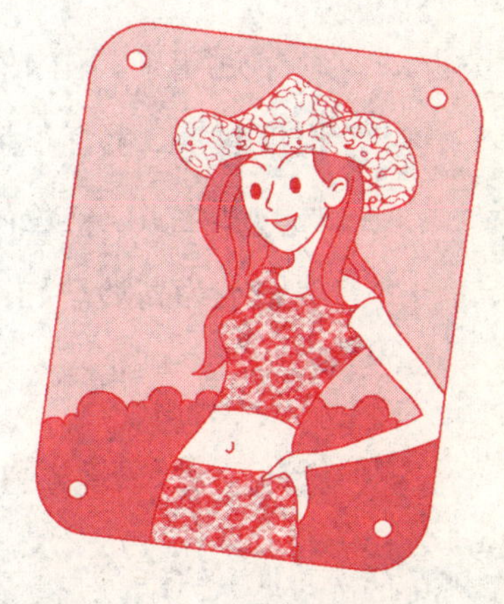

葡萄胎严重危害妇女健康。它有良性与恶性之分，凡葡萄胎的病灶局限于子宫腔内者为良性，如果病灶已侵入子宫肌层或穿入附近组织或有远处转移者则为恶性。

临床资料显示，妊娠年龄越小，怀葡萄胎的可能性就越大，尤其是20岁以下的少女，葡萄胎的发病率最高。这是由于青春期的卵巢刚刚开始发育，卵泡成熟不尽完善，容易排空卵所致。空卵，是指卵子没有卵黄。空卵也能受孕，但受精后不能形成胎儿，只能形成绒毛。此种绒毛在子宫腔内的增生繁殖极快，所以患者血或尿中的绒毛膜促性腺激素相当高．由此而引起的“早孕”反应也相当严重，不少患者还会出现高血压、蛋白尿及全身水肿。由于庞大的葡萄状水泡充满宫腔，可使腔内压力急骤升高，子宫迅速增大，脱落的绒毛极易进入母体血液，这就使更多的绒毛或滋养细胞进入母体血液循环，从而易变为绒癌或恶性葡萄胎。

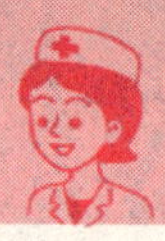

5 高龄孕妇隐患多

生育年龄过小对健康不利，高龄生育也存在着众多隐患。因为高龄生育对妇女心理上的影响很大，同时对妇女生理上的要求也更高。

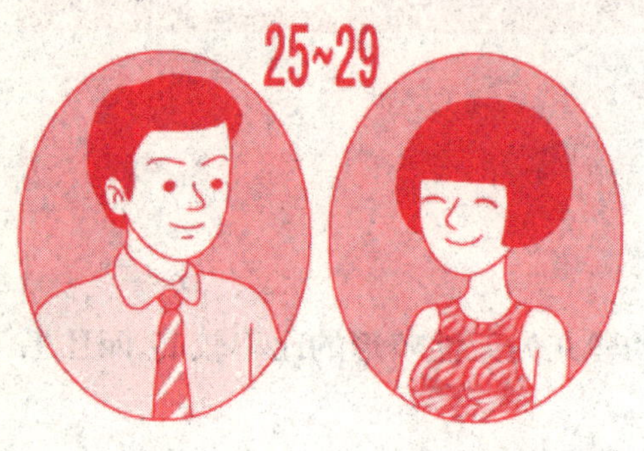

如果高龄孕妇的生活条件较差，工作压力大，又缺乏社会和家庭的支持，面临孕育的艰辛，就很有足够的自信，甚至会出现抑郁症。可见，生活条件、工作压力等因素给妇女心理带来的影响很大。

近年来，国内外妇女的生育年龄都呈现上升趋势，且妇女文化程度越高，生育年龄越大。但以往的研究显示，35岁以上的妇女分娩的新生儿，染色体异常的发生率明显上升。医学上把35岁以上的孕妇定为高龄孕妇，高龄妇女妊娠，会有一系列的问题，要担一定的风险，所以也有的称为“高危产妇”。其中最突出的问题是先天痴呆儿和某些先天畸形儿的发生率增高。这是因为，高龄孕妇的卵子容易发生“老化”现象。育龄妇女年龄越大，卵巢中的卵子越容易衰老；卵子在卵巢中贮存的时间越久，接受感染、放射线等有害因素的机会

Tips 男子最佳生育年龄

虽然男人的生育年限比女性长得多，几乎持续终生，但从优生角度看还是有最佳年龄段的。研究显示，年龄介于30～35岁的爸爸所生的孩子最优秀。因为男人的精子素质在30岁时达到高峰，然后持续5年到35岁为止，以后则素质下降。

另外，男人过了35岁，体内的雄性激素也开始衰减，平均每过一年其睾丸激素的分泌量就下降1%。因此，与女人一样，男人也有生殖生物钟，只不过男人的生殖生物钟弹性较大罢了。

越多。这些都会增加染色体突变的机会，是给胎儿带来畸形变化的因素。

高龄妊娠前要做好心理和生理两方面的准备。从心理上要放松心情，高龄孕妇妊娠虽有一些不利因素，但这些不利因素并不是在每个高龄孕妇身上都会发生。要想做到优生优孕。高龄女性应做一些必要的优生咨询，了解一些生育知识，正确对待妊娠及分娩中的问题，做好妊娠的准备，切不可焦急、忧虑，因为这样反而会影响受孕的机会。高龄孕妇还要更注意孕期的保健，定期做一些产前检查，以减少畸形儿的发生。

6 要重视孕前体重的调整

准备怀孕的女性要重视对体重的调整，因为女性过胖或过瘦都会使体内的内分泌功能受到影响，不仅不利于受孕，还会增加婴儿在出生后第一年患呼吸道或腹泻的几率。

体重过重或过轻的标准是怎样的呢？通常认为体重如果低于标准体重的15%，则为身体过瘦；如果高于标准体重20%以上，则为身体过胖。

准备怀孕的女性，无论身体过胖还是过瘦都应积极进行调整，力争达到正常状态。

体重过瘦的女性，可以适当增加优质蛋白质和富含脂肪食物的摄取，如肉类、蛋类及大豆制品，但切忌不要因为要增加体重而盲目吃补品或大量吃一些零食，这对妊娠期间的胎儿的发育是没有好处的，并且给身上增加一些没用的脂肪，对产后恢复带来影响。体重过重的女性，除了积极进行正确的减肥

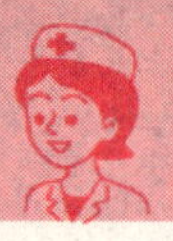

运动外，及早请教营养医师制订合理食谱，控制热量摄取，少吃油腻及甜腻食品，多吃健康的蔬菜和水果，但切忌盲目节食减肥，这样对身体的损害会很大，也会对健康受孕带来不良影响。

7 孕前不良情绪是优生的大敌

身体上的准备固然重要，情绪上的准备也务必重视，因为受孕时的心理和情绪状态与优生有着密切的关系。

不良心理和情绪不仅会影响受孕几率，而且还会影响受孕后胎儿的素质。压力过大等不良情绪，会直接影响神经系统和内分泌功能，从而影响精子或卵子的生成、成熟及活力。

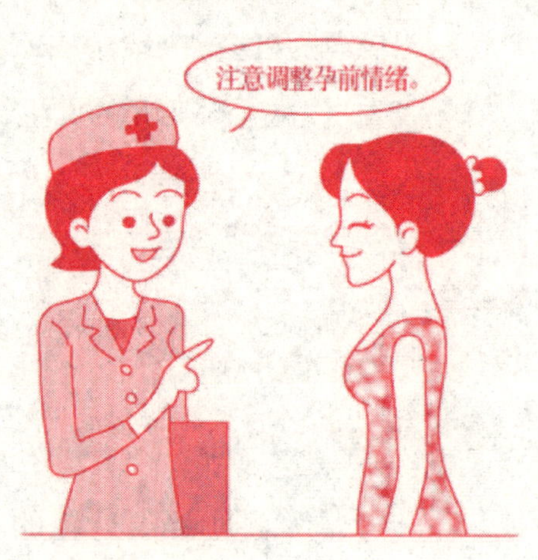

值得注意的是，不良情绪不光来源于工作和生活的压力，有时孕前准备过于谨慎也会让人因过度紧张，因而产生不良情绪。孕前准备只要用心对待就行，不必太谨小慎微。

8 孕前吸烟危害巨大

专家认为，对妇女怀孕影响最大的首推香烟。香烟中的尼古丁有致血管收缩的作用，妇女子宫血管收缩，不利于精子着床。

吸烟与不孕症有极大的关系。香烟在燃烧过程在所产生的苯丙蒽昆有致细胞突变的作用，对生殖细胞有损害，卵子和精子在遗传因子方面的突变，会导致胎儿畸形和智力低下。

烟草中含有多种有害物质，除了尼古丁外，还有氢氰酸、氨、一氧化碳、二氧化碳、吡啶、芳香族化合物及烟焦油等。嗜烟会引起月经失调，减少受孕的可能性。烟草毒素可通过胎盘直接危及发育中的胚胎，使胎儿体细胞染色体畸变率增加。尤其是在胚胎发育早期这一敏感时期内，烟草毒互不仅增加染色体畸变率，而且可通过影响基因调控、影响代谢过程而干扰胎儿发育。胎儿染色体畸变与流产、死胎、多发畸形、先天性疾病有着密切关系。与不吸烟女性相比，吸烟女性易早产、流产，其新生儿的死亡率较高。

研究表明，经常抽烟的妇女在怀孕前20周开始减少吸烟或停止吸烟，所生婴儿重量可接近于非吸烟者的婴儿，但仍有先天性异常的危险，这是由于在怀孕早期阶段或者怀孕前吸烟所引起的。因此，准备要怀孕时，夫妇双方应提前停止吸烟。

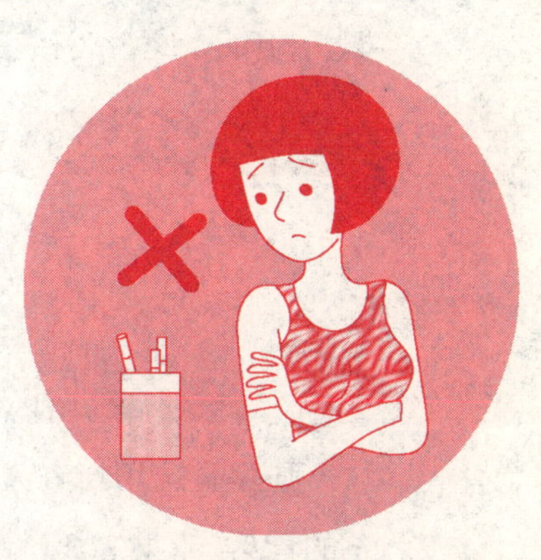

9 孕前饮酒危及宝宝健康

生活和工作中难免会遇到需要喝酒的时候，但是准备怀孕的夫妻就要相互监督，尽量不要饮酒。尤其是计划怀孕的准妈妈更应提前戒酒，

饮酒和吸烟一样都会对宝宝的健康产生不利的影响。酒的主要成分是乙醇。乙醇可使生殖细胞受到损害，使受精卵不健全。喝酒会对胎儿的大脑造成损伤，而且后果无法预测。孕妇饮酒给胎儿造成创害，称为“胎儿酒精综合征”，—其表现是：体重低，中枢神经系统发育障碍，可有小头畸形（前额突起，眼裂小，斜视，鼻底部深，鼻梁短，鼻孔朝天，上口唇向里收缩），还有心脏及四肢的畸形。

胚胎发育的过程，胎儿的神经系统就一直在发育，因此无论什

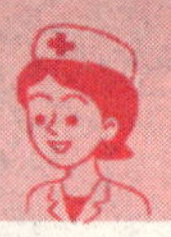

么时候饮酒都会对胎儿的神经系统造成损伤。孕妇在怀孕的头3个月和怀孕的6个月后尤其要注意戒酒。怀孕最初3个月正是胎儿形成的重要阶段，这时饮酒，胎儿的大脑细胞分裂受阻，易导致中枢神经系统发育障碍，造成胎儿智力低下。胎儿生长的高峰是在妊娠的6个月以后，这时如继续饮酒，将会给胎儿 带来更严重的损害。

此外，酒精也会影响男性精子的质量，使胎儿致畸的危险性增大。所谓“星期天宝宝”就是指在狂饮之后受孕所生的酒精综合征婴儿。因此，准备要孩子的夫妻应该提前三个月戒酒。

10 孕前不宜进食的食品

禁烟酒当然很重要，但孕前的健康饮食更不能忽视。研究表明，不少食物都对精子、卵子的质量有不良影响，所以夫妻双方应避免食用。

（1）各种“污染”食品

应尽量选用新鲜天然食品，避免食用含食品添加剂、色素、防腐剂的食品。水果等要洗净后才食用，以避免农药残留。

（2）腌制食品

虽然美味，但内含亚硝酸盐、苯并芘等，对身体很不利。

（3）致敏食品

这类食物对胎儿的影响尚未引起人们的重视，但事实上，致敏食品很可能会引起流产、早产，导致胎儿畸形等多种恶性后果。因此，孕前的妈妈应该慎食。

（4）其他食品

罐头食品中含有的添加剂和防腐剂，是导致畸胎和流产的危

Tips 多吃可清除体内有害物质的食品

计划怀孕前至少半年的时候，夫妻都要把健康饮食放在首位，多吃排毒食品。下面几类食品，可以帮助排出人体内的毒素，夫妻二人应在在计划怀孕前从日常饮食中注意多摄取以下食物：

畜禽血：猪、鸭等动物的血液中的血蛋白被胃液分离后，可与侵入人体的烟尘发生反应，以促进巨淋巴细胞的吞噬功能。

韭菜：富含挥发油、硫化物、蛋白质、纤维素等营养素。

险因素。火锅在短时间内的加温并不能将存在于肉类中的致病菌或寄生虫完全消灭。油条在制作过程中使用的明矾是一种含铝的无机物。铝可通过胎盘侵入胎儿大脑，影响胎儿智力的发育。铝在体内的增多，还会抑制孕妇对铁质的吸收，可加重贫血。因此，孕妇也应尽量避免食用此类食品。

11 孕前要抵制油炸食品

油炸食品在人们的日常饮食中占有很大的比重，由于其色香味美，香脆可口，顿令人喜爱。但是，孕妇不宜过多食用油炸食品。

经过高温油炸，食物中的维生素和其他多种营养素均受到很大破坏，营养价值明显下降，而且脂肪含量较多，食后很难消化吸收。

怀孕早期，一般都有早孕反应，若食用油炸食品，不但影响食欲，而且会使反应加重。怀孕中后期，子宫会压迫肠道，使肠蠕动减弱，若食用油炸食品，更容易导致便秘。此外，由于怀孕后体内激素水平的变化，孕妇消化功能下降，油炸食品更不宜多吃。一旦食后孕妇胃部有饱胀感，会导致下顿饮食量减少。

研究发现，食用油反复加热、炸制食品后，会产生致癌物质，这

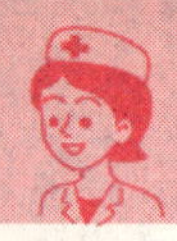

种油炸制或烹调的食品也会有毒，经常食用，对人体有害。

12 孕前禁食棉子油

黑棉子油是从棉子中提取的一种粗制棉油，又名生棉子油，是一种未经加工处理的棉子油。棉酚的含量超过国家规定标准的10～90倍。

20世纪50年代，我国很多地区流行一种“烧热病”，患病的人浑身发热、无力、消瘦、劳动力丧失，女性患者严重时会发生闭经。

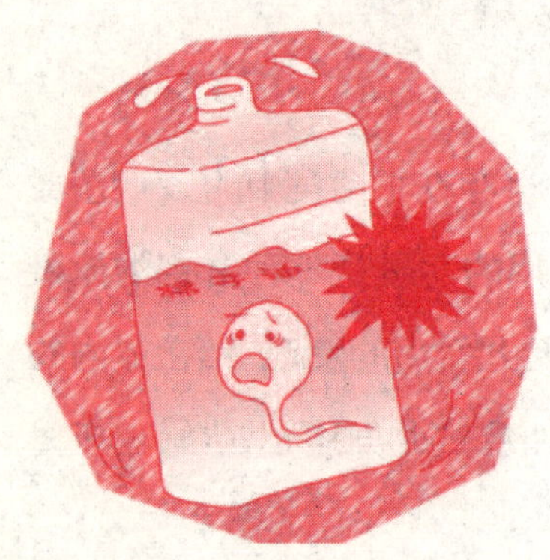

直到70年代，才发现是棉子油造成的。棉子油中可提炼出棉酚。实验证明棉酚对男性生精功能有明显的抑制作用。开始时引起少精和死精，继之累及精子细胞、次级精母细胞而引起无精，最后可影响到初级精母细胞、精原细胞，甚至睾丸支持细胞和间质细胞，导致生育能力丧失和性功能衰退，造成终生不育。

棉酚对女性子宫内膜也有副作用，使内膜萎缩，血液循环减少，子宫缩小变硬，引起闭经，使孕卵不能着床，或着床后因营养缺乏而死亡。统计表明，食用黑棉子油不孕症、无精症的发病率明显增高。

因此，不要吃黑棉子油，生棉子油必须经碱处理除去棉酚后再食用。目前，黑棉子油少有生产，农村大都吃提清棉油，从而大大减少了棉酚的摄入量。如曾吃过黑棉子油，但时间不长的夫妇，不必惊慌，马上停止食用即可，一般不会造成不孕。

13 少食含咖啡因的食物

时至今日，含咖啡因的食物随处可见，充满诱惑。但计划怀孕的女性应尽量少食这些食物，因为它们会给孕妇和胎儿的健康带来危害。

咖啡因是一种兴奋中枢神经的药物。据测定，一瓶340克的可乐型饮料中含咖啡因50~80毫克，如果一次饮用含量达1克以上的咖啡因饮料，就会导致中枢神经系统兴奋。其表现为躁动不安、呼吸加快、肌肉震颤、心动过速、期外收缩及失眠、眼花、耳鸣等。即使服用量在1克以下，由于咖啡因对胃黏膜的刺激，也会出现恶心、呕吐、眩晕、心悸及心前区疼痛等中毒症状。含咖啡因的饮料和食品有咖啡、可可、茶叶、巧克力和可乐型饮料等。建议计划怀孕的女性与已经怀孕的孕妇尽量少吃此类食品。

研究认为，咖啡因作为一种能够影响女性生理变化的物质，可以在一定程度上改变女性体内雌、孕激素的比例，从而间接抑制受精卵在子宫内的着床和发育，可能会导致妇女不孕或影响胎儿的正常发育。咖啡因还会通过胎盘进入胎儿体内，刺激胎儿兴奋，影响胎儿大脑、心脏和肝脏等器官的正常发育，使胎儿出生后体重较轻。

所以准备怀孕的妇女应避免摄取过多的咖啡因，为孕育一个健康的宝宝打好基础。

14 少食辛辣食物

很多人喜欢吃辛辣食物，这在平时似乎不是什么问题，但是对于计划怀孕的夫妻，尤其对已经怀孕的孕妇而言，可能会影响健康。

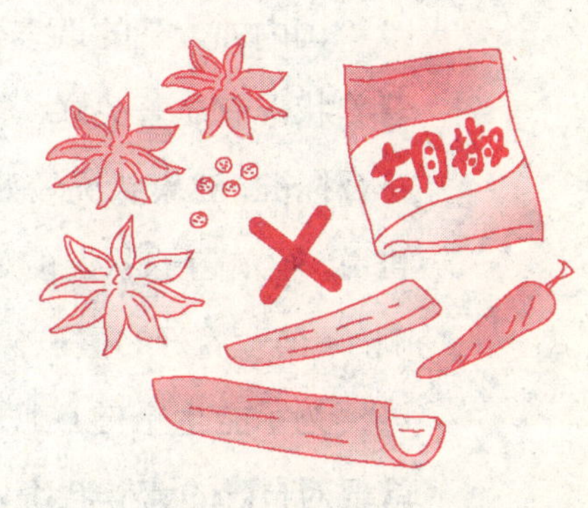

研究表明：辛辣食物会引起消化功能问题，如胃部不适、消化不良、便秘，甚至生痔疮。

怀孕后，由于胎儿的一天天长大，本身就影响孕妇的消化功能和排便，如果孕妇长期进食辛辣食物，其结果一方面会加重孕妇的消化不良、便秘或痔疮的症状，另一方面也会影响孕

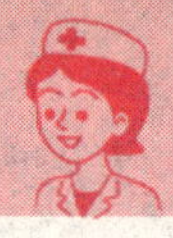

妇对胎儿营养的供给，使胎儿得不到足够的营养供给，影响胎儿的发育和成长。甚至有可能增加分娩的困难，给孕妇和胎儿带来额外的痛苦。

因此，计划怀孕的夫妻，为了您能够生一个健康的宝宝，在计划怀孕前3个月应少吃辛辣食物。

15 孕前务必做好营养储备

人们往往忽视了孕前饮食营养，很多妇女知道自己怀孕后才开始注意饮食的选择和营养的补充。这是不对的，孕前营养的储备是极为重要的。

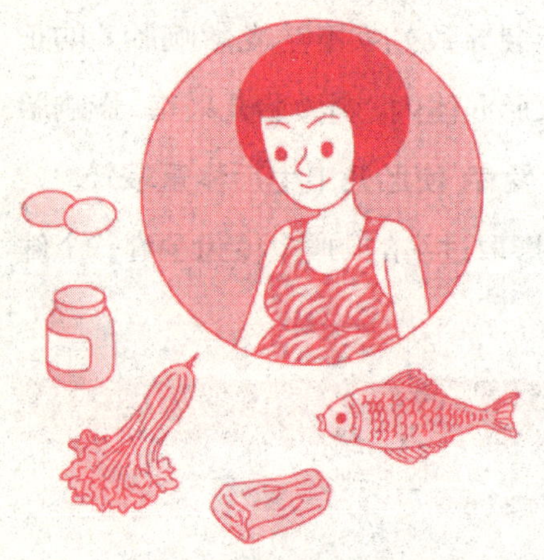

怀胎十月，胎儿发育最重要的时期是前三个月，此时胎儿的多个重要器官，如心、肝、胃、肠和肾等都分化完毕，并初具规模．同时大脑也在急速发育。而恰恰在怀孕后1～3个月这一关键时刻，正是孕妇容易发生妊娠反应的时候，会有半数的孕妇出现恶心、呕吐、不想进食等反应，从而影响营养的摄取。因此在妊娠早期，胎儿的营养来源很大程度依靠孕妇体内的储备，即孕前营养。

国内外大量的调查资料表明，新生儿的健康状况与母亲的孕前营养状况有显著关联，孕前营养好的孕妇所生的新生儿不仅体重等符合标准，健康状况较好，而且抵抗力强，患病率较低。国外还有报告说，孕前营养状况的好坏，对儿童学龄期的智力发育都会产生影响，孕前营养好的孩子会更聪明些。

为了能生个健康聪明的孩子，夫妇们应该从计划怀孕的时候就要对自己的营养状况做一个全面的了解，必要时可请专科医生诊断，以便有目的地调整饮食，积极补充营养。

16 补足叶酸

叶酸是一种水溶性B族维生素，在绿叶蔬菜、水果及动物肝脏中储存丰富。叶酸参与人体新陈代谢的全过程，是合成人体重要物质DNA的必需维生素。

叶酸的缺乏除了可以导致胎儿神经管畸形外，还可使眼、口唇、腭、胃肠道、心血管、肾、骨骼等器官的畸形率增加。

妇女怀孕前三个月到怀孕后三个月期间，每天服用0.4毫克的叶酸增补剂可以预防胎儿大部分神经管的畸形的发生。值得一提的是，妇女服用叶酸应在医生指导下进行，另外，还需注意以下几点：

（1）建议从怀孕前三个月开始服用

强调怀孕前就要开始服用叶酸的目的是为使妇女体内的叶酸维持在一定的水平，以保证胚胎早期有一个较好的叶酸营养状态。据研究，妇女在服用叶酸后要经过4周的时间，体内叶酸缺乏的状态才能得以纠正。这样在怀孕早期胎儿神经管形成的敏感期中，足够的叶酸才能满足神经系统发育的需要，而且要在怀孕后的前三个月敏感期中坚持服用才能起到最好的预防效果。

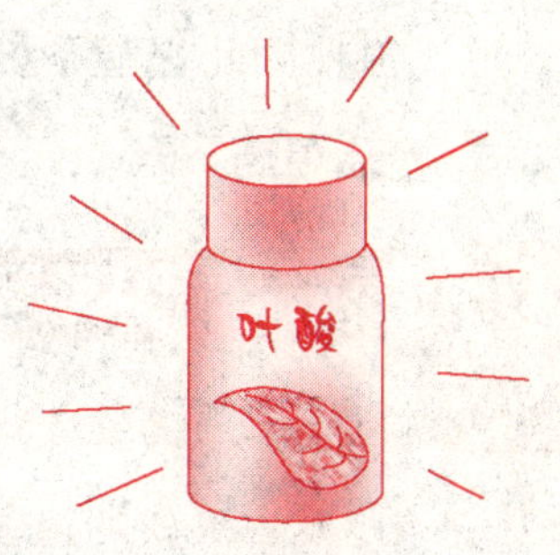

（2）我国神经管畸形低发区的妇女也要增补叶酸

我国神经管畸形的发病情况是北方地区高于南方，农村高于城市。因而有人认为低发区的妇女怀孕时可以不服叶酸，这种认识的存在很可能成为出生神经管畸形儿的隐患。据调查，在低发区的育龄妇女中，仍有相当一部分人体内缺乏叶酸。因此低发区的妇女在怀孕前也绝不能掉以轻心。

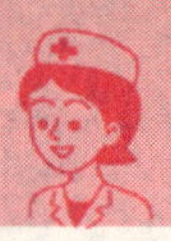

（3）服用叶酸增补剂能保证不生神经管畸形儿吗

服用叶酸增补剂是为了预防孕妇体内叶酸缺乏而导致的神经管畸形。叶酸缺乏是神经管畸形发生的主要原因，但不是惟一的原因。还有家庭遗传因素及其他环境因素等也可造成神经管畸形的发生，这些尚没有确切的预防办法。根据国内外的研究，服用叶酸增补剂可以预防80%的神经管畸形儿出生。

（4）不要用“叶酸片”代替“小剂量叶酸增补剂”

叶酸增补剂每片中仅含0.4毫克叶酸，是国家批准的预防药品。而市场上有一种供治疗贫血用的“叶酸片”，每片含叶酸5毫克，相当于“斯利安”片的12.5倍。孕妇在孕早期切忌服用这种大剂量的叶酸片，因为长期大剂量服用叶酸片对孕妇和胎儿产生不良的影响。因此提醒孕妇要听从医生和保健人员的指导，切忌自己滥服药、乱买药。

17 不可忽视孕前蛋白质的补充

蛋白质是孕妇怀孕期间需要量最大、最重要的营养成分。它是胎儿细胞分化、器官形成的最基本的物质，如同构筑一座坚实大厦的基础。

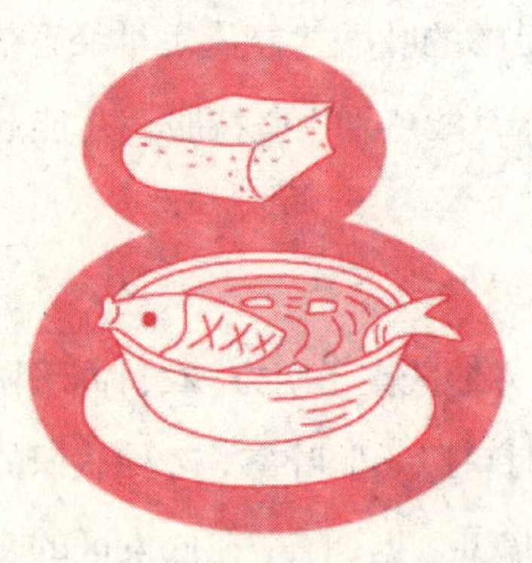

怀孕前，夫妇蛋白质摄入不足，会影响精子与卵子的质量，从而影响胚胎的形成。怀孕中，孕妇的蛋白质摄入不足，除了会影响胎儿的发育成长外，还会降低孕妇的免疫力，引起孕妇贫血和营养不良，甚至导致产后乳汁分泌不足、身体复原缓慢等。此外，每1克蛋白质还能提供相当4000卡的热量。

根据不同的来源，蛋白质可分为动物蛋白和植物蛋白两种。蛋白质的优劣是根据蛋白质的组成成分中氨基酸的种类和含量而决定

Tips 补叶酸要多吃蔬菜

叶酸普遍存在于有叶蔬菜之中，如青菜、卷心菜等，水果中柑橘和香蕉也有较多叶酸，动物性食物中肝脏、牛肉中含有的叶酸较多。因此，从食物上来说，怀孕后蔬菜的量应当尽量增加，水果应适当选择维生素含量较多的品种。

的。人体所需要的20种必需氨基酸中，有8种氨基酸是人体自身不能合成，必须依靠从食物中或蛋白质的特殊制品中摄取的。因此，含有大量必需氨基酸的蛋白质被称为优质蛋白质。

蛋白质的来源：瘦肉、鱼类、禽类、奶制品、蛋类、大多数坚果和豆类中必需氨基酸含量最高。正常女性计划怀孕前每天约需蛋白质46克；怀孕后，每天的需要量应比怀孕前多2~3倍．即92~138克。

18 补钙要从怀孕前开始

正准备怀孕的你，早早开始了孕前准备，检查身体，规划饮食，忙得不亦乐乎的同时，有没有漏掉至关重要的一件大事?那就是补钙。

中国人膳食结构以素食为主，含钙量低，再加上拒晒太阳、抽烟、喝酒等“恶习”，更使缺钙现象雪上加霜。调查显示，中国人每日从膳食中摄入的平均钙量仅为389毫克，与中国营养学会推荐的800毫克相距甚远。妇女一旦怀孕，对钙的需求量与日俱增，妊娠中晚期钙的适宜摄入量高达1000~1200毫克/天。为了宝宝生赶紧补钙吧!

很多人以为，补钙是怀孕后的事，其实不然。首先你可能本来就是钙摄入不足。其次，储备钙质要从孕前开始。

通常，食补被认为是补钙的理想方式。计划怀孕的女性，可以多喝豆浆和牛奶，多吃蔬菜、肉类等含钙量高的食物。如果你懒得计算食物中的钙含量，也没时间顿顿准备补钙大餐，那么建议你按照科学的方式补充钙制剂，这样既补足了钙，又省却了许多麻烦。

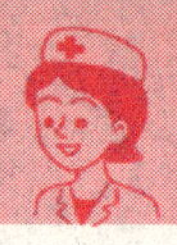

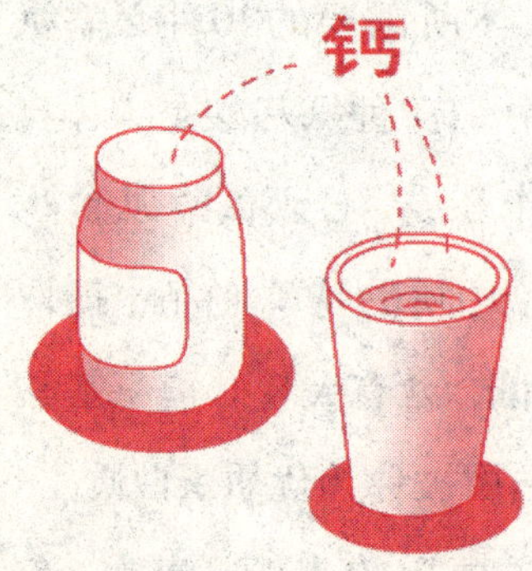

事实上，怀孕前营养储备充足，对胎儿的生长发育和妈妈自身的健康，都大有裨益。孕前妈妈钙量充足，小宝宝出生后，较少出现夜惊、抽筋、出牙迟、烦躁及佝偻病等缺钙引起的病症，宝宝的牙齿和骨骼发育状况也较为良好。而孕妇也能缓解小腿抽筋、腰腿酸痛、骨关节痛、水肿等孕期不适，并能预防骨质疏松。

19 怀孕前要补锌

怀孕前补钙是不可少的，但补锌也同样重要。

首先，锌对人体的生理作用是相当重要的。青少年缺锌可能出现性成熟延迟，性器官幼稚型，性功能下降，女性第二性征发育不全，月经不正常或停止。

其次，锌是人体内一系列生物化学反应所必需的多种酶的重要组成部分，对人体的新陈代谢活动有重大影响。锌参与蛋白质合成及细胞生长、分裂和分化等过程。锌的缺乏可引起蛋白质的合成障碍，导致生长停滞。锌还参与促黄体激素、促卵泡激素、促性激素等有关内分泌激素的代谢，对胎儿生长发育、促进性器官和性功能发育均有重要调节作用，对于孕早期胎儿器官的形成尤为关键。

Tips

锌的吸收问题

食物中有些成分可抑制锌的吸收，如大豆蛋白、小麦和玉米粉、咖啡、茶、各种豆类，奶酪和牛奶中也发现有抑制锌吸收的因素。此外，过细的加工过程可导致大量的锌的丢失，如小麦加工成精面粉大约80%锌被去掉，豆类制成罐头比新鲜豆类锌含量损失60%左右。

缺锌还会导致味觉及食欲减退，减少营养物质的摄入，影响生长发育。锌与唾液蛋白结合成味觉素可增进食欲。锌对妇女怀孕和胎儿生长发育都有重要作用。所以，在准备怀孕时要补充锌，让体内贮备足够的锌，为母婴健康度过孕期做好充足的准备。

准备怀孕的妇女可以在食物中摄取足够的锌。其实锌在食物中广泛存在，不论动物性食物还是植物性食物都含有锌，但食物中的锌的含量差别很大，吸收利用率也不相同。一般说来，贝壳类、虾等海产品，红色肉类和动物内脏类都是锌的极好来源；干果类、谷类胚芽和麦麸也富含锌；燕麦、花生酱、花生等也为锌的良好来源。

20 不要忽视缺铁性贫血

贫血是妊娠常见的并发症。贫血可由多种原因所引起，最常见的原因为缺铁性贫血，其他为巨细胞贫血等。

轻度贫血妊娠后对母婴影响较少，重度贫血可增加母体孕期并发症如妊娠高血压综合征、感染，甚至贫血性心力衰竭。对胎儿影响亦较大，如早产、胎儿发育不良、胎儿宫内窘迫等发病率均增加。因此，妇女在孕前如有贫血，应在孕前进行咨询，并查清贫血的原因和程度，作出评估和处理，免得妊娠后贫血加重，甚至危及母婴健康。

铁是人体生成红细胞的主要原料之一，缺铁性贫血是体内储备铁缺乏影响血红蛋白所引起的贫血，是贫血中最常见的类型。育龄期妇女由于月经等因

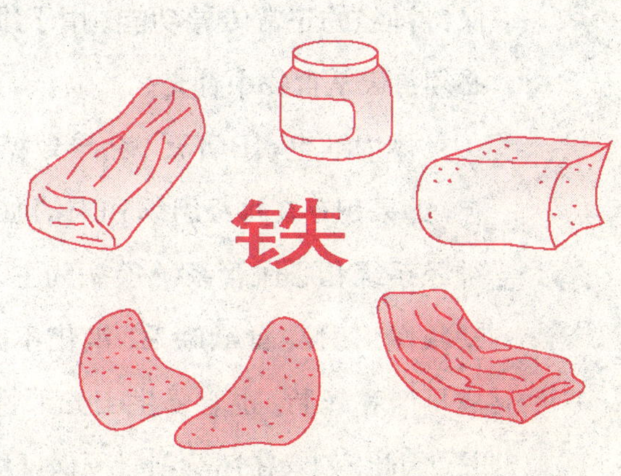

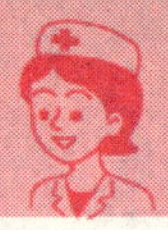

素，体内铁贮存往往不足，妊娠时铁需要量增加，如果不补充足够的铁，会加重铁的负平衡产生贫血。

当每升血液中血红蛋白低于110克，符合缺铁性贫血诊断时，除了应该积极去除病因外，应注意营养卫生，宜多食含铁丰富的动物蛋白，如瘦肉、鱼、肝脏等。此外，应该在医师指导下补充铁剂。同时补维生素C，有助于铁的吸收。口服铁剂2周后血红蛋白上升开始明显，1个月后贫血可逐渐纠正，此后仍需服用3个月甚至更长时间，以补充体内铁储量。如符合巨细胞贫血诊断，宜多食富含叶酸的食物，如新鲜蔬菜、肉类等，并在医师指导下补充叶酸、维生素B_{12}。如同时伴有缺铁，应添加铁剂。

富含铁的食物有瘦肉、猪肝、鸡蛋、海带、绿色蔬菜（芹菜、油菜、苋菜等）、干杏、樱桃等。

21 孕前维生素B_1必不可少

维生素B_1又称抗神经炎素、硫胺素或噻嘧胺。维生素B_1有多种生理功能，与人类的健康有密切关系。

维生素B_1能促进糖代谢，供给神经系统活动所需的能量，同时又能抑制胆碱酯酶的活性，使神经传导所需的乙酰胆碱不被破坏，保持神经的正常传导功能。由于维生素B_1人体本身不能合成，所以必须每天从食物中补充。

体内维生素B_1不足，会导致糖代谢产物——丙酮酸在机体内积存，如果积存在神经组织和末梢血管中，就会引起脚气病。脚气病以神经系统和心血管系统疾病为主，严重时可引起肌肉萎缩、胃肠蠕动减慢、便秘、食欲缺乏、消化不良。如果孕妇维生素B_1缺乏，可造成早产和死胎。也容易生出先天性体弱的婴儿，还会使分娩时间延长。因此，妇女在怀孕前必须保证机体内维生素B_1的充足。

22 孕前注意补充维生素E

维生素E在营养素中最根本的作用是抗不育，有“抗不育维生素”之称。当男性缺乏维生素E时，则精子运动异常或出现精子缺乏。另外维生素E还能增加卵巢重量并促进其功能。

对精子形成障碍患者，给予维生素E后，则精液中的精子个数、运动性均有所改善，尿中17-甾酮类的排泄量亦有所增加。维生素E尚有预防畸形胎形成的作用。

有相当多的报告说明，长时间给不孕症妇女以维生素E而妊娠。维生素E可使成熟卵泡增加，黄体细胞增大，并可抑制孕酮在体内的氧化，从而增强孕酮的作用，故可用于治疗妇科疾病。在临床上可以防止早产、流产、对不孕症患者基础体温的改善，更年期综合征等都有一定效果。

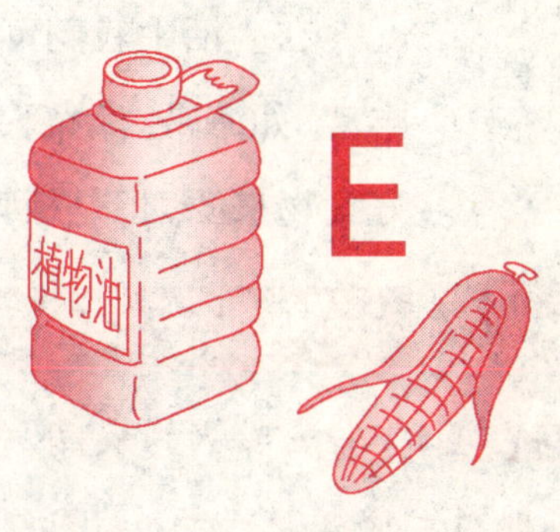

富含维生素E的食物有植物油类、花生仁、芝麻、马铃薯、核桃仁、番茄、燕麦片等。

23 孕前碘元素不可缺

碘为维持人体生命活动不可缺少的10种必需微量元素之一，主要参与甲状腺素的合成，而甲状腺素的功能是维持和调节机体的代谢，促进生长发育，对蛋白质、碳水化合物、脂肪的代谢以及水、盐代谢都有重要作用。

长期摄入碘不足可引起碘的缺乏，长期摄入含抗甲状腺素因子的食物，如十字花科中的萝卜、甘蓝、花菜等，可干扰甲状腺对碘的吸收利用。

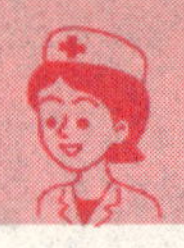

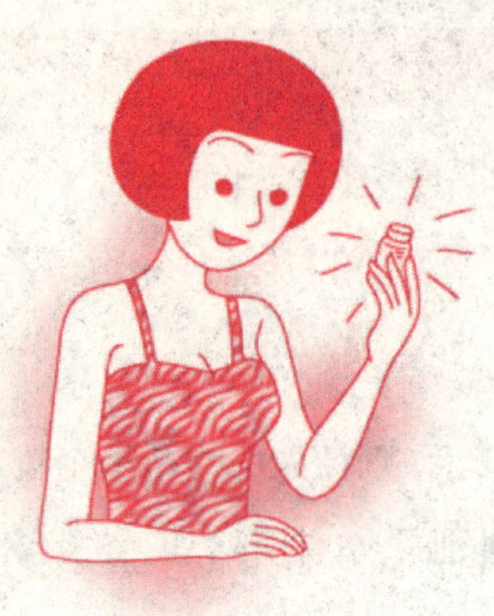

碘缺乏的典型症状是甲状腺肿大。孕妇严重缺碘可影响胎儿神经、肌肉的发育及引起胚胎期和围生期胎儿死亡率上升，以及娩出呆小症（克汀病）的胎儿，表现为生长发育迟缓、智力低下等。所以计划怀孕的准妈妈一定要提前补充足够的碘，以避免孕期出现一些碘缺乏症，影响母婴的健康，为宝宝的健康打下好的基础。

在生活中我们可以通过摄取食物来补充碘，其中海产品含碘较丰富，如海带、紫菜、蛤干、蚶干、干贝、淡菜、海参、海蜇等是碘的良好食物来源。但是植物性食物中含碘量较低。

24 长期服药不要急于怀孕

有些妇女因为疾病，需要长期服用某种药物，而这些药物会不同程度地对生殖细胞产生一定影响。卵子从初期卵细胞到成熟卵子约需14天，此期间卵子最易受药物的影响。因此，长期服药后不要急于怀孕。

一般说来，女子在停服药物20天后受孕就不会影响下一代。各种药物的作用，在人体内贮存的时间以及对卵细胞的影响各不相同，不能一概而论，但20天是个最低极限，有些药物的影响时间可能更长些。长期服用药物的妇女在计划怀孕时，最好听从妇科医师的指导来确定怀孕时间。

一般认为，药物致畸的剂量介于胎儿受到暂时损害和导致死亡的剂量之间，而在多数情况下，致畸的剂量范围是狭窄的。孕期长期服用某种药物可能使相关的酶增加，继而使药物在体内的量降低；另一方面，重复应用某种药物，由于代谢活力减退或药物的蓄积，可导致致畸作用的加强。

25 准备怀孕应停服安眠药

有些青年人结婚后，由于操劳和生活不习惯等原因，会出现失眠等症状，于是采用服安眠药调解症状，这对怀孕是十分有害的。

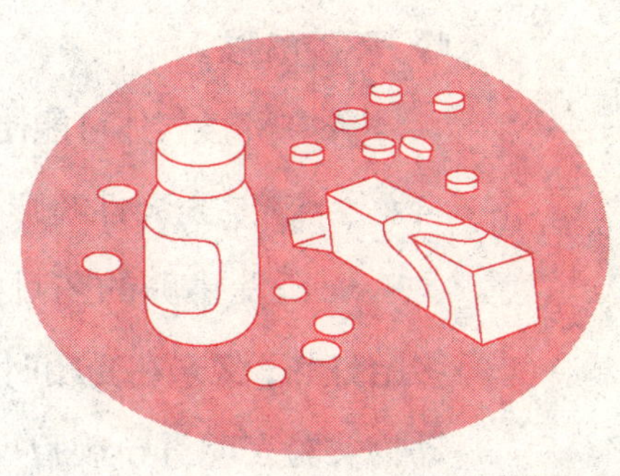

安眠药对男女双方的生理功能和生殖功能均有损害。如安定、利眠宁、丙咪嗪等，都可作用于间脑，影响脑垂体促性腺激素的分泌。男性服用安眠药可使睾丸酮生成减少，导致阳痿、遗精及性欲减退等，从而影响生育能力。女性服用安眠药则可影响下丘脑机能，引起性激素浓度的改变，表现为月经期间无高峰出现，造成月经紊乱或闭经，并引起机能障碍。从而影响受孕能力，造成暂时性不孕。

为了避免影响双方的生育能力，新婚夫妇或准备怀孕的夫妇千万不要服用安眠药。一旦发生失眠现象，最好采取适当休息、加强锻炼、增加营养、调节生活规律等方法来解决，从根本上增强体质，不可靠服安眠药维持。

26 准妈妈孕前用药应注意

准备怀孕的妇女在怀孕前也会生病，得了病以后，应根据情况合理用药。但药物对治病有利，对怀孕却极为不利。因此严防滥用药物，这对准备怀孕的妇女及孕妇来说特别重要。

大家一般不注意妊娠前准妈妈用药对胎儿的危险性，以连续的关系看，有些药物在孕前使用对胎儿有一定影响，如胎龄第1周死亡或胚泡细胞数减少等可造成流产、畸胎、死胎、智能障碍。妊娠前用

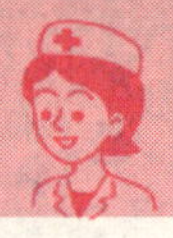

药可能会出现以下后果：

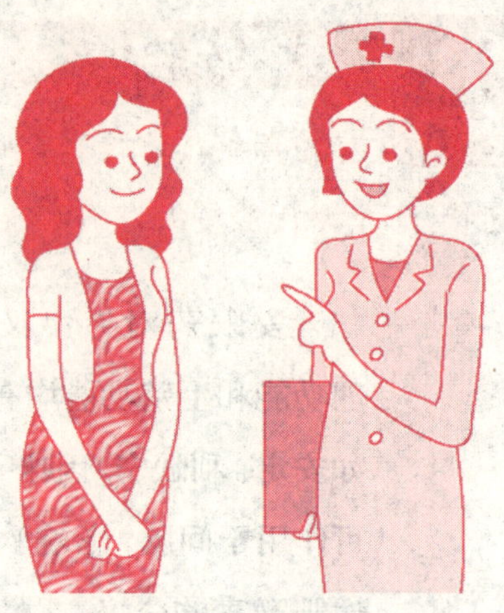

★药物引起染色体损害，如奋乃静、氯丙嗪和致幻药等。

★细胞毒作用，如硫唑嘌呤、环磷酰胺。

★麻醉性气体可能使早产、自发性流产、先天性畸形增多。

★诱发排卵的药可能带来多胎妊娠，父亲在受精时用药经动物实验表明可导致胎儿体重减轻，新生儿死亡率增加。可能系药物存在于精液内，引起受精卵发育改变或直接影响遗传物质。

★抗生素类药，如喹喏酮类药。

★激素之类的药物也应谨慎地使用，不管是雄激素、雌激素都会使胎儿男性化或女性化。有些激素可能导致男胎女性化或是女胎长大后易患阴道癌。

★抗癫痫的药也应当尽量减少使用，还有一些肾上腺皮质激素之类的药物，也很容易使胎儿受到影响。

27 宠物是隐患

现在有很多妇女喜欢养宠物，养猫玩狗，又抱又搂，甚至与猫、狗同睡一床。如果准备怀孕，就应该立即远离宠物。

医学专家从畸形儿产妇和流产的孕妇孩子的脐带血液中发现了弓形体。猫和狗的身上就多带有这种弓形体。弓形体通过口腔进入人体内进行繁殖和生长，并可通过胎盘引起胎儿先天性弓形体病，可引起早产、死产或产后呈活动性疾病，表现为脉络膜视网膜炎、抽搐、发热、黄疸、肝脾肿大、皮疹等，以后还可能出现脑积水。

所以孕妇不要养猫玩狗，家中也不要养猫狗，以防弓形体导致胎儿畸形。

28 工作环境中的有害因素不容忽视

计划怀孕后，我们就不得不注意一下工作环境中对孕育不利的因素。为了生出一个健康聪明的宝宝，我们要时刻提醒自己远离工作环境中的一切不利因素。

从事对胎儿有害职业的夫妻，尤其是女性，一定要在怀孕前6个月暂时离开工作岗位。职业性或环境中的有毒物质会损伤精子或卵子，使其中的染色体发生畸变。

如果是从事毒理实验室的研究人员、医院的麻醉师、手术室的护士以及接触铅、汞、苯、镉、锰、砷、有机溶剂、高分子化合物的夫妻，想要个健康的宝宝，尽量在怀孕前6个月暂时离开工作岗位。因为职业或生活环境中的有毒物质会损伤精子或卵子，会使其中的染色体发生畸变。如果妇女曾有过两次不明原因的自然流产，最好于准备怀孕前3个月离开有害的工作岗位。从事振动工作以及在高温环境或强噪声环境下工作的职业妇女，怀孕前应暂时调离岗位。

对于准爸爸来说，重金属铅、镉等可以破坏男子的血睾障，进而影响精子的生成过程，应该少接触这类物品。氨甲嘌呤，棉酚二臭、氯丙烷、氯乙烯等工业化学品，可能影响精原细胞。因此，在妻子受孕前，如果丈夫工作的环境中存在着这些隐患，就应尽可能少接触这类化学品。冶金、化工等企业要加强科学管理，防止有害有毒物质“跑、冒、滴、漏”。

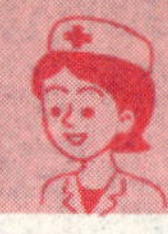

二、准爸爸孕前准备

1 准爸爸孕前应戒除烟酒

对计划怀孕的准爸爸而言，吸烟不仅会影响到受孕的成功率，而且还会严重地影响受精卵和胚胎的质量，所以务必重视。

如果说禁烟对人们来说只是一种倡议，那么对准爸爸来说则是道命令，在准备怀孕前至少三个月到半年开始开戒烟。

值得注意，不吸烟的妇女如果与吸烟的人在一起，会吸入漂浮在空气中的焦油和尼古丁。如果夫妇计划生孩子，就应该怀孕前戒烟，怀孕后再戒烟就为时太晚了。

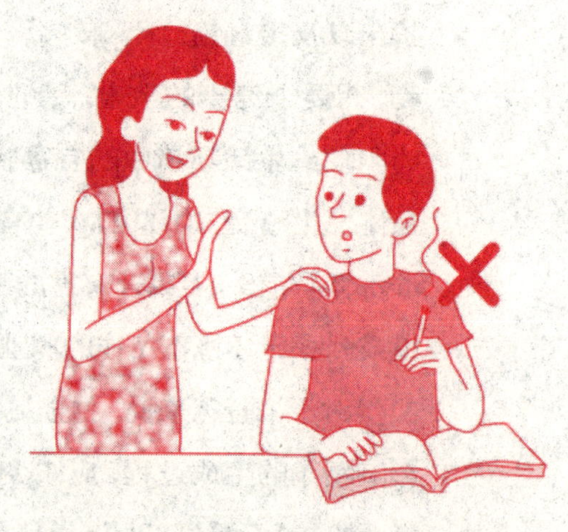

计划怀孕的准爸爸除了不能吸烟外，过量饮酒也是不允许的。酗酒可造成机体酒精中毒，使精子数量减少,活力降低，畸形精子、死精子的比率升高，从而会影响受孕和胚胎发育。些外准爸爸过多饮酒还容易导致出生后的胎儿患上“胎儿酒精综合征”。

几乎全部“胎儿酒精综合征”儿童都有行为异常，或许表现得极为友好，见到陌生人时没有紧张不安的表现，但是几乎不能交到同龄朋友或与其保持朋友关系；睡眠很不规律；行动大多表现得冲动而目的不明确；经常小偷小摸；一般不能对任何错误承担责任；几乎没有自我保护观念；即使遇到轻微挫折或麻烦也常常狂躁。

父母不要认为孩子长大后这些行为异常会逐渐减少，有时某些行为异常在婴儿期和儿童期可能并没有表现，但是当进入青少年期和成人期时，就会出现并可持续终生，即使最好的教育培训也不能改变，诸如疯狂冲动等行为异常。所以患“胎儿酒精综合症”的成人不能独立生活与工作。由于酒精对胎儿造成的损伤，后天的治疗几乎很难改变疾病的病程，因此，预防至关重要。所以计划怀孕的准爸爸应提前戒酒。

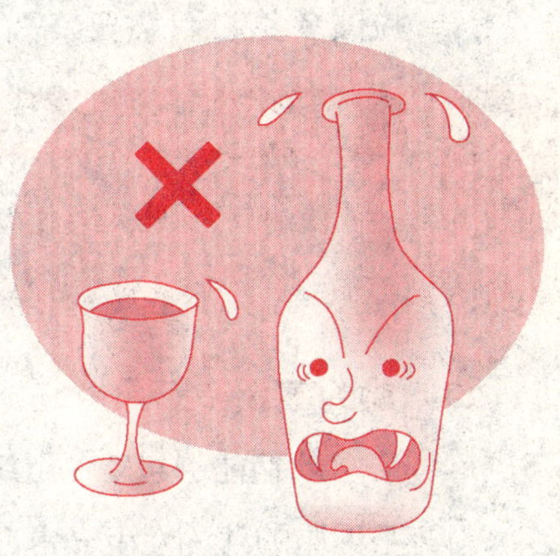

2 准爸爸的饮食禁忌

在饮食方面，计划怀孕的准爸爸虽然没有准妈妈的那样讲究，但仍有许多值得注意的地方。

首先，和准妈妈一样，各种“污染”食品、各种腌制食品、油炸食品、致敏食品，还有一些罐装食品，最好不要吃。其次，孕前准妈妈需要调整饮食口味，如不能吃高糖食物、高盐食物等，这就需要准爸爸配合。有了准爸爸支持和督促，相信准妈妈一定会做得更好的。

对于准爸爸来说还有一些需要禁忌的饮食，如现在长得又肥又大的茄子有一些是用催生激素催化而成，对精子的生长有害，最好不要多吃。目前有些茶叶中农药含量严重超标，所以准爸爸不宜过多饮茶。有些男性喜欢喝咖啡，但咖啡中的咖啡因对男性生育能力有一定影响，所以尽量少喝或不喝。其文提到的棉子油，它含有的主

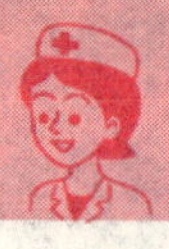

要成分有导致不育的作用，所以准爸爸应杜绝食用。

为了能和准妈妈一起完成生育健康宝宝的心愿，作为准爸爸也应该多多注意，需要禁忌的食物尽量不要吃。

3 准爸爸微量元素不可或缺

微量元素对男性的生殖内分泌功能有重要影响，特别是影响到精液的质量，所以关注微量元素的摄入十分重要。

（1）锰的不足和摄入

缺锰能引起睾丸组织结构上的变化，使生精细胞排列紊乱，精子细胞的结构发生异常。

含锰较多的食物有粗粮、豆类、核桃、花生、葵花子、芝麻、茶叶等。绿叶蔬菜含锰也较多，但含草酸也较多，影响人体对锰的吸收。鱼、蛋等含锰量不高，但易被人体吸收利用。所以，食物宜杂不宜偏，以达到取长补短的目的，增加锰的摄入。

（2）铜的不足和摄入

铜能明显影响精子的存活率和活动度，铜缺乏能降低精子穿透宫颈黏液的能力，也能导致精子浓度的明显下降。不育男子的精液中，铜离子浓度明显异常。

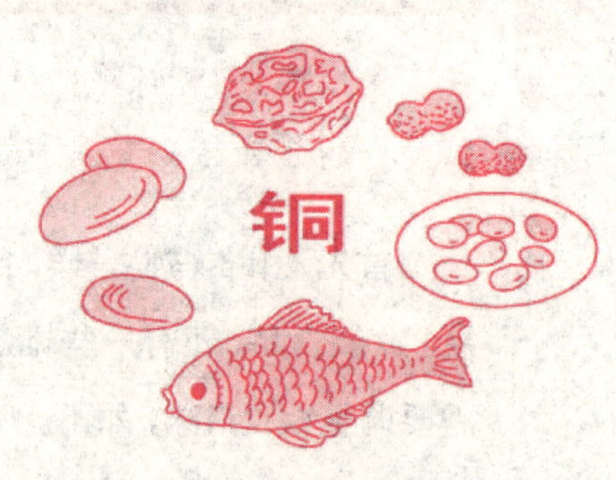

所以应该注意饮食中铜的摄入。铜广泛存在于各种食物中，牡蛎中含量最高。贝类，动物肝、肾及坚果类、谷类胚芽、豆类等含铜也较丰富，是铜的良好来源。植物性食物含铜量取决于所生长的土壤中铜的水平。一般奶和蔬菜中铜含量较低。

我国推荐成人膳食铜摄入量为2毫克/天。

Tips

能够提高精子质量的食物

优质蛋白质，可选用各种瘦肉、鸡蛋、鱼肉、乳类、大豆制品等含优质蛋白质丰富的食物。锌元素，男性生殖系统维持正常功能不可缺少的重要物质。钙、铁、磷等矿物质和维生素A、维生素D、维生素C等，这些也是维持男性性功能的重要物质，水果、蔬菜、鱼类和豆制品中含量丰富。另外坚果类食物，对提高精子质量也很有好处。

（3）锌的不足和摄入

锌在人体中含量约为1.5克，男性主要集中分布于睾丸、附睾和前列腺等组织中，精液中含量尤为丰富，比血浆的锌含量高出50～100倍。锌缺乏可导致睾丸萎缩，精子数量少、质量差，使生殖功能降低或不育,其妻的流产率也高，且易引起子代的畸形。缺锌影响生殖机能的主要原因是其影响精子代谢和精子膜稳定性。给缺锌的男性补充锌剂后，精子的数量和质量均有明显的改善。

在饮食方面我们可以通过对食物的选择来摄取更多的锌，其中含锌丰富的食物有豆类、小米、萝卜、大白菜、牡蛎、牛肉、猪肉、茶叶、干酪、花生酱、鸡肉、面粉等。

成人锌需要量约为2.2毫克/天，孕妇在此基础上应增加一些。

（4）硒的不足和摄入

硒的不足可引起睾丸发育和功能受损，附睾也会受到很大影响。缺硒的男性性欲减退，且其精液质量差，影响生育能力。

缺硒同样可以从食物中获取，其中海产品和动物内脏是硒的良好来源，如鱼子酱、海参、牡蛎、蛤蜊和猪肾等。食物硒含量随地域而异，植物中的硒含量与地表土壤层中的硒元素的水平有关。

我国推荐成人膳食硒摄入量为50微克/天。

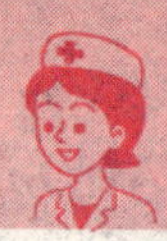

4 准爸爸孕前应远离农药

农药中所含有的化学物质对男性的精子是极其有害的，会降低男性的精子质量，对于准爸爸而言是绝对要远离的。

有机磷农药敌敌畏和马拉硫磷能损害精原细胞和精母细胞。敌敌畏有抑制细胞分裂和染色体断裂的作用，抑制酯酶，使间质细胞发生退行性变，睾丸酮合成下降，精子生成受到干扰。

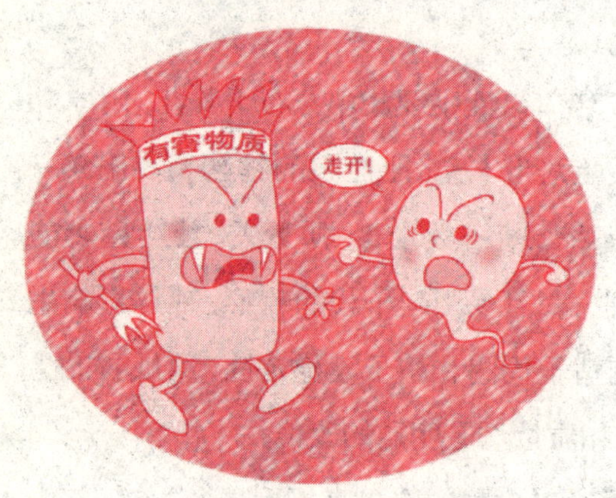

氨基甲酸酯类农药，如西维因等，不仅能干扰性周期，也能影响生精过程，使精子减少。有机磷对附睾、精子和精母细胞都有影响，可引起无精症或染色体变异等，容易发生畸胎。除草剂，如胺草灵等，能使人的精母细胞染色体发生畸变，导致精子畸形。

因此，为了保证精子的质量，孕育一个健康的宝宝，准爸爸在妻子受孕前几个月内不要接触这些农药。

5 准爸爸不要忽视药物的副作用

孕前准爸爸也难免会接触一些药物，而药物的副作用对优生的危害极大，要想孕育一个健康的宝宝，在用药上准爸爸也应十分注意，对药物引起的副作用要高度重视。

不少药物会产生极大的副作用，对于准爸爸需要用药有准爸爸要引起重视，下面介绍几种对准爸爸优生不利的药物。

(1)磺胺药复方新诺明　常用于治疗尿路感染、呼吸道感染、扁桃体炎等。它在生育方面的副作用是抑制睾丸功能，使精子数量大为减少，精子活动能力明显低下。

(2)柳氮磺胺吡啶　用于治疗溃疡性结肠炎的药物，也会导致精液缺乏，使精子异常者达80%，同时伴有精子数量减少，精子活力降低和不育。

(3)抗生素呋喃西林殛其衍生物　会抑制睾丸细胞碳承化合物的代谢和氧耗，使生精细胞中的DHA浓度下降，引起精子减少，导致不育。大环内酯药物，如红霉素、螺旋霉素、麦迪霉素等，会造成精子发育停顿和有丝分裂减少，使精子被杀伤或被杀死，存活的精子活动力也明显下降。

(4)甲氰咪呱　此药用于治疗十二指肠溃疡，大量持续使用时可引起精子数量减少而致不育。有报道，每日口服1200毫克，9周后精子数可减少43%。

(5)激素类药　长期应用过量的类固醇激素，可抑制男性下丘脑–垂体–睾丸轴功能，使睾丸萎缩，精子生成减少，导致不育。这种情况在长期服用类固醇激素的男运动员中已得到了证实。应用雌激素可使男性出现阳痿、射精延迟和不能射精，即使能射精亦只有很少的精液量。

(6)镇静安眠药　长期使用或滥用巴比妥和非巴比妥类镇静安眠药，可使女性出现月经失调和排卵障碍，男性可出现性欲下降、阳痿或性高潮丧失。氯丙嗪对神经系统各个节段均有作用，例如，对丘脑下部具有增加

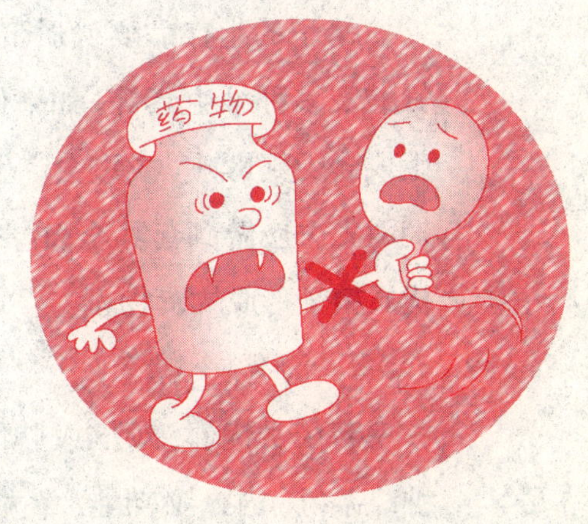

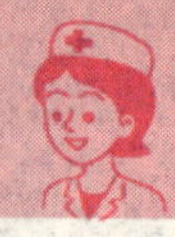

催乳素，抑制促性腺激素的分泌，导致雌激素和睾丸素分泌减少。

(7)抗高血压药　利血平是治疗高血压的常用药物，可使组织中的儿茶酚胺耗竭而产生显著的镇静作用，从而间接地降低性欲。长期使用抗高血压药会影响丘脑下部的垂体功能，从而抑制精子的产生。

(8)麻醉和镇痛药　吗啡、杜冷丁、海洛因等能干扰下丘脑垂体系统的调节过程，使阴茎不能勃起或勃起不坚，以致不能完成性交过程，造成射精障碍，导致不育。

(9)含有某些成分的草药　中成药也不能使用。它们是：石竹科满天星、肥皂草等。它们中的皂甙成分有杀精子作用；木槿花、吊灯花等植物成分对睾丸、附睾、精囊等有较强的抑制作用，且可阻碍生精过程。

6 孕前准爸爸应杜绝不良生活习惯

优生，固然与女方关系密切，然而科学研究表明，在女方怀孕之前，男方与优生的关系同样密切。为了和妻子共同孕育一个健康的宝宝，在日常生活方面准爸爸更应引起注意。

(1) 营养平衡，不要偏食

精子的生存需要优质蛋白质、钙、锌等矿物质和微量元素，精氨酸及多种维生素等，如果偏食，饮食中缺少这些营养素，精子的生成会受到影响，或许会产生一些“低质”精子。因此，在准备怀孕期间丈夫应做到营养全面，并适当多吃些富含锌、精氨酸等有利于优质精子形成的食物。

(2) 情绪良好稳定

若经常忧郁、烦恼或脾气暴躁，会使大脑皮质功能紊乱，造成神经系统、内分泌功能、睾丸生精功能以及性功能不稳定，也会影响精子的产生和质量。

（3）生理状态良好

熬夜过多，可降低人体的免疫能力，应注意科学休息。一些有害于生育的食物，如芹菜、木耳、棉籽油可降低精子的活力与数量，应该避免进食。烫水、高温不利于精子生成，应避免洗浴热水澡、不要洗桑拿。

总之，从计划怀孕开始，丈夫一定要养成良好的生活习惯。不良的生活习惯，对男性生育的影响是很显著的。

7 保障精子质量“八禁忌”

要想孕育一个健康的宝宝，顺利地开花结果，“种子”的健康很重要。这就需要你远离那些不良的生活习惯，保障精子的质量。

（1）不再骑自行车

自行车是一种方便快捷的代步工具，但你可能还不知道，常骑车会影响你的生育能力。骑车时身体前倾，腰弯曲度增加，睾丸、前列腺紧贴坐垫而受到挤压。长此以往，会出现缺血、水肿、发炎等症状，影响精子的生成以及前列腺液、精液的正常分泌。再则，骑车过程中身体不停地颠簸和震动，可导致阴囊受损，阻碍精子的酝酿。

Tips **汽车尾气对精子危害大**

汽车尾气中含有大量的有害物质，如二氧化硫、二氧化碳。人体长时间接触这些物质，会发生积累性的损害，不但影响生殖健康，还可能增加肿瘤等疾病的发生率。

最严重的是，汽车尾气中的二恶英是极强的环境内分泌干扰物质，可以使男性睾丸形态发生改变，精子数量减少，生精能力降低。

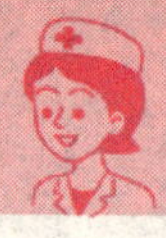

调查显示，在55名爱好自行车运动的男性中，近90%的人体内生成的精子数量较少，阴囊呈现出反常的迹象。而在35名少有骑车的男性中，只有26%的人表现出此类症状。看来，骑车的确是孕育计划中一个不小的障碍。为了顺利达成当爸爸的心愿，你还是暂时委屈一下，放弃骑自行车，多挤挤公交车吧！

(2) 不能频繁热水浴

劳累了一天，回到家后泡个热水浴，能感到身心舒畅，疲劳不再，有时还久久不愿起身。但请注意，这种享受可能会在不经意间让你和宝宝失之交臂。

精子的成长需要低温，不然就会夭亡。当睾丸的环境温度在34℃～35℃时，它才能顺利产生精子。即使你的精子密度原本正常，如果连续3天在43℃～44℃的温水中浸泡20分钟，其密度就可下降到1000万/毫升以下，并持续3周如此。因此过频、过久的热水浴会降低精子的数量和成活率。

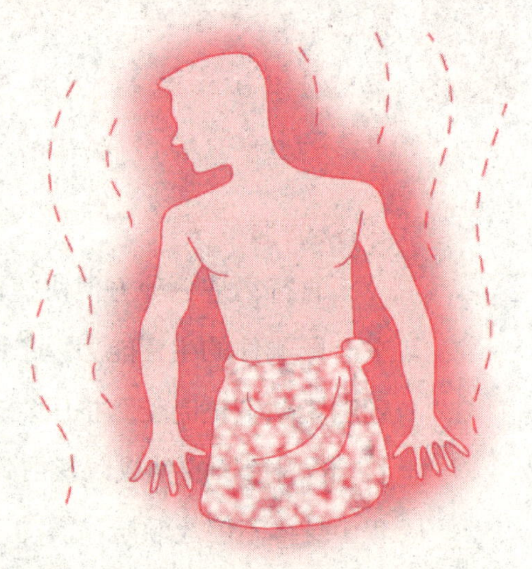

如果已做好当爸爸的打算，那么就应舍弃在浴缸中久泡的习惯，也别再洗桑拿，最好选用温水淋浴。

(3) 不穿紧身裤

如果你有穿紧身裤的习惯，现在可得改一改了。无论是你酷爱的牛仔裤，还是过紧的内裤，都会让你的睾丸连不过气来，无法保持凉爽，造成生精功能减退。所以，应尽早让自己脱离紧身裤的束缚，选择舒适宽松的裤子。

（4）不要频繁使用手机

手机的高频微波，会造成精子数量锐减、精子活力下降等。所以，育龄男子使用手机时要注意自我保护，身边有普通电话时尽量不用手机，用手机打电话尽量长话短说。另外，要多食用一些富含优质蛋白、磷脂及B族维生素的食品，以增强抗辐射的能力，保护生殖器官的功能。

（5）不要经常泡氧吧

近年来，吸氧作为一种新的保健手段在我国一些城市流行开来，不少人以泡氧吧为时尚。对此，专家告诫：健康人，特别是育龄男子切勿赶此时髦。吸入超过生理需要的氧气，会累及睾丸以及精细胞的代谢。

（6）远离噪音污染

随着现代化的发展，城市噪音对健康的影响更突出了。噪音属于环境污染的一种，近年来，一些专家提出了“环境激素”理论，指出环境中存在着能够像激素一样影响人体内分泌功能的化学物质，噪音就是其中一种。它会使人体内分泌紊乱，导致精液和精子异常。长时间的噪音污染可以引起男性不育；对女性而言，则会导致流产和胎儿畸形。

（7）远离毒品

吸食毒品的人在我国为数不少，有些毒品，如大麻、可卡因等对精液质量有影响。大麻可使血液中雄激素水平降低，精子密度下降，导致男性乳腺发育；可卡因会使精子密度下降。

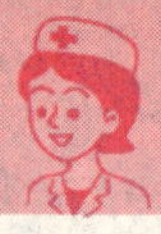

三、实施怀孕

1 不要忽视受孕环境

准爸爸、准妈妈们做好了一切准备，要开始实施怀孕计划了，这时良好的受孕环境就是我们现在应该关注的问题。

具体说，受孕环境是指受孕夫妇的身体内外环境，以及生殖细胞生长发育到受精时这一段时间的状况。

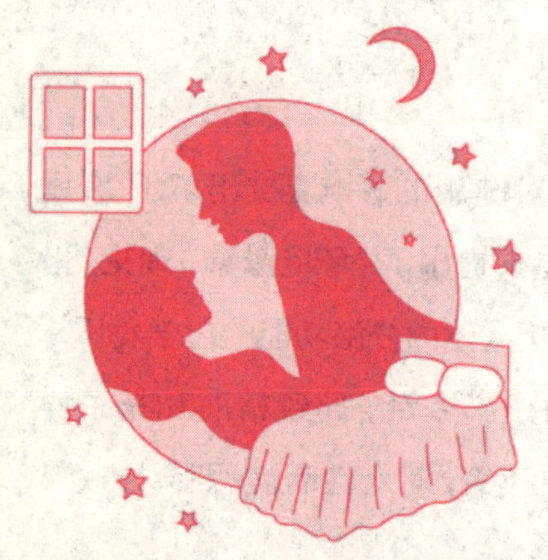

良好环境包括内外环境。内环境指：稳定的情绪、充沛的精力、健康的体质等；外环境指：清新适宜的气候、安静整洁不受外界干扰的居所、轻松适宜的工作环境等。因为受孕是两性生殖细胞的融合，生殖细胞的发育成熟需要一段时间，所以良好的环境必须持续整个受孕过程。

2 新婚后不宜立即怀孕

很多地方的民俗把新婚不久就怀孕算作一喜，认为是双喜临门。实际上这种情况对优生极为不利。

大量事实证实，新婚期间怀孕，出现自然流产或出生缺陷、智力低下儿的情况较多。其原因如下：

★婚姻乃人生大事，人们往往长时间为婚礼操劳，夫妻双方的精神和身体都比较疲惫，状态不佳，若此时怀孕，胎儿大多不健康。

★新婚期间，亲朋好友往来频繁，比较劳累伤神，陪亲朋抽烟、饮酒更是常事。烟酒过多都会使男性精子畸形，女性卵子受损，很难孕育出健康聪明的宝宝。

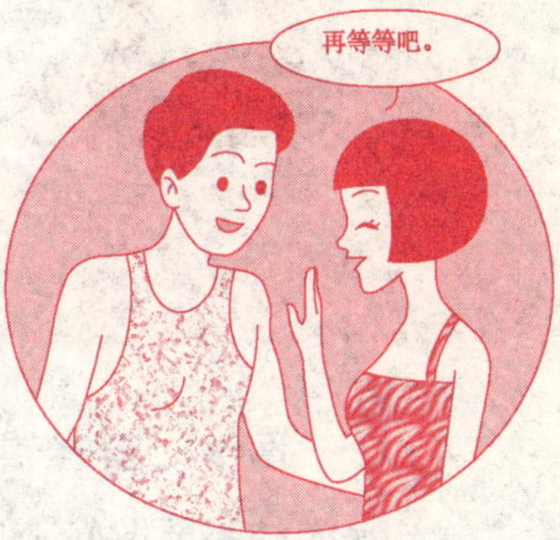

★新婚期间，夫妻性生活比较频繁，也会导致精子和卵子的质量不高。另外，有些新婚夫妻对性生活还不适应，尤其是女性，雌激素分泌不很正常，也不利于优生。

所以，新婚期间应采取避孕措施。要想孕育健康聪明的宝宝，必须等到夫妻身体健康状况良好、精力充沛、情绪稳定、性生活协调时，再选时机受孕。一般情况，在结婚与生育之间，应有一年以上的时间间隔。

3 蜜月旅行不宜受孕

旅行结婚或结婚后旅行，是一种很好的度蜜月的方式，既可以观赏风景名胜，增长知识，又可以留下美好的回忆，增进夫妻感情。但专家要提醒你们，旅游度蜜月时一定要做好避孕工作。

蜜月旅游时不宜受孕的原因主要有以下几点：

★蜜月旅游时容易劳累，机体抵抗力随之下降，精子和卵子的质量都会受影响，不利于优生。

★旅游生活中饮食往往不理想，营养跟不上，也不利于优生。

★旅游中不易保持个人卫生，泌尿生殖系统感染十分常见，这对受孕有一定危害。

★旅游中如果吃住卫生条件比较差，容易发生呼吸或消化道感染，其治疗用的药物一般不利于胎儿生长发育，明显地影响优生。

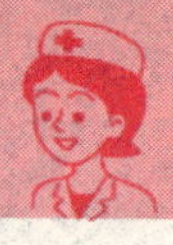

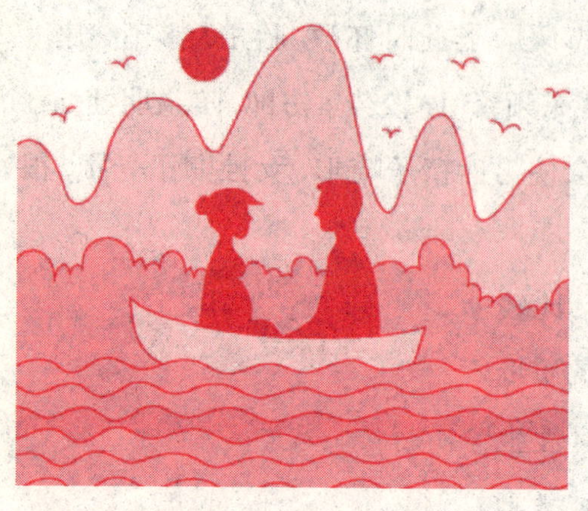

★旅途中身体疲劳还会因为气候的差别加之人群混杂、环境受污染，容易诱发各种疾病，特别是风疹等。美国有关学者对200例蜜月旅游受孕的夫妇调查发现，先兆流产率达20%，胎儿畸形达10%，均大大超过正常情况。由于旅途中患病得不到及时处理，有10%以上的人继发不孕。

医学及遗传学家认为，受孕以安逸愉快的生活条件为宜，因此，旅游结婚要做好避孕，不可怀孕。

4 避开不宜怀孕的“雷区”

除了上面所讲的新婚不宜怀孕、蜜月旅行不宜怀孕外，为了能够孕育一个健康的宝宝，我们还应尽量避免以下怀孕“雷区”。

①男方超过55岁或女方超过40岁，不宜受孕。超过以上年龄生育的子女，畸形及低能儿的发生率显著提高。

②精神不舒畅时，不宜受孕。

③正在患病，或病后初愈、身体还未康复时，不宜受孕。

④疲劳过度时，不宜受孕。

⑤患慢性病服药期间不宜受孕。

⑥酒后不宜受孕。酒精可损害生殖细胞，导致胎儿畸形或低能。

⑦初冬至初春不宜受孕。因早孕阶段最怕病毒性感染，一旦孕妇罹患，畸胎率显著增高，而冬春是病毒感染的多发季节。

⑧放射治疗或接触有害物质后，不宜受孕。

⑨生殖器官手术后不足6个月，不宜受孕。

⑩人工流产后恢复时间不足6个月，不宜受孕。

妈妈保护我……
孕期宝宝何其娇弱

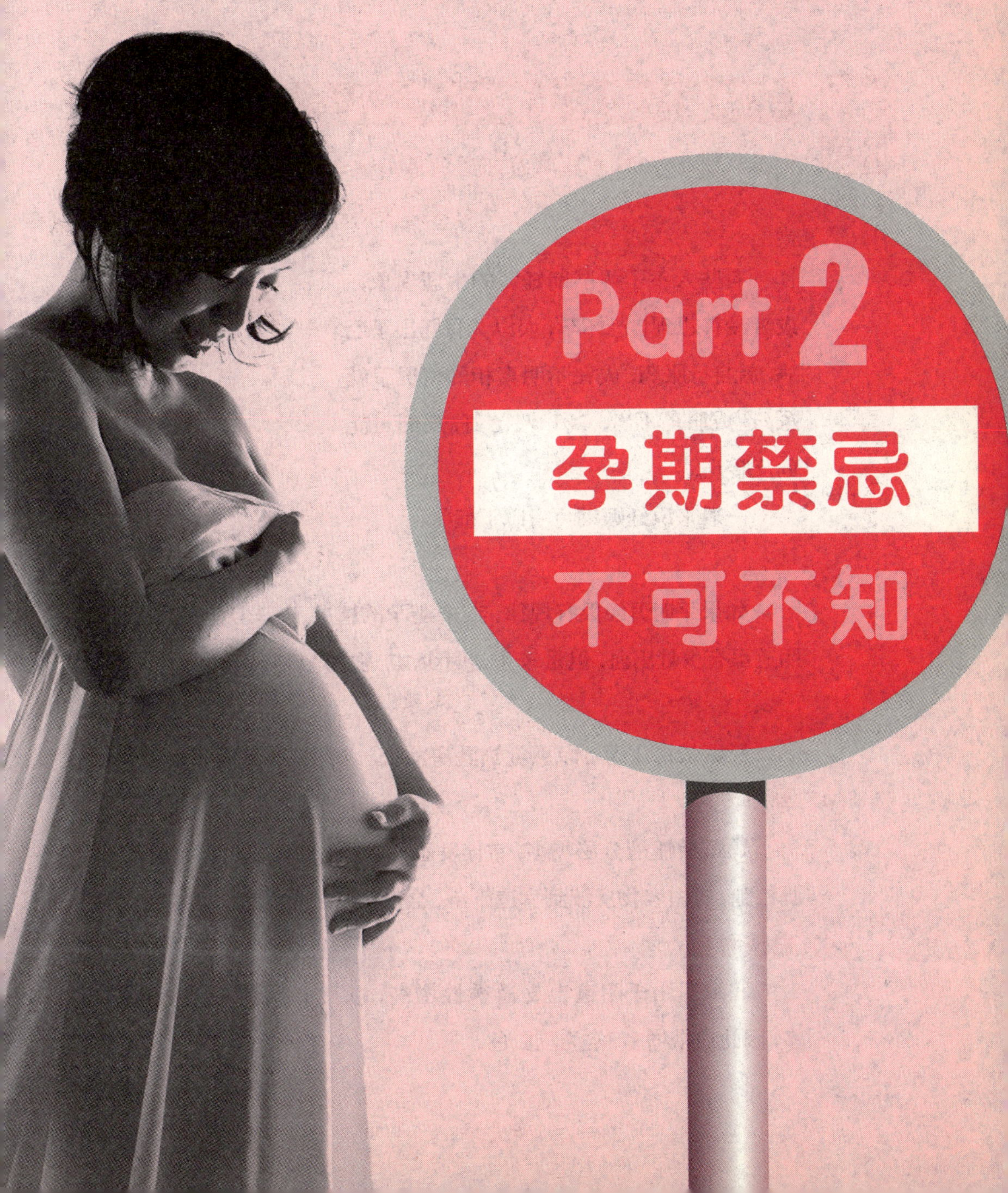

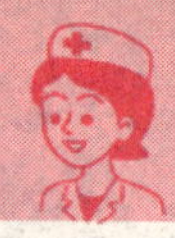

一、生活细节禁忌：切勿因小失大

1 早孕反应须要正确应对

很多女性在停经6周左右开始出现恶心呕吐、食欲不振和烧心等胃肠道反应，这些都是早孕反应。对于这类表现孕妈妈应警惕并正确应对。

有些人不了解早期妊娠的生理现象，或者没有想到自己怀孕，误以为胃肠出了毛病，就自行服药，或在不明真相的情况下就医，造成服药不当，“病”没治好，反而可能危及胎儿。

一般来说妊娠期可有以下征兆：

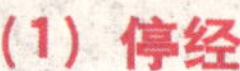

（1）停经

如果平时月经很有规律，在未避孕的情况下，一旦停经，或经期阴道虽有少量出血，但量较正常时少，应考虑是否妊娠。

（2）乳房胀痛

妊娠最初几周可以感觉到乳房发胀，或有刺痛及触痛。

（3）早孕反应

妊娠后唾液分泌增多，常伴发恶心、呕吐、择食。由于贲门括约肌松弛，胃内容物反流到食道下部，会产生烧心的感觉。

（4）白带增多

妊娠后由于阴道上皮通透性增高，以及子宫宫颈腺体分泌增多，因此白带增多，常为乳白色。

（5）类似感冒症状

孕妇鼻、咽、气管等呼吸道黏膜充血，并且有水肿，此时易发生上呼吸道感染。

（6）尿频

由于妊娠时子宫增大，压迫膀胱，所以出现尿频现象。

以上情况都是早孕期间正常的生理变化，育龄妇女遇到上述情况时应首先考虑是否妊娠，在排除妊娠后再考虑是否有其他疾病，否则就会引起一些不必要的麻烦。育龄妇女如有闭经及胃肠道反应，在未排除妊娠前，不要随便服用药物，以免造成不良后果。

2 不可不防的早早孕流产

所谓早早孕即指一月之内的初孕。有些结婚多年的妇女患了不孕症，其实并非不孕，相反是有生育能力，而且是曾经多次受孕，可惜未至确诊妊娠就已经流产而未被发现，所以是屡孕屡堕的早早孕习惯性流产者。

早早孕流产，因为受孕时间很短，胎卵刚入床即堕下，形体极小，一般不易被人发觉，就像来一次月经，极易被忽略。但只要引起警惕，注意观察，及时处理，同时预先采取防范措施，还是能避免流产的。有流产史和不孕症妇女不妨在每日清晨刚醒来时测量一下基础体温，排卵后基础体温即开始上升，如果体温上升持续半月以上不下降，则提示有可能是早早孕，宜注意休息，避免剧烈运动和大幅度动作，并可服用一些调补脾肾，有利于胚胎宫内着床的中药。

有些妇女，未至行经期，即在24～25天左右，突然下红，色淡或棕褐色，数量不多，甚至有腹痛腰酸，则不能轻易视为月经提前来临而贸然用活血调经药。因为这种现象与往常月经周期情况不同，应确定是否是早早孕的早期漏红，并及时诊治。一般做血清绒毛膜促性腺激素测定，可帮助早早孕的诊断，以便及时采取相应的措施。

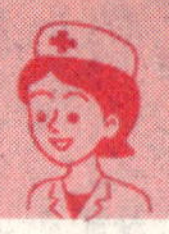

Tips **流产的预防措施有哪些**

孕妈妈应当了解流产的预防措施：

1.注意均衡营养，补充维生素与矿物质。

2.养成良好的生活习惯，起居规律，调和情绪、缓解工作压力。

3.黄体期过短或分泌不足的妇女，最好在月经中期和怀孕初期补充黄体素。

4.若患有内科合并疾病，应先积极治疗，最好等病情得到控制或稳定一段时间以后再考虑怀孕。

5.习惯性流产的妇女（自然流超过3次以上）应该进行详尽的检查，包括妇科B超检查、血液特殊抗体监测，内分泌荷尔蒙测定和夫妻双方血液染色体分析等。

3 孕期产前检查不能忽略

产前检查的内容很多，初次检查时项目更多。孕妇不要厌烦，因为每一个项目都有它一定的意义，产前检查可以最大限度地确保母子健康。

在进行产前检查时，孕妇应该如实地回答医生提出的各种询问并主动地接受各种检查。由于目前各医疗单位的条件不同，故产前检查的内容不尽相同，但下面一些内容不能缺少。

（1）询问病史

初次检查时，除年龄、职业、详细地址之外，还要回答以下一系列问题：

★多大年龄月经初潮？平时月经隔多少天一次？每次行经几天？月经量是否正常？最后一次月经来潮的第一天是哪月哪日？

★何时结婚？丈夫年龄、职业及健康状况？是否近亲结婚？

★停经后有无早孕反应？反应程度如何？持续多久？

★怀孕早期有无生病？吃过什么药？是否接触过有害物质或放

射线？

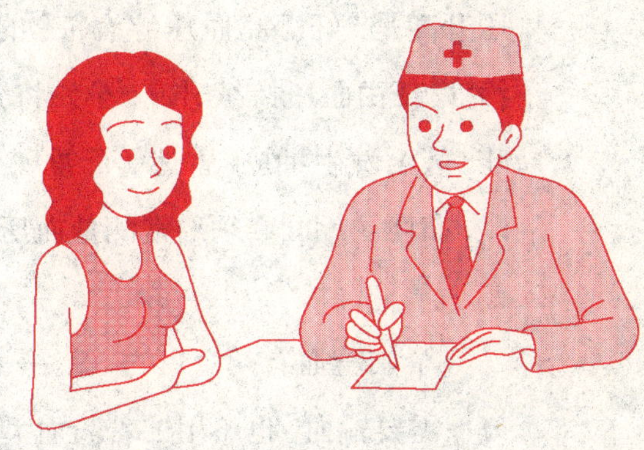

★什么时候开始感觉有胎动？有没有心跳、气急、浮肿、下肢抽筋等现象？有无阴道流血？阴道分泌物有无变化？

★婚后怀孕过几次？每次妊娠、分娩及产后经过情况怎样？有无流产、早产、手术产或其他合并症？已有孩子的性别、年龄及健康状况怎样？

★以往生过什么病？做过什么手术？

★家庭成员中有没有患肺结核等传染病的？家庭中有没有与遗传有关的疾病？上几代是否有双胎史？

（2）称体重

妇女怀孕后，由于胎儿的成长、胎盘的形成、羊水的增多、子宫长大等关系，体重也逐渐增加。一般是从妊娠3个月开始体重增加，而在最后3个月体重增加得最多和最快，每月约增加1000～2000克。正常孕妇到妊娠足月时，体重大约增加10千克。如果体重增加太快或太多，超出正常范围，除了要考虑羊水过多或双胎妊娠外，常见原因是孕妇体内钠水潴留，此时可出现水肿。水肿也是“妊娠高血压综合征”的主要症状之一，应及早治疗。如果体重增加太慢或不够，可能是胎儿发育迟缓或停止发育，或者孕妇本身有病，此时也须进一步检查。所以，妊娠期间经常称体重是非常重要的。

（3）测量血压

正常孕妇在整个妊娠期间，血压的改变是不明显的。如果在妊娠中、晚期有血压明显升高的表现时，要引起足够重视。孕妇的血

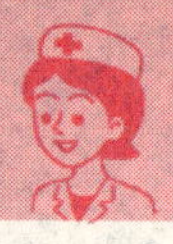

压升高是“妊娠高血压综合征”的主要症状之一。如果不及时予以治疗，任由血压持续升高，孕妇将会出现头痛、眼花、胸闷、恶心、呕吐，甚至发生抽筋、昏迷等严重现象，以致影响母子的生命安全。所以，在怀孕期间必须经常测量血压。

（4）验血

孕妇验血有两个目的。第一，检验有没有贫血；第二，验血型。万一需要输血，也不用忙着验血型配血了。

（5）化验小便

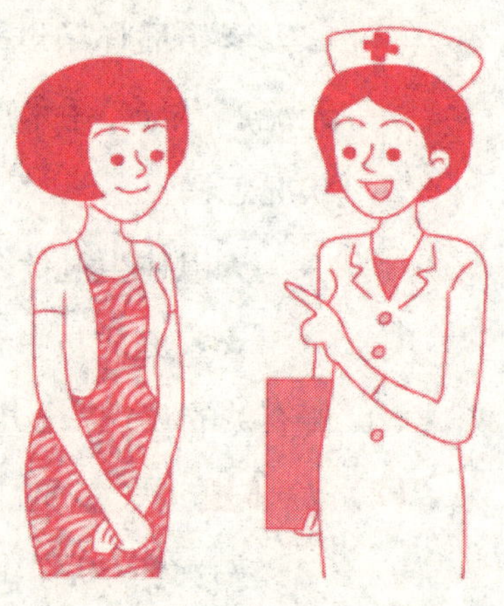

每次做产前检查，都要先化验小便。因为妇女怀孕后，肾脏的工作量大大增加，如果肾脏不能负担这项额外的工作，经它排出来的小便就会起变化。此外，妇女在怀孕期间可能并发一种叫“妊娠高血压综合征”的毛病，它的主要症状之一是蛋白尿，经常化验小便就能及早发现、及早治疗。至于本来有肾脏病的孕妇，就更要经常化验小便，以便观察肾脏功能的改变。

（6）测量骨盆的大小

胎儿的娩出一定要通过骨盆。骨盆是产道最重要的组成部分。分娩的快慢与顺产难产，与骨盆的大小和形状有十分密切的关系。

（7）腹部检查

这是产前检查的最后一项工作，它包括以下几方面的内容。

★观察子宫的大小。妊娠子宫的增大有一定的规律。从子宫的大小可以了解胎儿的生长发育是否正常，羊水是否增多或减少，有无双胎妊娠之可能；还可以推断妊娠的月份，这对于月经不规则或记不清末次经期的妇女来说更为重要。

★确定胎儿的位置。一般怀孕6~7个月后，医生通过对孕妇腹部的检查就可了解胎位是否正常，这对顺利分娩关系重大。在足月胎儿中，头位最多，约占95%~96%。头位，通常称为“正常”胎位。其实，即使是头位，也有胎头位置异常而造成头位难产的，这往往在临产以后才被发现。臀位很少，约占3%~4%。另有1%左右是横位。臀位和横位是异常的胎位，不利于分娩，对母婴危害性较大，故必须住院待产。

★听胎心音。大约在妊娠第8周末，胎儿的心脏已形成，若此时做B超检查就可见到胎儿心跳搏动。但一般要到妊娠18~20周才能听到胎心音。胎心音好像钟表的“嘀嗒”声，速度很快，每分钟120~160次，所以很容易辨别。妊娠6个月前，胎心音的位置都在脐下正中或左右。妊娠6个月以后，胎心音在胎儿背部所在处最清楚。因此，胎心音的听取，除确定胎儿成长是否正常外，还有助于确定胎位。一个胎儿只有一个胎心音，要是双胞胎，常能在孕妇腹部不同部位听到两个频率不同的胎心音，所以听取胎心音又能帮助诊断双胎妊娠。

4 孕期忌X线诊断

人类在生产和生活中，可能接触或暴露于各种物理因素，包括电离辐射和非电离辐射、高温、噪声、振动等。目前已经肯定，电离辐射和高温对胎儿都有致畸作用。

研究表明，孕妇在妊娠第2~25周期间接触大剂量X射线(2.5戈)，可能引起胎儿先天畸形。最多见的畸形有生长迟缓、小头畸形、智力低下、小眼畸形等。日本广岛和长崎原子弹爆炸而遭受过大剂量电离辐射和X射线照射，其妇女的妊娠结果以及胎儿出生后的长期随访也证实了X线对妊娠的危害。

那么孕妇在怀孕期间是否绝对不能做X线检查呢？根据现有资

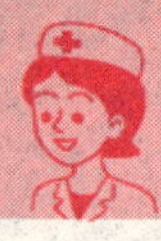

料，目前临床上使用的各种X线放射诊断方法基本上都是低频并经过滤的放射线，人体所接受的放射剂量较低，一般来说，孕妇接受这一剂量范围的剂量照射时引起胚胎发育异常的危险度是很低的。

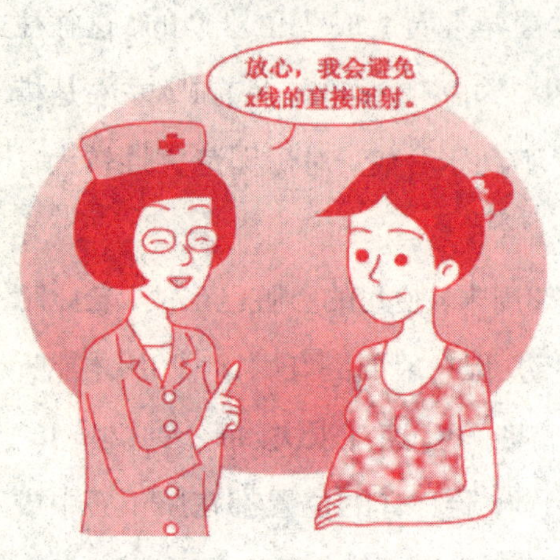

但是有足够的证据表明，孕妇在妊娠期间接受腹部放射性治疗或诊断，可能对胚胎产生有害的影响。如果确实需做X线检查，一定要请有经验的放射科医生和专科医生会诊，准确地确定孕妇所受照射的总剂量，并估计胚胎所吸收的总剂量。

不论宫内接触时间如何，如果胚胎或胎儿吸收X线剂量过大，就很可能会有致畸影响。即使妇产科检查或超声波检查胎儿完全正常，也不能排除有中枢神经系统缺陷、智力低下以及其他畸形。

因此孕妇在孕期一定要慎重接受X线检查，最好不接触X线。

5 孕期B超检查不宜过多

现代社会超声波检查是诊断疾病不可缺少的一种手段，应用领域不断扩大，妇产科也不例外。但值得注意的是孕妇做超声波检查要慎重。

过多的超声波检查对胎儿是不是安全呢？

澳大利亚的杰里米·劳伦斯进行大量研究，结果表明：将妊娠期间有过5次以上超声波检查的孕妇与只有过1次超声波检查的孕妇相比较，前者对胎儿生长发育的不利影响是后者的两倍。这项研究对孕妇采用超声波进行常规检查的做法提出了质疑。因为在此之前，人们普遍认为超声波检查是无害的。

我们认为，在正常情况下，怀孕18周以内的孕妇最好不要进行

Tips

孕期做B超的常规时间

第一次在孕18～20周。此时可确定是单胎还是多胎，并可测量胎儿头围等。因这一阶段胎儿B超多项指标误差较小，便于核对孕龄。

第二次在孕28～30周。此时做B超的目的是了解胎儿发育情况，是否有体表畸形，还能对胎儿的位置及羊水量有进一步的了解。

第三次在孕37～38周。此时做B超检查的目的确定胎位，胎儿大小、胎盘成熟程度、有无脐带缠颈等。进行临产前的最后评估。

切记：B超检查应由医生看需要决定检查的次数。

超声波检查，尤其是孕早期。因为怀孕2个月以内，胚胎处于细胞分裂与人胚的成形期，这一时期进行超声波检查，有可能使细胞分裂与人胚成形受到影响。怀孕3个月时，人胚已成形，四肢能微弱地活动；怀孕4个月时，骨骼系统开始发育；5个月时，胎儿的心脏发育还不完善；6个月时，虽然胎儿的所有脏器都发育，但尚不完善。一旦胎儿生长发育受到抑制，就有可能造成胎儿死亡或难产。

澳大利亚的约翰·纽汉教授的研究结果也证实，过多地使用超声波检查至少会减轻胎儿的重量。

从优生优育的角度来看，孕妇采用超声波检查的次数不宜过多，以1～2次为宜，不要超过3次。不过，被怀疑可能怀有畸胎的孕妇。则属例外，检查时间一般安排在怀孕5～6个月以后，超声波对胎龄大的胎儿的影响则相对要小一些。

6 致畸敏感期提防辐射

如果准备或已妊娠，一定要避开辐射环境。

在妊娠前3个月，尤其是孕3～10周，孕妇接触X射线将直接影响到胎儿中枢神经系统和眼的发育。3个月后，主要影响骨骼、泌尿及

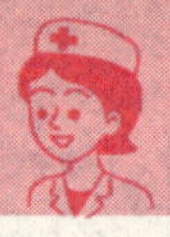

生殖系统。妊娠期间如果因病需要做胸透和拍片时，最好在怀孕4个月后，但时间不能过长。同时，还应尽量避免射线对腹部的照射。

此外，工作中要警惕超过允许范围的电离辐射。在照相制板机工作的孕妇要特别注意，在制板时一定要把上盖关住。处在办公室设备发出的少量紫外线、红外线辐射等还是可以接受的，如激光打印机、复印机、计算机显示终端等。如果妊娠后接触一些有毒的化学物质，如工业生产过程中排出的有害气体(二氧化硫、二氧化碳、一氧化碳、氟等)、各种重金属(如汞、铬、铅、砷、镉等)、农药(DDT等)、石油及石油化工产品、油漆等，这些有害物质可通过胎盘影响胎儿，可能导致畸形、流产、早产等。因此，孕期要避免接触有毒有害物质，在使用任何化学药品之前要阅读标签上说明，如清洁剂、黏接剂、挥发性涂料、清漆、溶剂、某些胶水等，避免潜在的伤害。

此外，由于全球工业化造成环境和大气的污染，使孕妇不可避免地受到一些有害因素的影响，从而影响胎儿各系统的发育。因此，在尽量减少接触有害因素的同时，积极采取有效的补救措施，如孕期及时服用胎儿大脑发育所必需的营养素，可以使胎儿脑发育所受的损伤降低到最低程度。

7 哪些孕妇必须做产前诊断

每个孕妈妈都渴望拥有一个健康聪明的宝宝。有以下情况之一的孕妇，应到医院做产前诊断，以便尽早发现胎儿疾患，及时采取措施，

（1）高龄孕妇

35岁以上的孕妇卵子可能老化，甚至异常。其胎儿先天性畸形、先天性痴呆发生率较高，宜做胎儿出生前检查。

（2）生过畸形胎儿的孕妇

特别是生过无脑儿、脊柱裂胎儿的孕妇，再次生出患同样病胎

的可能性为5%~10%，所以一定要做胎儿出生前检查。

（3）生过新生儿溶血症胎儿的妇女

如再次妊娠，胎儿的病会更重，甚至会死在宫内。

（4）多次流产或死胎的孕妇

若父母一方有染色体异常，应对胎儿进行检查。

（5）家族中有痛风症、蚕豆病、苯丙酮尿症者

母亲再次怀孕得同样病的可能性为25%。

（6）怀孕早期，孕妇腹部接受过X线检查

胎儿发生畸形的可能性较大，应对胎儿进行检查。

（7）近亲结婚者

易发生各种遗传性疾病，要对胎儿进行出生前检查。

（8）孕期用过“致畸”药物及病毒感染者

胎儿畸形发生率高，应做检查。

有上述情况的孕妇定期做产前诊断实属必要，检查的时间在妊娠第17~21周之间较好。

8 不可不知的溶血症

胎儿从父方遗传下来的显性抗原，通过妊娠、分娩侵入母体，刺激母体产生免疫抗体，这一抗体又可因再次妊娠时受到相同的抗原刺激而加强，当其通过胎盘进入胎儿血液循环后，可使胎儿红细胞凝集破坏，引起新生儿溶血症。

新生儿溶血可因严重贫血死亡，或分娩后因溶血所产生的大量胆红素渗入脑细胞，形成核黄疸。核黄疸的病死率高，即使幸存下来也会影响病儿的智力和运动系统的发育。

母子血型不合，主要有ABO型和Rh型两大类。在ABO血型系统中，大多数是孕妇血型为O型，胎儿血型为A型或B型。因为孕妇

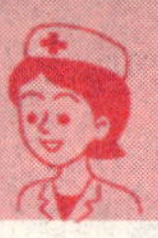

Tips **O型血妈妈一定会生出溶血症儿吗**

不少O型血的准妈妈会担心，新生儿溶血症的可能性究竟有多大？其实，母子血型不合不一定会导致溶血症的发生，ABO血型不合的发生率为20%左右，但真正发生新生儿溶血的仅为5%以下。新生儿溶血症的发生概率和严重程度，随着胎次的增加而增加的。不过，虽然说ABO溶血症多在第二胎发生，但一部分也发生在第一胎。

的血型为O型时，可对胎儿的A或B抗原致敏产生抗体，并经胎盘进入胎儿血液引起溶血。在Rh血型系统中，母亲是Rh阴性，胎儿为Rh阳性时，母亲可对Rh致敏产生抗体。

凡过去分娩有死胎、死产或新生儿溶血病史的孕妇，要警惕母儿血型不合症。在Rh血型系统中，Rh阴性的孕妇若抗体阳性，应测定抗体的血清效价，并定期复查。如果抗体效价在1∶32以上，或者效价急骤上升，提示病情严重，结合过去有不良分娩史的孕妇要考虑终止妊娠。那么，有母子血型不合危险或过去分娩过新生儿溶血病患儿的母亲，能否生育一个健康的婴儿呢？事实上只要在孕期注意防治，是可以生育一个健康孩子的。

有母子血型不合危险的孕妇，在孕期可做如下处理：

（1）中药治疗

根据渗湿、解毒、利胆的治疗原则，于抗体效价升高时起，给孕妇口服茵陈蒿汤加减（茵陈9克、制大黄4.5克、黄芩9克、甘草6克），每日一剂直至分娩。

（2）提高胎儿抵抗力

可在妊娠的24周、30周及33周左右进行10天的综合治疗，包括25%葡萄糖40毫升加维生素C1000毫克，每日静脉推注一次；每日吸氧三次，每次20分钟；口服维生素E30毫克，每日三次，必要时延长治疗时间。

（3）产时处理

应争取自然分娩，避免用麻醉药和镇静剂，以免增加新生儿窒息的危险。分娩时要做好新生儿的抢救准备。

（4）考虑引产

妊娠越接近足月，产生的抗体越多，对胎儿影响越大，死胎发生率也越高。故在妊娠36周以后，遇到下列情况时可以考虑引产：

★抗体效价在Rh血型不合中达1∶321以上，ABO血型不合中达1∶512以上。

★过去有死胎史，特别是前一胎有新生儿死于溶血病者。

★羊膜腔穿刺时发现羊水色深黄或胆红素含量升高者。

★孕妇自觉胎动异常，或听取胎心时有胎心改变，提示胎儿在子宫内存活不安全者。如有上述情况可以考虑引产，引产后的婴儿尚能存活。

综上所述，新生儿溶血虽然危害大，但是可以提前采取措施，因此孕妇应加以注意。

9 妊娠高血压疾病必须治疗

在妊娠20周以后，有些孕妇可能出现高血压、水肿、蛋白尿等症状，我们称之为“妊娠高血压疾病”。妊娠高血压疾病重症时孕妇可出现抽搐、昏迷、心力衰竭和肾功能衰竭。

妊娠高血压疾病是引起产妇死亡的四大原因之一，也是引起早产和胎儿、新生儿死亡的重要原因之一，因此要引起患者的特别注意。那么，为什么孕期会出现高血压、水肿、蛋白尿的症状呢？

高血压是由于小动脉痉挛，周围循环阻力增加的结果。

水肿的产生主要是由于体内钠和水的潴留所致。水肿可表现为

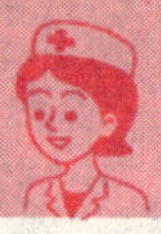

"显性"与"隐性"两种类型。显性是肉眼能看出来的水肿，一般由足踝部开始，渐至小腿、大腿、外阴部或腹部。水肿部位隆起，皮肤紧绷，甚至发亮，按之凹陷。水肿严重者可蔓延及全身，颜面浮肿，甚至出现腹水、胸水、心包积液。隐性水肿则是通过体重增加推测出来的。在妊娠晚期，1周内体重骤增500克以上，说明有隐性水肿。孕妇脑水肿时，表现为头痛、头晕、胸闷、恶心、呕吐等症状，重者可以抽搐及昏迷。当视网膜水肿时，会出现视物模糊。水肿严重者视网膜可从眼球壁上剥落（称为"视网膜剥离"），导致孕妇暂时失明。视网膜剥离自然康复或治愈后，多数不影响视力。

患者如果没有得到及时治疗，会发生抽搐和昏迷，此时称为子痫。严重者可发生心力衰竭、肺水肿、心肌病、肾功能衰竭、脑溢血、凝血功能障碍及产后出血等。所以为了减少并发症，必须积极治疗妊娠高血压疾病。

10 致畸因子对妊娠不同阶段的影响

生育一个健康聪明的孩子，是每对父母的共同愿望，但十月怀胎期间，孕妇周围的有害因素会直接或间接的影响胎儿的生长发育。这就要求孕妇对孕期不同阶段的特点有所了解，尽量避免有害因素或致畸因子的影响。

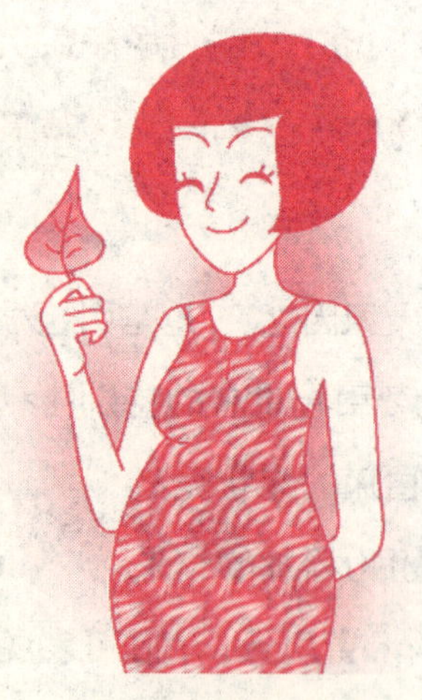

通常妊娠过程大致可分为三个阶段：

（1）着床期

约为受孕后3～7天。指受精卵进入宫腔后，逐渐分化发育为一个细胞团。由于此时胚胎细胞未能与子宫建立联系，因此，此时母体接触致畸因子后，对胚胎影响轻微。

（2）胚胎期

也可称"关键期"，约为孕2～10周。此期特点是胎儿各器官系统的分化发育，对致畸因子具高度敏感性，此时胚胎极易受干扰而产生各种先天畸形。每一器官都有其对有害因素最敏感的临界时期，如孕8周之前接触致畸因子，主要产生脑积水、大脑发育不全、小脑畸形等；孕8~12周接触致畸因子，主要产生耳、口腔畸形及腭裂、肢体畸形等。不同的致畸因子在同一时期作用可影响不同的器官。例如，接受X线照射多产生中枢神经系统畸形和眼畸形，并引起智力发育不全。感染风疹病毒主要引起白内障、耳聋和心脏畸形。镇静类药物可能使胎儿出现短指(趾)、鼻孔连通等畸形。

（3）胎儿期

约为孕12周至出生。此时体内各组织器官已基本定型，对致畸因子的敏感性迅速降低，影响较小。

由上述妊娠分期可以看出，怀孕前三个月是整个孕期的最敏感、关键的时期，此阶段对胎儿的正常发育具有最直接最重要的影响。所以孕妇一旦怀孕，一定要尽量减少同周围各种有害因素的接触，特别是在怀孕前三个月。

目前，生活中常接触到的致畸因子包括：

①理化因素

包括X射线照射、噪音、农药等环境污染，微量元素缺乏。

②药物影响

孕早期要慎用药物，抗生素类、激素类，镇静镇痛类都可对胚胎造成不同程度的影响。

③病毒感染

病毒性感冒、风疹病毒等均可通过胎盘损害胎儿。

④烟酒影响

父母吸烟饮酒可造成生殖细胞损伤。

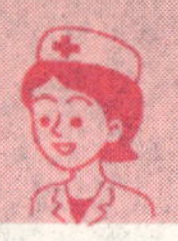

11 必须避免情绪波动

孕妇的行为、生活环境和精神状态的变化对胎儿的发育是有一定影响的，当然好的情绪对胎儿是有益的，但如果情绪波动过大则会对胎儿产生不利影响。

孕妇生活在人群中，总会有喜、怒、忧、思等的情况而引起情绪变化。人在情绪不稳时，身体内外会发生一系列复杂的变化，这是受神经和内分泌系统控制的。如人在发怒时，往往面红耳赤、心跳加快、血压升高。人的情绪变化还与肾上腺有密切关系。所以胎儿的某些先天性生理缺陷可能与孕妇妊娠期的情绪有关，

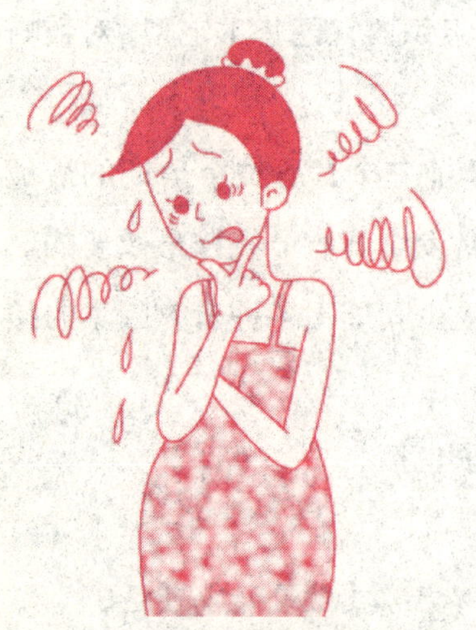

当孕妇情绪过度紧张时，肾上腺皮质激素分泌较多。肾上腺皮质激素有阻碍胚胎某些组织融合的作用。若在胚胎发育的关键时期，肾上腺皮质激素分泌过多，就会阻碍胚胎左右上颌突、内侧鼻窦的融合，引起唇裂、腭裂等畸形。

另有研究认为，当情绪变化时，由神经系统控制的内分泌腺会分泌出各种不同类型和数量的激素，使血液中化学成分发生变化。情绪愉快时会使血液中增加有利于健康的化学物质，当情绪低落时则会使血液中产生有害于神经系统和心血管系统的化学物质。胎儿生长发育所需要的营养和氧气，是由母亲的血液通过胎盘供给的。这就不难理解，当孕妇情绪变化时，母体血液中化学物质的质和量发生了改变，从而通过胎盘进入胎体对胎儿的生长发育产生影响。

胎儿具有听觉、感觉和反应能力，越到妊娠晚期反应能力表现得越明显。孕妇最有体验的就是随着情绪或环境的变化，胎儿活动

的强度、频率也有变化。甚至在孕中晚期时孕妇用手轻拍腹壁，胎儿也能有所反应。

综上所述，孕妇情绪会影响胎儿的发育。因此丈夫和家庭中其他成员，应对孕妇给予更多的关怀和体贴，使孕妇能够保持心情舒畅、情绪安定。同时孕妇自己也要心胸开阔、乐观，对于不愉快的事情，要以正确冷静的态度对待，使自己能够孕育出一个健康的孩子。

12 孕期病毒感染预防措施

生活环境中存在大量的病原微生物，如细菌、病毒等，它们随时可袭击人体，影响人体健康，甚至威胁生命。如果妊娠后受到感染，这很可能影响胎儿，造成不可弥补的后果。

一个受精卵经过分裂、分化、生长发育到胎儿成熟降生，在母体内要经过一个相当长的时间。胎儿在母体内的整个过程中，外界对母体的有害因素都直接或间接地影响着胎儿的生长发育。孕妇受到细菌、病毒的侵袭时虽有胎盘屏障保护着胎儿，使之免受危害，但有些细小的病毒仍能透过胎盘屏障危及胎儿的正常发育。

致畸的病毒感染具体有以下几种：

（1）风疹

早孕期患急性风疹病可引起胎儿畸形。常见的有先天性白内障、视网膜炎、耳聋、先天性心脏病、小头畸形及智力障碍。

（2）巨细胞病毒症

可致小头畸形、视网膜炎、智力发育迟缓、脑积水、色盲、肝脾肿大、耳聋等。

（3）水痘

可引起胎儿肌肉萎缩、四肢发育不全、白内障、小眼、视网膜炎、脉络膜炎、视神经萎缩、小头畸形等。

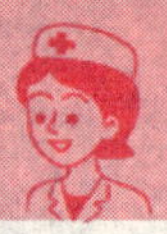

（4）流感

可引起胎儿唇裂、无脑、脊椎裂等神经系统异常。

（5）单纯疱疹

可发生小头畸形、视网膜炎、晶状体混浊、心脏异常、脑内钙化、神经系统异常、短指。

有人认为，痴呆儿中有20%的染色体疾病是由于病毒感染造成的。所以，预防病毒感染对孕妇来说是非常重要的。特别是风疹病毒对胎儿的危害更大，它可以严重的破坏胚胎组织。孕妇感染风疹病毒愈早，胎儿的各种组织器官的损害也愈广泛和严重。因此，许多学者认为，为了保证下一代的健康，防止畸形儿出生，在妊娠早期孕妇如接触了风疹患者或已患风疹者，都应进行人工流产。不论何种感染，妊娠早期的孕妇发热就可以造成胎儿神经系统发育异常。因此，为了优生，怀孕期间尽量少去公共场所，以防止各种病毒对胎儿的不良影响。

13 阴道不规则出血不可忽视

阴道出血是早期怀孕较常见的问题，大约1/4的孕妇会发生这样的情况。孕早期的阴道出血不可大意，我们必须了解其原因和对策。

阴道出血生理性原因，主要是胚胎的滋养细胞侵入子宫壁时发生子宫静脉窦渗漏血液引起的；病理性阴道出血主要有以下原因：

（1）流产

在流产的胎儿中大约22%～60%有染色体异常，这部分流产是属于妊娠中的自然淘汰，保胎是没有意义的。而另一部分流产的原因是来自于母体的，如卵巢黄体功能不全，甲状腺功能不足，子宫畸形，子宫肌瘤，子宫内口松弛或宫颈深度裂伤等。这些因素在造成先兆流产时若对症治疗，消除病因，可以生下健康的婴儿。还有由于母体全身性疾病，如怀孕期间患流感、伤寒、肝炎等急性传染病，高热引起子宫收缩而致流产。有些细菌毒素或病毒可以通过胎盘屏障进入胎儿血循环内，使胎儿死亡而发生流产。还有因严重缺氧，维生素及叶酸缺乏，汞铅、酒精、吗啡等慢性中毒而引起流产。这些流产应引起孕妇的注意。

（2）宫外孕

或称异位妊娠。它是指妊娠组织在子宫以外的输卵管、卵巢、腹腔及宫颈等部位着床发育。宫外孕除有阴道出血外还可表现为腹腔内出血及腹痛，严重者可出现晕厥与失血性休克。

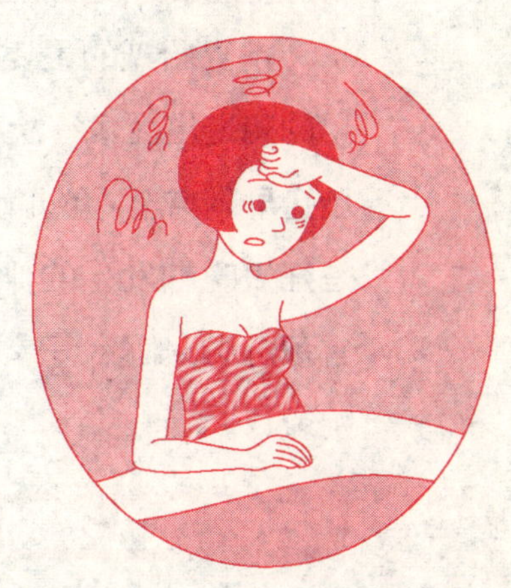

（3）葡萄胎

葡萄胎是由于滋养层细胞增生和绒毛间质水肿。使绒毛变成了大小不等的水泡，相互间有细带相连，像成串的葡萄状，故称葡萄胎。大多数病人在停经2~4个月后，由于葡萄状物与子宫壁剥离而阴道出血。

（4）早产

妊娠28~37周之间，由于母体患急性传染病或慢性疾病，如严重贫血、心脏病和肾脏病等，母体生殖器官异常，子宫肌瘤或经产妇子宫颈重度裂伤，双胎、羊水过多、胎膜早破、前置胎盘、胎盘早期剥离、胎盘功能不全等，使胎儿娩出，娩出前先有阴道出血。

（5）子宫破裂

过去曾做过剖宫产术或子宫肌瘤剔除术，妊娠期间瘢痕可发生自发破裂，梗阻产也可发生子宫破裂。无论是何种原因引起的子宫破裂，均有阴道出血症状。

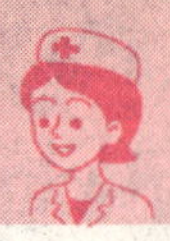

孕妇遇到上述阴道出血现象应立即去医院检查，如为先兆流产、先兆早产，经治疗去除病因或可使母子平安。如为宫外孕、葡萄胎、子宫破裂，需立即清除妊娠物，缝合伤口才能止血。否则，造成大出血可使孕妇休克，甚至危及生命。

（6）前置胎盘或胎盘早剥

前置胎盘的主要特征是在妊娠晚期有无原因、无腹痛、反复发生的阴道出血或一次多量出血。引起妊娠晚期阴道出血的原因还有胎盘早剥离至　胎儿娩出前，正常位置附着的胎盘从子宫壁分离，也是妊娠晚期发生的伴有腹痛的阴道出血的一种急症。宫颈病变，如宫颈息肉、糜烂、子宫颈癌等。对母儿均有极大的危害，应立即到医院就诊。

14 早孕反应太剧烈需要就诊

早孕反应一般在清晨空腹时较重，但对生活工作影响不大，不需要特殊治疗，只要调节饮食。但如果早孕反应太过剧烈则应考虑是否保胎。

只要注意起居，早孕反应在妊娠12周左右会自然消失。但是，也有少数孕妇反应较重，为妊娠剧吐。呈持续性，不能进食、水。由于频繁剧吐，吐物除食物、粘液外，还可有胆汁和咖啡色样物（证明是胃粘膜出血）。孕妇明显消瘦、尿少，应及早到医院检查。如果出现血压降低，心率加快，伴有黄疸和体温上升。甚至出现脉细、嗜睡和昏迷等一系列危重症状时，即不宜强求保胎，应及时住院终止妊娠。因为在这种情况下会出生体质不良的婴儿，甚至是畸形儿。

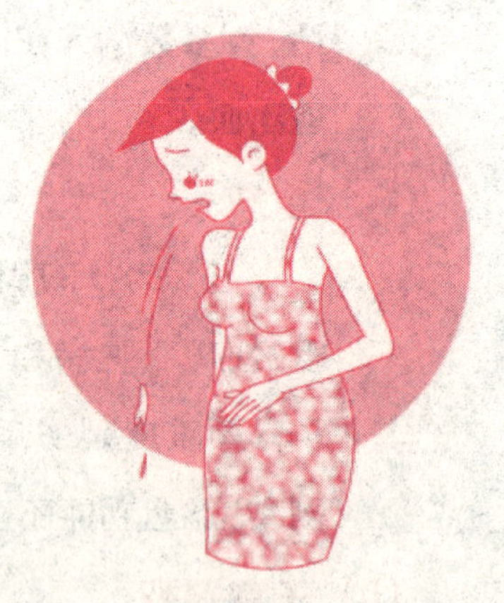

15 不能盲目保胎

孕妇不可盲目保胎，以防由于保胎方法不当导致出现畸形儿。

孕妈妈忌盲目保胎，是否可以实施保胎，必须进行检查。

（1）保胎过程中要注意胚胎是否存活

为此，要定期做妊娠试验或抽血做绒毛膜促性腺激素（HCG）免疫测定、妇科检查和超声检查。若妊娠试验阴性或超声检查证明胚胎已死亡，应终止保胎，并立即做刮宫手术，不可再盲目保胎。

（2）大龄孕妇保胎应进行以下检查

★羊膜穿刺术：怀孕17~21周进行。抽取羊水，通过分析，判断是否存在染色体异常。

★音谱分析：把胎儿活动声波转化到屏幕上。这种方法常安排在羊膜穿刺术前进行，以确定胎儿在子宫中的位置。此法还能够观察头骨的变化、形成，并确定胎儿的年龄以及判断孕妇怀有几胎。

★抽取胎儿血样：有助于直接观察胎儿及其血液，可以检查出一些胎儿血液病。通过以上检查可以确定继续妊娠还是终止妊娠。

16 保胎不当危害多

发生先兆流产后，孕妇及家属总希望医生能千方百计给予保胎。其心情是完全可以理解的。但是，作为医生来讲，要对流产的原因作具体分析，然后作出正确处理，绝不做强行保胎。

当孕妇发生先兆流产时，医生必须通过详细的检查找出原因，若进行强行保胎会对母婴产生以下危害：

（1）心理创伤

由于未找到流产的原因，虽多次妊娠，多次保胎，均告失败，孕

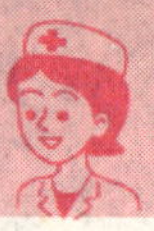

妇会对怀孕产生担忧心理，背上沉重的思想包袱。

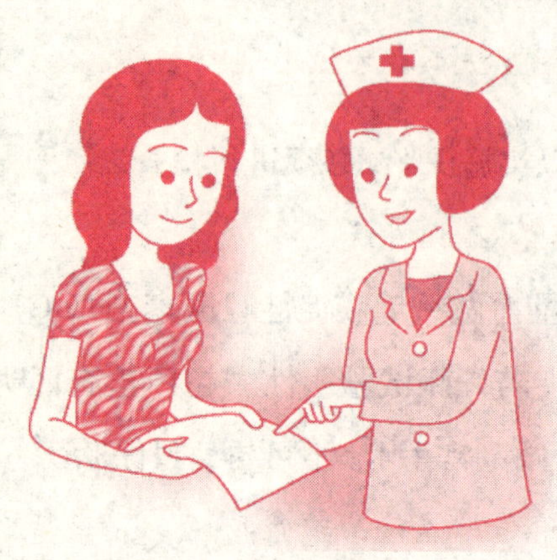

（2）过期流产

盲目保胎可使滞留在宫腔内的胎盘与子宫壁发生粘连，使用保胎药的某些激素有抑制子宫收缩作用，使坏死的胚胎不易排除，导致过期流产。再做补救人流，不仅增加孕妇痛苦，而且还易发生胚胎残留，子宫穿孔或术后宫腔粘连等并发症。

（3）生殖系统感染

发生感染又不及时处理，可成为慢性炎症，造成继发性不孕。

（4）胎儿畸形

有些流产是胚胎发育异常之故，盲目保胎，可生出畸形婴儿。

（5）母体凝血功能障碍

停止发育胚胎滞留宫内，可释放凝血酶原，干扰母亲凝血功能，引起出血，甚至危及生命。

流产是一种自然淘汰，要用科学的态度对待，关键是要注意准备再怀孕或怀孕后应及早就医，以尽量避免不良因素引发的流产。

17 双胎妊娠注意事项

与单胎妊娠相比，双胞胎妊娠很容易使母体处于超负荷状态，如果不加注意，就会发生许多并发症，其后果是极其严重的。

在日常生活中，怀有双胞胎的孕妇应注意以下四个问题：

(1) 双胎妊娠妇女往往在妊娠早期即出现贫血，这是因为她们的血容量比单胎妊娠明显增大，对铁的需求量也很大。为防止贫血，除加强营养、食用新鲜的瘦肉、蛋、奶、鱼、动物肝脏及蔬菜水果外，还应每日适当补充铁剂、叶酸等。

(2) 双胎妊娠孕妇的子宫比单胎明显增大，且增速较快，特别是在24周以后，尤为迅速。这不仅增加了孕妇身体负担，同时由于对心、肺及下腔静脉的压迫，还会产生心慌、呼吸困难、下肢浮肿及静脉曲张等压迫症状，在孕晚期更为明显。因此，在孕晚期，要特别注意避免劳累，多休息，这对减轻压迫症状，增加子宫的血流量，预防早产都有好处。

(3) 由于双胎导致子宫过度膨大，往往难以维持到足月分娩。因此，双胎孕妇需要提前住院待产，以保证产妇的顺利分娩。

(4) 双胎妊娠的孕妇要特别注意休息，因为充足的休息可以避免早产等意外的发生，因此，到妊娠28～30周以后，就应注意多休息，休息时宜采取左侧卧位，而不宜采用平卧位。左侧卧位可以增加子宫血流量。

18 孕期忌体重增加过多

有些家属以为孕妇营养越丰富，吃得越多，将来生出的孩子身体就越好，这是错误的。其实这会导致妊娠肥胖，而妊娠肥胖有时是很危险的。

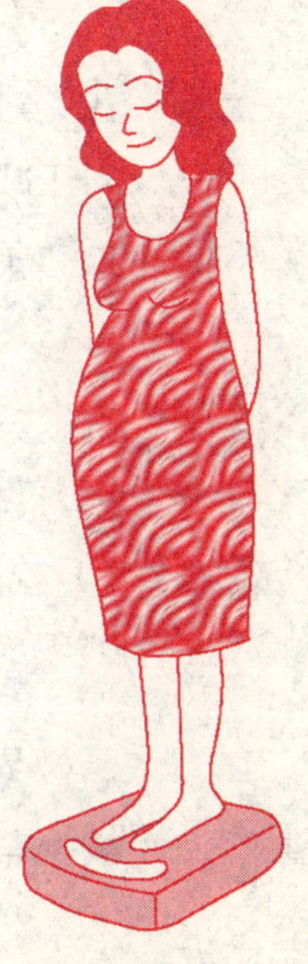

孕妇不懂得控制饮食，特别是妊娠中后期，由于食量猛增以致体重迅速增加，这是十分危险的。事实表明，危险性最大的是妊娠24周后那些体重突然猛增的孕妇。

体重增加过快，势必会加重心血管系统的负担，流产、妊高症等并发症的发生率随之增高，难产、死胎的发生率也会增高。据调查，孕20～30周体重增加7.5～9.1千克的孕妇胎儿死

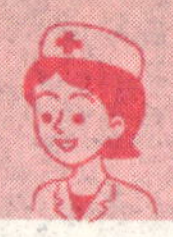

亡率可增加1倍，体重增加9.1千克以上者胎儿死亡率增加3倍。美国国家科学院食品与营养委员会经研究得出的结论是：孕妇足月分娩前，以体重增加9～11千克较为安全。足月胎儿平均重3.5千克，胎盘重0.5千克，其余均为母体的增重（总血量增加1.3千克，组织液增加1.3千克，后者含0.9千克羊水），乳房充盈0.4千克，孕妇还要增加4千克脂肪作为热能贮存，以供分娩和哺乳所需。

孕早期正常体重增加应为0.5千克，中间4个月增加体重5.5千克，最后两三个月约为5千克。因此，孕妇应常称体重，控制饮食，多吃蔬菜、水果等热能低的食品，代替一部分主食，力争不要使每周体重增加量超过0.4千克。

控制孕妇的体重可注意采取以下措施：

(1)注意身体锻炼 适当锻炼身体，可以减少孕妇体重，而不会影响胎儿的生长。

(2)晚饭适当少吃 人们吃了晚饭活动少，热量容易在体内堆积，会使人发胖。适当少吃晚饭，并不影响对胎儿的营养供给。

(3)适当减少主食，增加蔬菜和水果的进食 因为瓜菜中热量少，含有多种维生素。瓜菜中的纤维素还能缓解或消除便秘现象。这对于减少体内吸收热量很有利。那种怀孕后猛吃好东西的做法不可取。因主食热量大，容易使人发胖。

19 孕期自我监护必知必会

怀胎十月，单凭几次医院的产前检查是无法及时了解孕妇及胎儿状况的。孕妇自己及其主要家属应该学习并掌握一些有关孕期保健的知识，在家里进行简易的自我监护，这样可以显著提高围产期保健质量。

孕妇进行简易的自我监护可以及时发现妊娠并发症，预防早产，减少难产的发生率。家庭自我监护的内容很多，主要有以下三项：

（1）胎动计数

这是预测胎儿在宫内安危的重要指征。一般在怀孕4个月以后，孕妇可感觉到胎动，但对于第一次做妈妈的人，也可能要等到怀孕5个月才感到胎动。在妊娠28～32周时，胎动达高峰，38周后逐渐减少。一天中胎动以下午2～3时最少，晚上8～11时最频繁，故测胎动不能随便数一个时间段宝宝动了多少次就算，而应在每日早、中、晚各测1小时(晚上须在8～10点进行)，然后将所测的胎动数相加乘以4，即得到12小时的胎动总数。这个数若小于20次则提示胎儿在宫内有缺氧情况，如果胎动突然消失，应立即到医院诊治以保证胎儿的安全。需要说明的是胎儿开始动到停止算一次胎动。每日测量的三个时段最好取相同的时间。

（2）听胎心音

怀孕5个月左右可以听到胎儿心跳的声音。腹壁厚的孕妇常要到稍晚些才能听到。胎心音系双音，第一音和第二音相接近，如钟表的滴嗒声，次数在每分钟120～160次之间。听胎心音要求每日至少一次，每次不得少于1分钟，若超过正常范围，且有胎动，可等待胎动结束，若无胎动，则嘱孕妇向左侧卧位或等待5分钟后再听一次，如仍为不正常，则应到医院去诊治。若胎心音出现时快时慢不规则的情况，也说明胎儿有危险，应立刻到医院检查。

Tips

双胞胎会遇到的一些问题

双胞胎的孕期要比单胞胎短，平均孕期是37周。如果你很早就开始宫缩，你就要接受体检并卧床休息来延长孕期，让胎儿能够发育得更成熟些。双胞胎通常会比普通单胞胎胎儿小，即使他们是足月分娩。因此，他们不太容易应付严峻而漫长的临产与分娩过程。

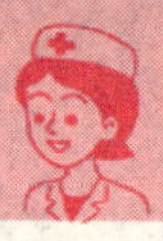

准爸爸直接将耳贴于准妈妈腹前壁听胎心，是最简单而实用的自我监护方法之一，一般胎儿背部所在一侧胎心较响亮。

（3）测宫底高度

宫底高度可以了解胎儿在子宫内生长的情况。一般怀孕6个月可长到与肚脐相平，9个月时在胸骨剑突下三横指位置，8个月时在肚脐和剑突连线的中点上。

宫底高度可以每周测量一次。若连续2~3周宫底高度无变化，或宫高明显低于怀孕月份，应及时到医院查找病因。如果过分高于怀孕月份也应到医院检查，以排除羊水过多、滋养细胞疾病等，还可了解是否有多胎妊娠。由于家庭监护往往需丈夫配合完成，故不仅可保障母儿健康，还可促进父亲对胎儿的感情。

20 孕期性生活的禁忌

按传统的说法，孕妇怀孕期间是不宜过性生活的，但实际上在女性怀孕期间，很少有夫妻能真正停止性生活。如果采取相应的措施，掌握分寸，是不会有问题的。

一般来说，孕妇过性生活对胎儿的影响，主要在孕期的前三个月和后三个月。前三个月容易引起流产，而后三个月则常常导致早产，孕中期过性生活对胎儿的影响不会太大。因此在时间上应该严格掌握，以免发生意外。

事实上，女性在怀孕期间的性欲会大大减弱，特别是在怀孕的头三四个月内，对任何性接触都表现出冷淡或强烈的反感。这是怀孕带来的疲惫造成的。尽管有些孕妇性欲未减，但一到晚上，她们会感到特别劳累，以致对性生活失去了足够的反应。为此，男性对孕妇应有足够的理解，丈夫应采用各种各样的方式，如帮助妻子多干一些家务事，或陪妻子散散步。总之让妻子尽可能地找回失去的性欲，这样，夫妻之间才能真正得到满意的性生活。

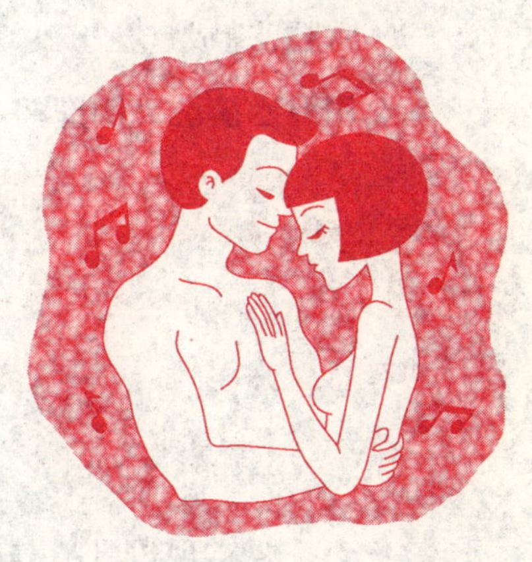

妇女怀孕以后，阴道的分泌物增多，外阴部不仅容易溃烂，而且对细菌的抵抗力也减弱。被细菌感染后，症状加重就有流产的危险。所以平时要注意保持局部的清洁，尤其是在性生活前夫妻都必须特别重视。男性的动作应保持平稳，注意选择体位。夫妻可以选择一些合适的姿势，以不会压迫腹部，减少孕妇的运动量为宜。

性交体位采用侧卧位、前坐位较好，不能压迫腹部，不能刺激乳头，以免引起流产和早产。

妊娠晚期性生活会造成胎膜早破，所以妊娠28~32周间，性生活次数应减少，强度减弱，姿势以不压迫腹部为原则。

到怀孕十个月，要停止性生活。离分娩四周时，是最重要的时期，以免引起胎膜早破或早产。

另外，孕妇有下列情况也不能过性生活：

①有出血和腹痛的症状；②以前曾经多次流产者；③有妊娠高血压疾病时；④有严重的合并症时。

21 孕期不宜清洗阴道

妊娠后阴道上皮通透性增高，宫颈腺体分泌增多，所以白带增多，阴道上皮内糖原积聚，经阴道杆菌作用后变为乳酸，使阴道的酸度增高，不利于致病菌的生长，可防止细菌感染。

有些孕妇不知道分泌物增多的原因，以为白带增多是由于阴道炎而引起的。因此在清洗外阴的同时清洗阴道，致使阴道固有的酸

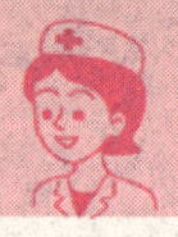

性环境被破坏，增加了阴道感染的机会。阴道感染后可上行感染至宫腔，造成宫腔感染，致使胎儿宫内感染或流产。正确的方法是每日用温水清洗外阴部即可，不必清洗阴道。

22 孕妇不可忽视乳房护理

母乳是刚出生婴儿最理想、最经济的食物。母乳中除含有婴儿所需的一切营养成分以外，还含有能抵抗疾病的免疫物质。母乳喂养婴儿是每个母亲所期望的，也是当前婴幼儿保健工作中大力提倡的。

要实现母乳喂养，健康完好的乳房及乳头是关键。因此，如何在妊娠期保养和护理好乳房，确实是一个至关重要的问题。

（1）乳房的保护

妊娠期乳房逐渐变大、变重，如任其发展，会使乳房组织松弛，乳腺发育不正常。可选用合适的乳罩将乳房兜托起来。乳罩类型应以不过于压迫乳头，也不影响乳房的血液循环为原则，如选用背带较宽的大号乳罩，可使人感觉不到乳房的重量，也不至压迫乳头。

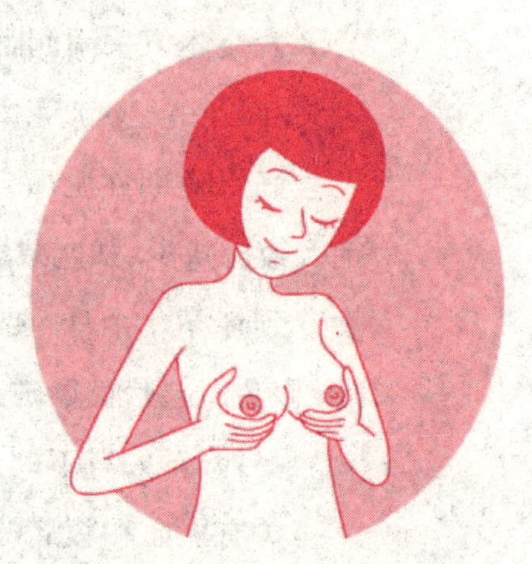

（2）乳头的保护

外突并有一定长度的乳头是母乳喂养取得良好效果必备条件。当妊娠进入中期开始，即要进行乳头的保养及准备工作。

保养方法是经常清洗乳房，用稍粗糙的毛巾擦洗乳头，可稍用力，以不擦破乳头为准。每次擦洗完毕后在局部涂些油膏。

为保持乳房清洁，经常清洗确有必要，但不可用香皂来清洗。因为香皂类清洁物质可通过机械与化学作用除去皮肤表面的角化层，损害其保护作用，促使皮肤表面“碱化”有利于细菌生长。时间一长，可能招来乳房炎症。为避此害，最好用温开水清洗。

乳头过短，甚至凹陷，或乳头有裂纹的孕妇，应及早采用乳头矫正法。矫正可从妊娠17周开始，方法如下：

★提起乳头，停留片刻，每日数次。如乳头揪出有困难，可压迫乳晕周围部分,这样就容易揪出。揪出后可按乳头保护法进行磨擦。

★用上述方法不能矫正时，可使用乳头吸引器将乳头吸出。

23 孕妇忌乳罩过紧

戴乳罩是现在女性的时尚，一般说对妇女有益。但对于孕妇来说则不宜戴过紧的乳罩。

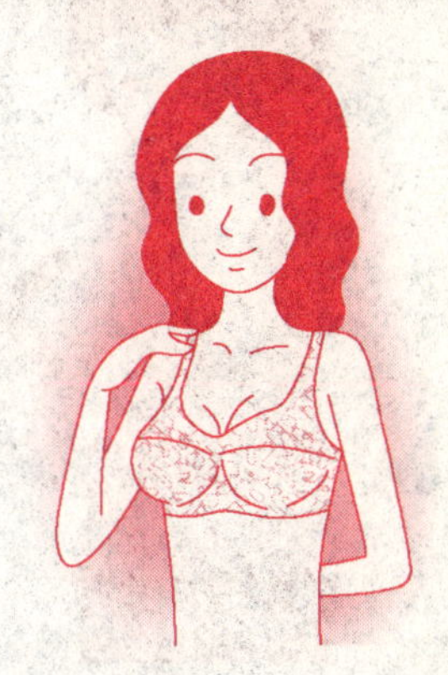

未婚女子戴乳罩可以防止乳房在活动时颠颤，避免乳房韧带松弛、乳腺和乳腺管变细长、乳房下垂等；已婚妇女戴乳罩，可将松软下垂的乳房托起，减少乳房负荷，使乳房挺直，保持女性特征与线条美。

孕妇则不宜戴过紧的乳罩。因为妇女怀孕期要分泌乳汁，以备作产后哺乳用，所以乳房会逐渐膨胀，假若孕期限制乳房增大，就会造成泌乳障碍，不利分娩后哺乳婴儿。另外，孕妇戴过紧乳罩影响乳房血液循环，容易使乳房内组织发生各种病理性变化。

24 便秘要及时治疗

便秘是孕期最常见的烦恼之一，也是孕期经常疏忽之处。然而，千万别小看这些习以为常的小毛病，一不留神它就会让你悔恨终身。

妊娠早、中期就出现便秘，是由于肠管平滑肌正常张力和肠蠕动减弱，腹壁肌肉收缩功能降低，加上饮食失调，如食物过于精细

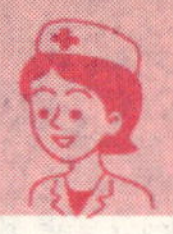

或偏食，食入的粗纤维过少，或饮水太少以及运动量减少等因素所造成。妊娠晚期，便秘往往会愈来愈严重，增大的子宫和胎儿压迫子宫后方的直肠，更将导致排便困难。有的孕妇甚至数天不解大便。

便秘的危害很多。轻者食欲减低，因而更加重肠功能失调；重者诱发自身中毒，表现为整日倦意绵绵、精神不振、腹胀纳差，更严重者可导致肠梗阻，并发早产，危及母婴安危。还有的便秘孕妇分娩时，堆积在肠管中的粪便妨碍胎儿下降，引起产程延长甚至难产。

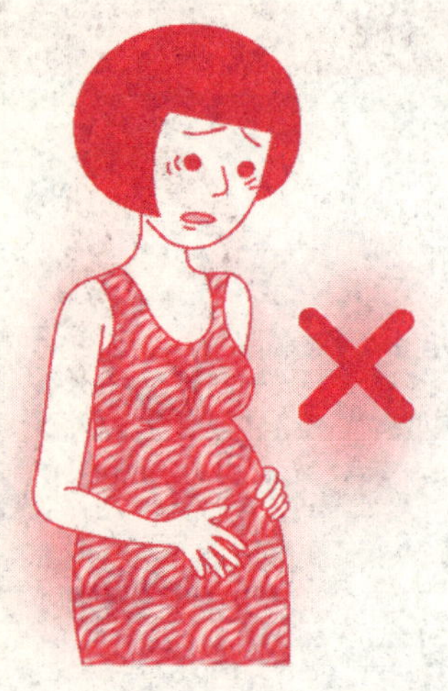

孕妇便秘要积极预防。生活尽量有规律，多食含纤维素多的蔬菜、水果和粗杂粮，进行适宜的运动锻炼，保持身心愉快而不要烦躁。一旦发生孕妇便秘，一定要及时去专业的医院咨询医生，在医生的指导下进行治疗，千万不能自己乱用药，或乱用食疗法。

调查结果显示，食疗不能根除便秘，想要彻底根除便秘，消灭便秘一系列惊人的危害，正规专科医院才是患者的首选。

25 痔疮防治注意事项

孕期痔疮患者十分为多见。对孕期痔疮的治疗要及时、合理，否则就会造成更大的痛苦及严重的后果。

造成孕妇患痔疮的一个重要原因是妊娠后期，由于胎儿增大，腹内压增高，使肛门静脉回流受阻，因而使直肠上、下静脉瘀血，从而形成内痔或外痔。痔疮防治注意事项如下：

（1）孕期痔疮以保守治疗为主

孕后痔疮治疗要根据其症状的严重程度及怀孕的时期来选择

Tips

治疗痔疮的简便食疗法

（1）多吃常吃些高纤维的食物：如各种根茎类蔬菜、水果和糙米饭等。这些食物中的纤维素能作为粪便扩充剂，在大肠内吸收水分而膨胀，增加了大便的重量和体积，且能软化大便，刺激肠壁蠕动，增强便意。加速了粪便在肠道的运转，使排便容易、迅速，避免了便秘，减少直肠末端血管受到腹部的压迫。

（2）多食些含维生素E的食物：如谷类、植物油、蛋黄、动物肝脏、贝类等水产品以及蔬菜水果等。维生素E具有进人体末梢血管血流的功效。有人在饮食中加入多量维生素E，取得了满意的疗效。

（3）忌食刺激性食物：如辣椒、蒜、葱、姜、酒、胡椒等刺激性食物。这些食物能刺激直肠肛门部位的血管再度充血和扩张，加剧或诱发痔疮。

适当的治疗方法，原则上以保守疗法为主，如高纤维素食物、温水坐浴及软便剂治疗，局部软膏及栓剂也有疗效。使用软膏栓剂时，必须注意用药安全，一些含有类固醇的药物和麝香的药物应避免使用。

（2）手术治疗最好在孕中期

若症状严重确要进行手术，要考虑手术对怀孕妇女及胎儿是否安全，孕期痔疮的手术应该避免在怀孕早期和晚期进行。因为怀孕早期是“未来宝宝”重要组织和器官的分化期，是胎儿畸形的高发期，用药的安全问题非常重要，而怀孕早期的手术刺激也易导致流产；怀孕晚期较难安排手术时的姿势。怀孕中期，孕妇体内已经形成了适应胎儿生长的新的平衡，进入稳定期，实施手术相对来说比较安全，但仍要注意麻醉方式的选择和使用药物的安全性。

（3）孕期痔疮重在预防

养成良好的饮食习惯，如暴饮暴食，对治疗痔疮也很有好处，因为过量饮食易引起胃肠功能紊乱，影响直肠肛门静脉的血液回

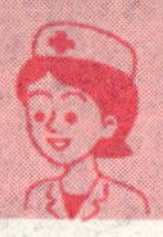

流，不利于痔疮的好转。此外，妇女在妊娠期，特别是妊娠后期，还应避免久坐久立，适当做些户外活动，每日早晚做两次提肛运动，每次30～40次，对预防和治疗痔疮很有帮助。还应注意肛门卫生，不要用不干净的纸或硬纸擦肛门，便后用温水洗肛门，养成良好的定时排便的习惯，会使孕妇受益匪浅。

26 警惕孕期出现的各种疼痛

有过生育经验的孕妇大都知道，在孕期"大腹便便"后，难免腰酸腿痛，这都是妊娠期常见的症状，称为妊娠期骨肌肉关节综合征。

孕期伴随着腹部的增大常常会带来身体各个部位的疼痛，其常见的症状、原因及对策如下：

（1）全身酸疼

正常人体立正时，由于各组肌肉及韧带彼此调和，身体重心一前后左右维持平衡。而在妊娠期，由于子宫逐渐扩大，腹部膨胀隆起，身体重心前移，为了维持身体前后平衡，有关的肌肉、韧带势必加重负荷及张力。因此肌肉的动作则由自然性转变为有意识性，经常处于这种张力状态下，有的孕妇很容易感到疲乏，从而产生肌肉酸痛。因此妇女在怀孕期，应该认识到生理解剖的变化，适当活动是应该的，但也要多休息，尽量少做或避免做重体力劳动。

（2）头部疼痛

怀孕使血压降低并引起头晕，尤其是快速起身或长时间站立时。如果不吃饭，低血糖也会引起头晕。如果经常感到头晕以至于晕倒或看到光晕，或者感觉1天小睡超过2小时，就要打电话给医生。过度头晕和疲劳可能是贫血的征兆。

在中间三个月，当胎盘上升并且移动时，荷尔蒙上升不快，头晕疲惫的状况得以缓解。在后三个月当脑部缺氧时，又会开始头晕。

慢慢坐起来或站起来，让胃里总存有东西可消除头晕。如果晨起时经常头晕，就在身边放一些零食或水果，起床前吃点零食。

（3）胸部疼痛

孕期胸痛时有发生，好发于肋骨之间，犹如神经痛。此种情况可能是由于孕妇缺钙或膈肌抬高所致。可适当补充一些高钙食物。

（4）手部疼痛

妊娠期有的妇女有拇、食、中指指端感觉异常或手指疼痛，疼痛又以夜间为甚，有时还会向肘、肩部放射，可单侧，也可双侧。这些症状在医学上称腕管综合征，主要是因为妊娠期生理性水钠潴留引起手腕腕管部局部水肿，压迫神经所致。它一般在妊娠晚期症状开始减轻、分娩后多可自愈。

（5）腰部疼痛

腰部疼痛多发生在妊娠末三个月，主要原因，一为骨盆疼痛综合征，二为致密性骶髂关节炎，而不是什么肾亏。

目前病因未十分明确，前者孕妇感到钝痛，疼痛自骨盆部位向大腿、腹股沟、子宫等部位放射。患者自感胎儿已十分靠近盆腔下部，分娩好似迫在眉睫，但并非临产时连续宫缩引起的规律性阵痛，究其原因，多数学者认为是由于妊娠期盆腔脏器解剖位置的改变以及与局部代谢障碍所致。疼痛症状，可对症治疗，也可不经任何治疗而愈。

后者孕妇感到腰骶部疼痛，有时可向下放射至两侧臀部和大腿。其原因主要是由于内分泌作用，肌腱韧带松弛，使骶髂关节松动。失去稳定。因此，骶髂关节经常受到异常刺激或损伤而致本病。也有学者认为妊娠期骶髂关节负荷增大致使局部缺血而发生、分娩

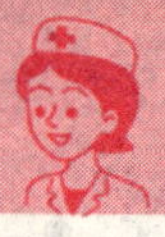

后行X线检查可见骨密质的改变。本病有自愈性，症状明显者宜用局部热敷理疗、卧床休息2~4周。

(6) 臀部及小腿痛

孕妇妊期有的感到臀部、小腿外侧疼痛，有时可牵涉到下背部，其疼痛通常呈渐进发展，这就是坐骨神经痛。它的主要原因是妊娠期间，受卵巢松弛激素的影响，使腰椎附近韧带较正常松弛，另外由于脊椎过度前凸，使椎间盘受到异常挤压。在以上两因素的作用下。使椎间盘膨出，挤压神经根而致坐骨神经疼痛。一般情况下，分娩后期随着脊椎及韧带张力的恢复，症状会自然消失。出现此症状后，患者宜卧硬板床休息。

妊娠期骨-肌肉-关节综合征在孕妇中较常见。症状出现时，不少孕妇极为惊慌、忧虑，这种心情对腹中小宝宝的发育是不利的。因此孕妇只要在怀孕前无任何骨、肌肉及关节器质性病变，就算出现上述症状，亦不必过于担心，因为这些症状很大程度上是由于妊娠引起的身体生理变化所致。一旦分娩，大多可自愈。但对于症状较严重的孕妇，在考虑到治疗不影响胎儿的健康及保证妊娠顺利进行的前提下，适当对症治疗，以缓解症状，待分娩后到骨科彻底治疗，一般都可治愈。

27 孕妈妈不可忽视口腔护理

孕期由于内分泌和饮食习惯发生变化，体耗增加等原因，往往容易出现牙龈肿胀、牙龈出血、蛀牙等口腔疾病。因此，要重视口腔护理。

孕期不可忽视口腔护理，护理要点如下：

⑴坚持每日2次有效刷牙。对容易感染蛀牙的孕妇，适当用一些局部使用的氟化物，如氟化物漱口液等。使用短软毛的牙刷轻轻刷牙，这样不会引起牙龈出血。

(2)每天用具有杀菌功能的漱口水多漱几次口，漱完口后将漱口水吐掉，千万别把漱口水当饮料一饮而尽。

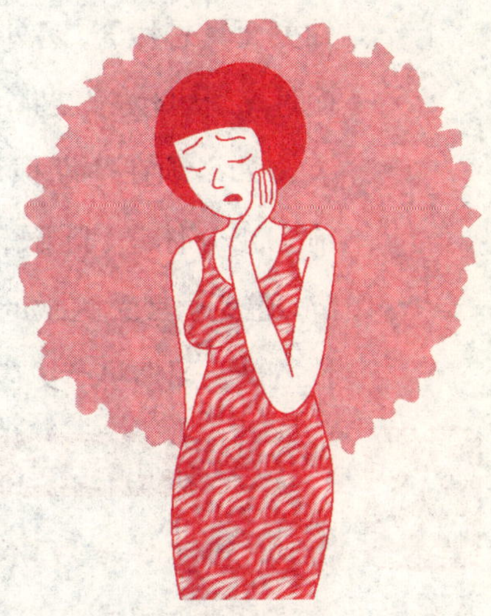

(3)使用不含蔗糖的口香糖清洁牙齿，如木糖醇口香糖。如果能在餐后和睡觉前咀嚼1片，每次咀嚼至少5分钟，对于牙齿和牙龈健康是很有帮助的。

(4)少吃粘牙的糖果或甜点。多吃富含维生素C的水果与蔬菜。含钙丰富的食物也有益于牙齿的健康。

(5)每隔3个月检查口腔。如果自觉有口腔疾病，应随时就诊，及时处理，按医嘱做好保健工作。

28 孕妇忌拔牙

怀孕初期应请牙科医生修补蛀牙，须拔牙时最好先咨询产科及牙科医生以便获得合理及安全的诊治，牙齿整型等复杂的口腔治疗不宜安排在怀孕期间。

大量临床资料表明，在妊娠最初3个月内拔牙可诱发流产；妊娠8个月后拔牙可诱发早产；在妊娠4~7个月时拔牙会相对安全。这是因为，拔牙时的精神紧张及疼痛刺激易诱发子宫收缩，可能会引起流产和早产。

妇女在妊娠期间身体产生了一系列的生理变化，口腔常常出现为个别牙或全口牙的牙龈充血、水肿以及牙龈乳头明显增生，如果拔牙很容易出血。另外，妊娠期对各种刺激的敏感性增加，即使轻微的不良刺激也有可能导致流产或早产。有习惯性流产、早产的孕

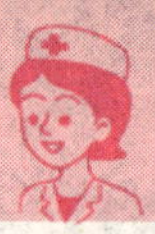

妇更要禁忌拔牙。另外，妊娠妇女由于受雌激素的影响，拔牙时易出血过多，因此妊娠期除必须拔牙外应尽量避免拔牙。

如必须在孕期拔牙，也应在妊娠中期（4~7个月）进行。在拔牙前应充分休息、睡眠、做好口腔护理，并精神放松，拔牙时充分麻醉，避免子宫受刺激产生子宫收缩而诱发流产与早产。孕妇若有习惯性流产及习惯早产史应禁忌拔牙。

29 疫苗接种禁忌

接种疫苗主要是为了保护孕妇的身体健康，但是，接种疫苗后会不会给胎儿造成损害？哪些疫苗孕妇可以接种而哪些疫苗不能接种呢？

为了孕妇能够在孕期正确安全地接种疫苗，不致于因为错误地接种疫苗而给胎儿带来危害，以下介绍几种常见疫苗的接种情况供各位孕妇参考。

（1）乙肝疫苗

为死疫苗，孕妇可用。没有受到感染的孕妇，只需常规注射3针疫苗即可预防。怀疑受到感染的孕妇，则应先注射一支免疫球蛋白，然后验血，如乙肝表面抗原或乙肝表面抗体阳性，就不需要注射了；若均为阴性，则需再注射3针乙肝疫苗。

（2）甲肝疫苗

国外多用死疫苗，而国内目前应用的是活疫苗，孕妇最好不用。如有感染甲肝的可能，应马上注射丙种球蛋白。

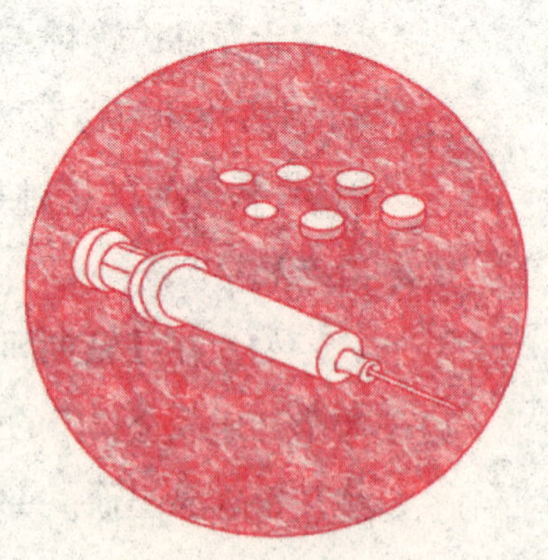

（3）麻疹疫苗

为活疫苗，最好不用。如有可能受感染，可注射丙种球蛋白。

（4）狂犬疫苗

可接种。

（5）乙脑疫苗

可接种。在乙脑流行季节8~10月到流行区最好先注射乙脑疫苗。

（6）破伤风类毒素和破伤风抗毒素

对于从未注射过破伤风类毒素的孕妇，在破伤风高发区或从事易受外伤的工作者，最好进行破伤风类毒素注射，3次注射即可。对无免疫力的孕妇，如受到外伤，可能感染破伤风时，则应注射破伤风抗毒素。

（7）风疹疫苗

为活疫苗，孕妇禁用。未患过风疹的孕妇，在妊娠早期接触风疹病人时，因风疹极易引起胎儿畸形，而且免疫球蛋白的预防效果又难以肯定，故最好终止妊娠。

30 孕妇忌涂清凉油

清凉油、风油精、万金油、一心油之类药物，都不宜使用，这些都是容易忽略的细节，不可不知。

炎热的夏季，有些孕妇喜欢涂清凉油提神，这是很不好的习惯。因为清凉油中所含成分如樟脑、薄荷、桉叶油均可经皮肤吸收，并可通过胎盘进入胎儿体内影响其生长发育。樟脑可能引起胎儿畸形、死胎或流产。尤其怀孕头3个月其危害更大。

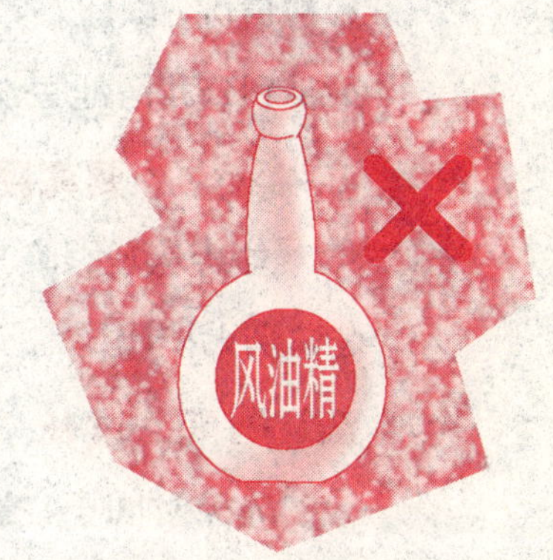

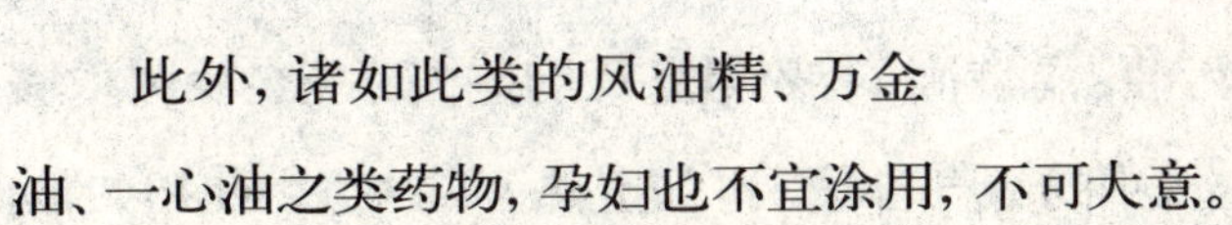

此外，诸如此类的风油精、万金油、一心油之类药物，孕妇也不宜涂用，不可大意。

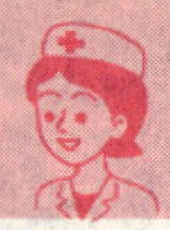

31 孕期洗澡禁忌

洗个澡能促进血液循环、消除疲劳，尤其是孕妇，身体的新陈代谢增加，心情也会跟着愉快起来。但孕妇洗澡大有讲究。

孕妇在怀孕期间由于汗腺和皮脂腺分泌旺盛，头部的油性分泌物增多，阴道的分泌物也增多，因此在孕期中应经常洗头、洗澡，勤洗外阴，勤换内衣，以保持体表的清洁，促进周身血液循环和皮肤排泄作用。会阴部要坚持每天清洗，才可避免发生感染。但孕妇在洗澡过程中应注意以下几个方面：

（1）洗澡方式最好不用盆浴，而采用淋浴

这是因为：妊娠期间，由于身体内激素的分泌发生了变化，使阴道分泌物的酸碱性改变，阴道对外来病菌的抵抗力降低，坐浴时。浴后的脏水可进入阴道，进而引起宫颈炎、附件炎，有时还会导致宫内感染，引起早产，尤其是妊娠后期更易发生这种情况。因此，孕妇不宜盆浴，更不要到公共浴池去洗澡。

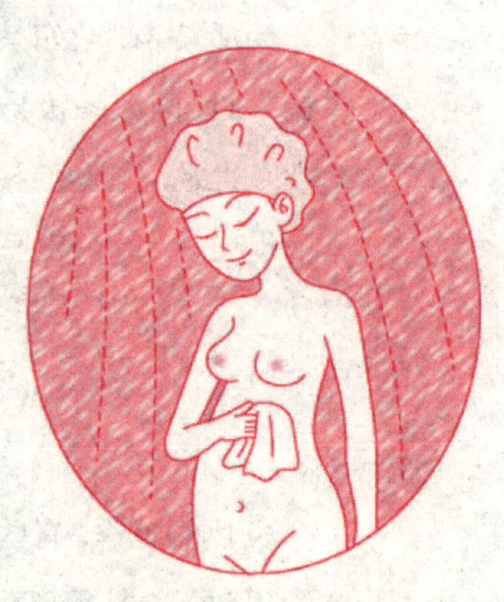

（2）在淋浴中不要弯腰

尤其是妊娠晚期更应注意。要扶着墙边站稳，不要滑倒。最好是请别人擦澡。

（3）洗澡时间忌过长

洗澡时间不宜过长，以防出现晕厥的现象。浴室内由于通风不良，空气污浊，温度高，特别是冬天有些人可能会生火取暖，这些都会降低空气中的氧气含量；再加上热水的刺激，使孕妇体内的血管

Tips 洗澡时清洁外阴

孕妈妈除了清洗全身外，最得要的是外阴部位的清洗。因为怀孕后阴道分泌物增多，有时会感觉痛痒，所以一定要每天清洗。此部位最好用清水洗，少用洗剂，也不要用水直接冲洗阴道，否则会影响阴道正常的酸碱环境而引起感染。洗好澡过后，别急着穿上内裤，可穿上宽松的长衫或裙子，等阴部风干后再穿上，这样可以有效地预防阴部痛痒。

扩张。这样血液流入躯干、四肢较多，进入大脑和胎盘的血液减少，氧气的含量也会减少；而脑细胞对缺氧的耐受力很低，因此，有少数的孕妇会因此而发生昏倒。若孕妇洗澡时间过长，就会造成胎儿缺氧，胎儿脑缺氧时间如果过长，则会影响神经系统的生长发育。因此，孕妇一般要控制自己洗澡时间不宜超过15分钟，或以孕妇本身不出现头昏、胸闷为度。

（4）水温不宜过高

水浴温度过高，会对胎儿的中枢神经系统造成危害。孕妇体温比正常体温高1.5℃时，胎儿细胞发育可能停滞；上升3℃时，则有杀死胎儿脑细胞的危险。而且这种脑细胞的损害常常是不可恢复的。胎儿脑细胞损害的表现。轻者有智力障碍，重者可出现小眼球、唇裂、外耳畸形等，还可反复发作癫痫。一般高温水浴持续时间越长，水温越高。后果越严重。因此，孕妇不要用39℃以上的温水水浴。

32 孕妇忌活动太少

有些妇女怀孕后很重视休息调养，活动大大减少，甚至停止做一切工作和家务。其实，这样做是没有必要的，反而不利于母婴健康。

孕妇活动太少，会使导致胃肠蠕动减少，从而引起食欲下降、消化不良、便秘等，对孕妇的健康也不利，甚至会使胎儿发育受阻，还会导致难产。

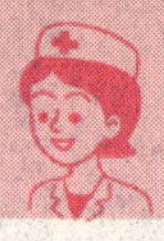

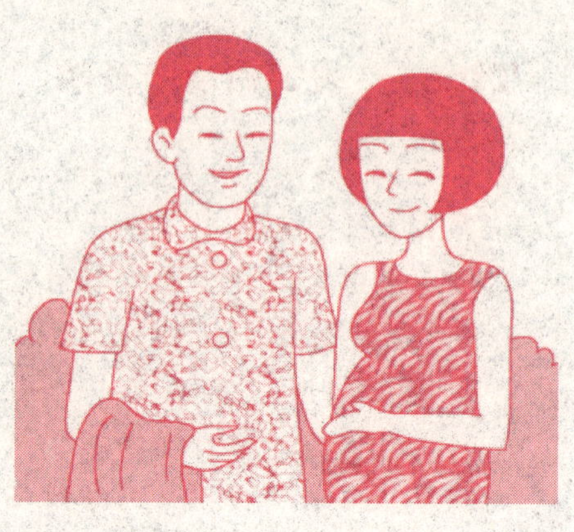

妇女在怀孕期间应注意做到适量活动、运动和劳动，注意劳逸结合。不可一味卧床休息，整天躺在床上，什么活也不做。同时，生活要有规律，每天要到室外活动一下，散散步或做一些力所能及的家务活。还要经常做些体操，对增进肌肉的力量、促进机体新陈代谢大有益处，同时还可以避免难产。

33 孕妇忌活动太剧烈

孕妇适当运动和活动，可以调节神经系统的功能，增强心肺活力，促进血液循环，有助消化和睡眠，也有利于胎儿生长发育。但孕妇一定要禁忌参加剧烈的运动。

孕妇要忌肩挑重担，不要提举重物和长时间蹲着、站着或弯着腰劳动。这样过重的活动会压迫腹部或引起过度劳累，导致胎儿不适，造成流产或早产。

不要跑步、举重、打篮球、踢足球、打羽毛球、打乒乓球等，这些运动不但体力消耗大，而且伸背、弯腰、跳高等动作太大，容易引起流产。

常骑自行车的孕妇，到妊娠6个月以后，不要再骑自行车，以免上下车不便，出现意外。

妊娠8个月以后，孕妇肚子明显增大，身体笨重，行动不便。有的孕妇还出现下肢浮肿以及血压升高等情况，这时应尽量减少体力劳动，只做一些力所能及的轻活。更不要劳动时间过长，使身体过于疲劳。

34 防止室内甲醛危害

人的一生约有92%的时间在室内度过，室内空气的洁净程度与人体健康关系十分密切。因此，我们应谨防室内空气污染。

室内空气污染的头号大敌是甲醛污染。甲醛污染主要来自于建筑材料、家具、地毯、燃料燃烧、吸烟、各种化妆品、防臭剂、消毒液等等。新装修或新买了家具时，室内空气中甲醛含量就会比较高。

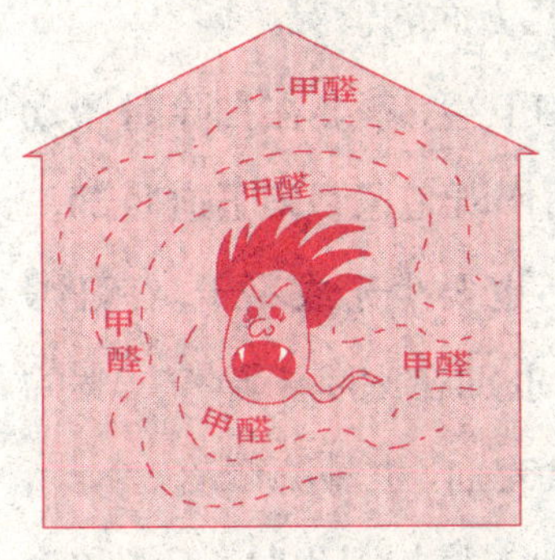

甲醛是一种无色易溶的刺激性气体，室内含量为0.1毫克/米^3 时，人就会有不适感；0.5毫米/米^3 时，可引起咽喉不适或疼痛；浓度如果继续升高，会使人恶心、呕吐、气喘，甚至引发肺气肿；30毫克/米^3 时，可立即致人死亡。

危险的是，处于低浓度甲醛环境而不知道。长此以往就会患上多种疾病。如果孕妇长期接触甲醛，会造成新生儿体重降低、染色体异常。因此绝不可掉以轻心。

防止室内甲醛污染最简单有效的方法是加强室内空气流通。刚装饰过或刚购置了新家具的房间，应暂不住人，等到2~3个月或半年以后，室内甲醛的释放量显著减少时，方可入住。

Tips 孕妈妈居室不宜摆放的花草

花草可以装点居室，净化室内空气，但并非所有的花草都适合在室内摆放，尤其孕妇的居室，放置花草要更加讲究。夜来香、丁香花等花草，吸收室内氧气，放出二氧化碳，因此会使室内氧气减少，对孕妇和胎儿极不利。茉莉花、水仙、木兰等花卉，有着浓烈的香味，会使孕妇食欲减退和嗅觉失敏，甚至可引起头痛、恶心和呕吐等不良反应。

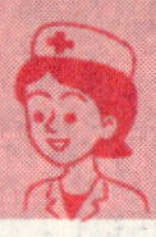

35 孕期家务有禁忌

孕妇在妊娠期间坚持适宜的家务劳动，对母子健康都有益，适度的家务劳动能增强孕妇体质，提高免疫功能，有效地防止多种疾病的发生，这不仅有利孕妇的健康，对体内胎儿的发育也是非常必要的。

孕妇做家务应掌握一定的尺度，要在不疲劳的前提下做一些家务，如做饭、收拾屋子、扫地等等。体力劳动时不能累，时时都要有自我保护意识。具体说来，孕妇应注意以下几方面的情况。

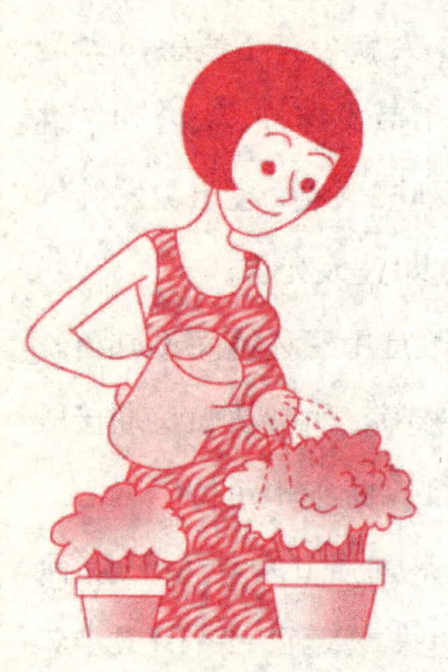

(1)不宜登高去打扫卫生，不要在扫除时搬动沉重的东西，因这些动作既危险，又压迫腹部。弯腰用抹布擦东西的活也要少干或不干，在妊娠后期最好是不干。同时也别在庭院干除草一类的活，因长时间蹲住，骨盆充血，也易流产。

(2)冬天在寒冷的地方打扫卫生时，不能和冷水长时间打交道，因身体着凉会导致流产。

(3)做饭时为避免脚部疲劳、浮肿，能坐在椅子上操作的就坐着做。妊娠晚期注意不要让灶台压迫已经突出的大肚子。

(4)出去买东西要选择人少的时候，在人群中，有时腹部会被别人的胳膊肘撞击而发生不测。当感冒流行时，也易被传染上。去大商店尽量别爬楼梯，要利用电梯。一次别买太多的东西，抱着很沉的东西走路不方便，必要时可分几次去买。不要骑自行车出去买东西，特别是在妊娠后期，因骑自行车时腿部用力的动作太大，易引起流产。在妊娠期，动作的敏捷性降低了，反应也比平时迟钝了，所以应该时时处处地多加留心。

(5)洗完衣服晾衣服时，因为是向上伸腰的动作，要肚子用劲，因此要特别小心才不会发生诸如流产等问题，也可以把晾衣服的竹杆降低。并且，洗的衣服太多时要干一会儿歇一会儿，才不会因长时间站立造成下半身出现浮肿等。熨衣服要在高矮适中的台上进行，并且是坐在椅子上更合适。抱被子和晾被子之类的事，应由丈夫去做，因为孕妇做这些活会压迫腹部，影响胎儿发育。

(6)踏缝纫机时，腹部要用力，也应尽量避免使用；如能使用电动缝纫机，振动不到腹部还可以，但在使用过程中，若感到腹部不舒服，就该马上停下来。

36 孕期工作四禁忌

怀孕后孕妈妈可以继续留在工作岗位上，但毕竟与平常不一样了，要时时注意安全，注意保护自己和腹中的宝宝。

孕后继续工作的孕妈妈，在工作中须要注意许多方面的事情。

（1）注意休息，避免过重体力劳动

即使是在比较紧张的工作当中，感到疲劳也要稍事休息，条件允许的话，到屋顶平台或阳台上呼吸新鲜空气。

（2）避免长时间以同一个姿势工作

坐办公室的人，往往长时间保持一种姿势，很容易疲劳。建议大家半小时要改变一下姿势，伸伸胳膊、腿，以解除疲劳。如果像商场售货员那样长时间站着工作，要随时注意休息，累了就坐一会儿。此外，长时间坐着工作的准妈妈，可以在脚下垫一个小台子，抬高脚的位置，防止浮肿。

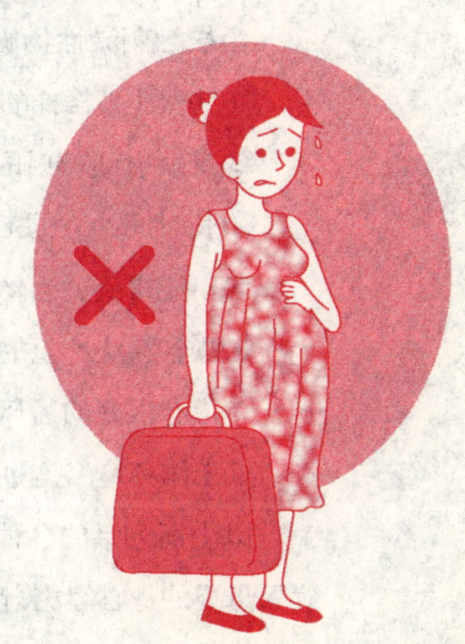

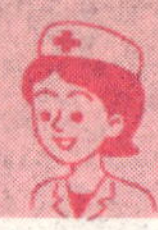

（3）不要憋尿

妊娠早期，孕妈妈会出现尿频，总想排尿。不要因为正在工作就忍耐，这对身体不对。不管别人怎么看，感到尿意尽快去厕所，这是一件大事。

（4）不要突然站起

随着胎儿的成长，母体的血液循环负担加重。为此，突然站起，向高处伸手放东西或拿东西，会发生眼花或脑贫血，容易摔倒，所以要注意：一切行动都应采取“慢动作”。

此外，为使身体得到休息，要充分利用午休和其他休息时间。如果有休息室，就躺下休息，或坐在椅子上休息。也可在户外晒晒太阳。散散步，或做点轻微运动，放松放松身体。这些都可变换心情，解除疲劳。

37 孕期工作环境禁忌

一般来说，妊娠期间，凡是对身体不利的工作和环境都应该避免。

工作环境中常见的不利因素有：

①接触刺激性物质或某些有毒化学物品的工作；

②频繁上下楼梯的工作；

③受放射线辐射的工作；

④长时间站立的工作；

⑤不能得到适当休息的连续流水作业的工作；

⑥噪音污染严重的环境；

⑦没有很好的通风设备的环境；

⑧工作环境温度过高或过低。

以上所列举的各种工作环境，都对孕妇的身体不利，所以，为了确保母婴的身心健康，怀孕后应及时调换工作。

38 切勿使用电热毯

研究表明：生育畸形儿的妇女多爱使用电热毯。电热毯通电后便产生磁场，这种磁场会影响胚胎细胞的正常分裂，导致胎儿畸形。

孕期对电磁场最敏感的是胎儿骨骼细胞，故胎儿出生后，其骨骼发生畸形。孕妇在怀孕初期受热，就会造成胎儿脑细胞死亡，影响其大脑的发育，使出生后的婴儿智力低下。电热毯越热，电磁场对胎儿的影响越大。我国专家对2000名孕妇病例进行回顾性对照得出如下结论：孕早期使用电热毯是形成流产的危险原因之一。

另外，电热毯所产生的高温有影响睾丸产生精子的作用，导致男性不育。据统计，半数患精子稀少和不育原因未明的男子，都有过阴囊超高温的病史。

39 孕妇不宜睡过软的席梦思床

席梦思床因其弹性好以及良好的睡卧、柔软、舒适感等特点而成为当今家庭常用卧具，但过软的席梦思床对孕妇则不宜。

怀孕后胎儿逐渐长大，腹内压力也随之增大，更压于腰肌。加上席梦思床的弹性，使腰肌更加紧张和得不到稳妥的支撑，久而久之腰肌会发生疼痛和劳损。腰肌张力出现减弱现象，分娩时还可能导致腰痛及生产不顺利的情况的发生。

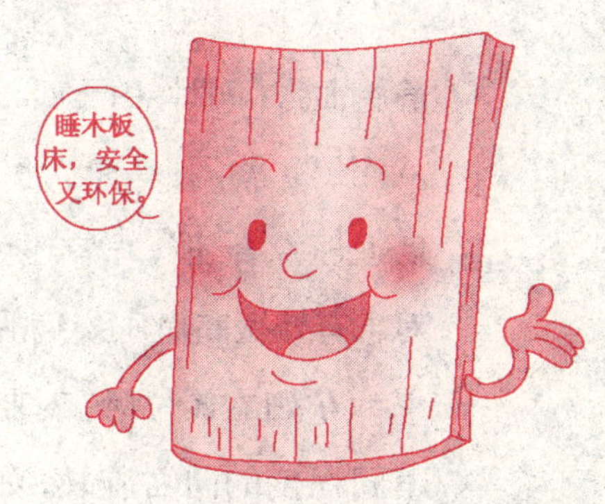

一般人夜间睡眠时体位经常变化，辗转反侧可达20次左右，这有助于大脑皮质抑制扩散，调节肌肉疲劳，提高睡眠效果。而孕妇睡席

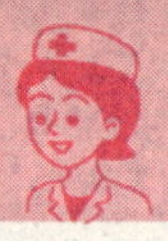

梦思床深陷其中，不易翻身。妊娠晚期为避免仰卧综合征的发生，孕妇宜采用左侧卧位或左右交替侧卧，但睡席梦思床恐怕难以做到。

为让孕妇睡着舒适，可以在棕棚床或木板床上铺上9厘米厚的棉垫，枕头松软、高低适宜，这样既有利于孕妇本人，对胎儿也有利。

40 睡眠姿势要正确

孕妇睡眠的姿势与母子健康关系十分密切。一般强调怀孕28周以后不宜长时间仰卧或右侧卧。最合理的睡眠姿势是左侧卧位。

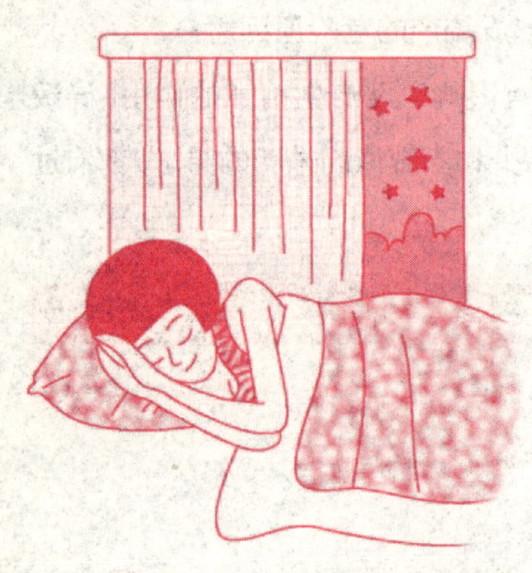

由于胎儿的生长发育，子宫逐渐增大，妊娠晚期，腹腔大部分被子宫占据。如果仰卧睡觉，增大的子宫就会向后压在腹主动脉上，使子宫的供血量明显减少，影响胎儿生长发育；还可使肾脏血流量减少，肾小球滤过率下降。这些对健康也很不利。此外，仰卧时，增大的子宫还可以压迫下腔静脉，使下肢静脉血液回流受阻，引起下肢及外阴部水肿、静脉曲张；同时，由于回心血量减少，造成全身各器官的供血量减少，从而引起胸闷、头晕、恶心、呕吐、血压下降，医学上称之为“仰卧位低血压综合征”。子宫还可压迫输尿管，使排尿不畅，易患肾盂肾炎。对患有妊娠高血压疾病的孕妇，仰卧睡觉还会加重病情。

孕妇右侧位卧，对胎儿发育也不利。因为怀孕后的子宫往往有不同程度的向右旋转，如果经常取右侧位卧，可使子宫进一步向右旋转，从而使营养子宫的血管受到牵拉，影响胎儿的血液供应，造成胎儿缺氧，不利生长发育，严重时可引起胎儿窒息，甚至死亡。

由此可见，怀孕妇女只有取左侧卧位才最有利于母子健康。

41 长期卧床不利于分娩

孕妇长期缺乏活动和锻炼，使机体的肌肉，尤其那些与分娩有关的腰、腹及盆腔肌肉变得松弛无力，不利于分娩。

分娩是一种自然的生理现象，它是在产力、产道和胎儿均正常的状态下，由三者共同完成的。其中，产力包括腹肌收缩力、子宫收缩力和提肛的收缩力。这些肌肉收缩力的强弱与日常活动和锻炼有关。近年来，医院产房里经常出现这样的情况：孕妇身体健康，胎儿生长发育情况良好，胎位正常、产道畅通，自然分娩应该顺理成章。但是，在临产时，产妇却宫缩无力，产程进展缓慢，只好进行剖宫产。

调查发现，滞产发生的一个主要原因是孕妇在妊娠期，尤其是妊娠中晚期卧床静养较多。很多妇女怀孕后，便受到特殊“待遇”，增加营养，停止了一切家务劳动和工作，也不进行适当的运动。

因此，孕妇平时应该经常活动以提高肌肉的收缩力，利于正常分娩。反之，平日身懒不动，经常卧床，分娩自然有较大痛苦。

42 孕妇不宜常去公共场所

妇女怀孕以后身体抵抗力下降，易招病毒，细菌感染。公共场所中各种致病微生物密度远远高于其他地区，所以孕妇应尽量少去公共场所。

鉴于以下种种原因，孕妇不宜常去公共场所。

（1）人多拥挤，易出意外

孕妇在人多拥挤的地方，要避免挤来挤去，一旦腹部受压，很容易诱发流产、早产。去商场、乘公车，最好有人陪护。

（2）病原体携带者均可污染环境，易受感染

孕妇很容易染上病毒和细菌性疾病。公共场所人多嘈杂，很难防范病菌的传染，所以对于孕妇和胎儿来说是很危险的。

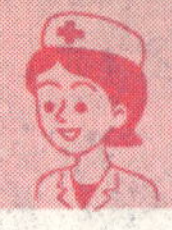

（3）空气污浊，氧含量减少。

公共场所会使孕妇感到胸闷气短，胎儿氧供应随之受到影响。

（4）人声嘈杂，噪音分贝高。

公共场所的噪音污染可影响胎儿的生长发育及其情绪。

43 孕晚期避免久坐久站

妊娠晚期由于胎儿已逐渐发育成熟，子宫逐渐膨大。为了避免更多的腰酸背痛，孕妇应该避免久坐久站。

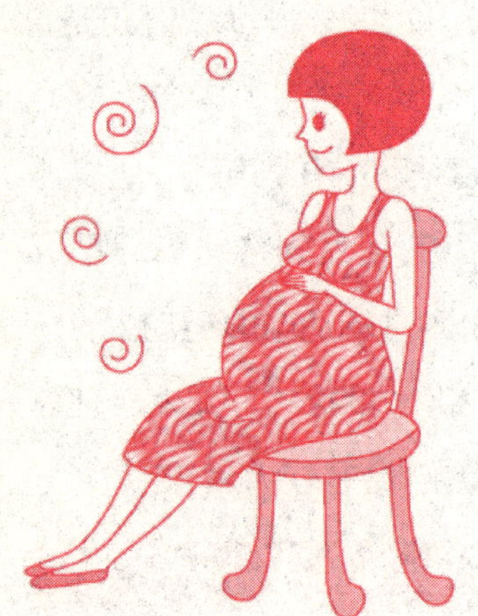

孕妇站立时，腹部向前突出，身体的重心随之前移，为保持身体平衡，孕妇上身代偿性后仰，使背部肌肉紧张，长时间站立可使背部肌肉负担过重，造成腰肌疲劳而发生腰背痛，故应避免久站。在站立时应尽量纠正过度代偿姿势，可适当活动腰背部，增加脊柱的柔韧性可减轻腰背痛。

妊娠晚期由于增大的子宫压迫腔内静脉，阻碍下肢静脉的血液回流，常易发生下肢静脉曲张或会阴静脉曲张。若久站久坐因重力的影响，可使身体低垂部位的静脉扩张、血容量增加、血液回流缓慢，造成较多的静脉血潴留于下肢内，致下肢静脉曲张。常表现为下肢酸痛，小腿隐痛，踝及足背部水肿，行动不便。

妊娠期间除应避免久站、久坐外，还应避免负重或举重。据临床观察，孕妇因搭晒被褥、挑担、提水、攀高、举重、搬运重物或推重车而加重或引起下肢静脉曲张以外，引起流产、胎膜早破或早产者不胜枚举。这是因为负重或举重时，一方面可使腹压增高，另一方面可加重子宫前倾下垂的程度，从而刺激诱发子宫收缩所致。据研究发现，在妊娠期尤其是中晚期提拿25千克物体时，子宫无变化或仅有轻微受压，提拿30千克物体子宫倾斜度则发生明显变化，而受压情况也较为显著。因此，孕妇为防止上述并发症应避免久站、久坐、负重或举重。

44 重视必要的产前运动

大部分孕妈妈都只会注重产后运动，以助恢复怀孕前的健美身段，反而忽略了产前运动的重要。其实适当的产前运动更有必要。

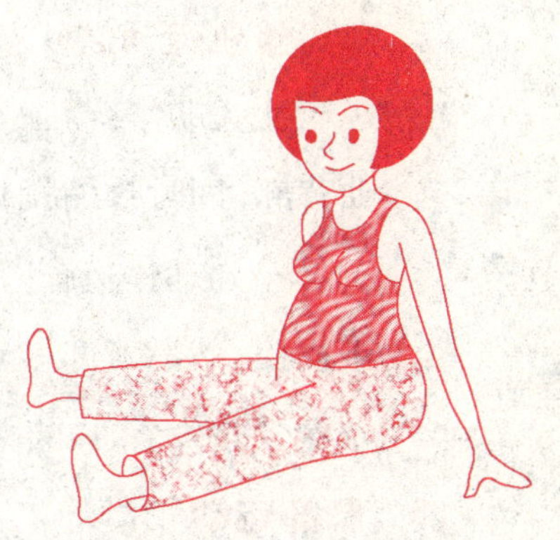

适宜的产前运动能改善心脏功能及肌肉和骨骼的机能，并使人心情愉快；还能缓解孕期出现的呼吸困难、下肢水肿、抽筋、腰腿疼痛和便秘等症状，同时也有利于胎儿的生长，并且能减轻生产时的痛楚及促使生产过程顺利完成。

一般医院的产前讲座都会提议准爸爸陪太太一同进行产前运动，一方面鼓励准妈妈注重产前运动，另一方面有助增进双方的感情。产前运动包括：

（1）会阴肌肉运动

仰卧，屈曲双脚及微微分开，收缩骨盘底的会阴肌肉，数4秒放松，再数4秒，重覆做10次。此项运动会增加会阴肌肉的韧力及控制力，对分娩及复原有重大帮助。

（2）腹肌运动

腹肌运动之1

丈夫动作：蹲下或坐下，将手放在孕妇腰背凹处，指导孕妇收缩腹部之同时，要令腰部压到自己的手背上。

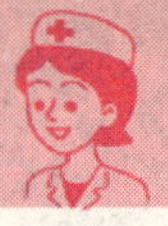

孕妇动作：仰卧，屈曲双膝，收缩腹部及臀部肌肉至腰部压着丈夫的手，数5秒放松，再数5秒伸直双脚，休息一会儿，重复做5次。

该运动能矫正腰部的姿势。

腹肌运动之2

丈夫动作：坐下,手按孕妇腹肌之两侧，指导孕妇收缩及放松。

孕妇动作：仰卧，一腿屈曲、一腿伸直。将伸直之腿向上拉，收缩侧面的腹肌，数5秒放松，两腿交替各做10次，有助增强腹肌及活动脊骨。

腹肌运动之3

丈夫动作：蹲下，一手扶着孕妇的头，一手按在背部指导孕妇弯曲背部，同时收缩腹肌。

孕妇动作：跪下，双手放在地上，手臂伸直，先抬起头，背部向下放松，然后背部尽量向上弯曲，同时收缩腹部肌肉。加强活动脊骨及盘骨的关节，预防腰背酸痛。

（3）脚部运动

仰卧，双脚用枕头垫高。促进血液循环，预防抽筋，减轻脚肿。

45 散步必须选择地点

妇产科医生都会嘱咐孕妇要多散步，以利于胎儿生长发育和自然分娩。但选择散步地点十分重要，地点的选择影响散步的效果。

有的孕妇因居住环境限制，只好在马路上散步，这是很不利于健康的。马路上车辆排放的尾气中不乏致癌致畸物质，严重影响着人体的健康。据有关资料：汽车尾气中的一氧化碳与人体血红蛋白的结合能力是氧气的250倍，对人的呼吸循环系统危害严重。尾气中的氮氧化合物主要是二氧化氮，对人和植物都有极强的毒性，能引起呼吸道感染和哮喘，使肺功能下降，对孕妇及胎儿的影响更甚。

此外，马路、大街上空气混浊，汽车马达轰鸣声、刺耳的高音喇叭声等噪音都会对孕妇及胎儿的健康造成极为不利的影响。同时走在马路上，来来往往的汽车也会增加许多不安全因素。因此，孕妇散步的地点要有所选择，如到空气清新的公园、郊外、林荫绿地、干净的水塘湖泊边等等，尽可能不要在污染较大的马路、大街上、人群嘈杂的商场和闹市中散步，以确保孕妇及胎儿的健康。

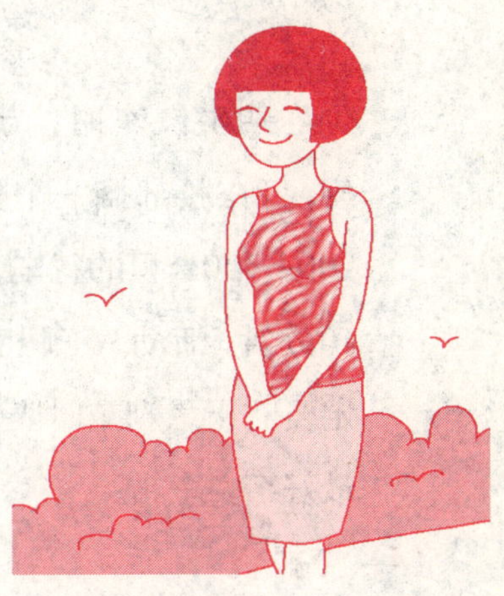

46 孕期出行忌选错交通工具

孕妇在远距离外出时，必须选择适当的交通工具，并注意乘坐知识，以免发生意外。

对于不同的交通工具，对于要出远门的孕妇应慎重选择，选择适应的交通工具才能让孕妇在出行时同时保障母胎的安全。

（1）马车

在农村坐马车的机会较多，孕妇应尽量不坐马车。因为马车无舒适坐位，车板也硬，且容易颠簸；马车容易发生惊车，一旦跑起来，在不平的路上颠簸，对孕妇十分危险。如果发生翻车事故，后果更不堪设想。

（2）自行车

现在骑自行车比较普遍，且自行车比较轻便，一般不易出问题，但有时也会摔跤，必须十分小心。在孕初3个月和临产前3个月最好不骑自行车。其他月份如果骑自行车。一定要骑女车不骑男车，并注意不要到人多的路上去骑，以免发生意外。

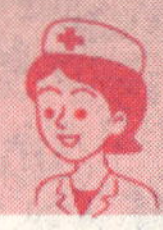

（3）汽车

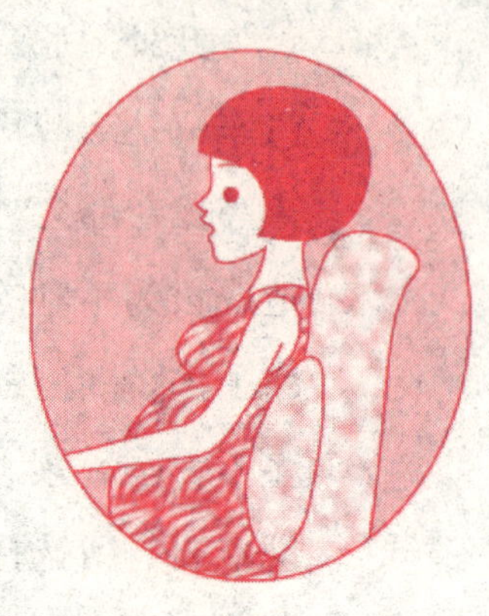

乘坐汽车时，为了避免疲劳和腰疼，可在腰部搁一个垫子。并要在行进200~300公里的行车之后，下车走动5~10分钟，活动一下腿和腰。乘汽车时一定要防止急刹车时腹部被撞到，因此，最好系安全带。

（4）拖拉机

拖拉机颠簸剧烈、噪音大，对胎儿十分不利，孕妇不宜坐。

（5）火车

乘火车对孕妇比较安全，缺点是使人感到疲倦和背疼，所以最好坐卧铺，便于休息。

（6）飞机

对于长途旅行，乘飞机是最好的选择，因为它行进快，是耗费体力最少的交通工具。但是，从妊娠7个月开始，就不宜再乘飞机了，因为飞机的超声波振动有引发早产的危险。

（7）轮船

乘船旅行意味着远途旅行，除防晕船外，还要注意与船上的医生联系好，如遇紧急情况，以便及时采取措施。

Tips **做好准爸爸，陪同很重要**

妻子怀孕了，应酬多的准爸爸应该做一些调整，尽可能在下班后直接回家，陪妻子一起吃饭、聊天、散步，了解和分享一下她的感受；还应该经常买束花送给妻子，感谢她辛苦孕育宝宝。平常妻子购物时丈夫应陪同，既可以让妻子感觉到关怀，也可以帮她拿些重物，避免孕妈妈过度劳累；也可以多陪陪孕妈妈去做产前检查。

47 孕妇驾车注意事项

孕妇不要自己驾车出行，不得已必须自己驾车时，应十分谨慎。

以下是孕妇驾车外出经常遇到的几个常识性问题，仅供参考。

(1) 注意姿势

许多孕妇驾车时习惯前倾的姿势，这很容易产生腹部压力，使子宫受到压迫，特别是在怀孕初期和怀孕七八个月时，最易导致流产或早产。怀孕期间驾驶，最好靠在椅背上，让它给身体一些支撑，有益于减缓疲劳。如果准备一个小靠垫，效果会更好。最好不要采取前倾的姿势驾驶，以免腹部受到方向盘的挤压碰撞。另外，怀孕期间孕妇的神经比平时更敏感，容易疲劳、困倦、情绪不稳定。而驾驶汽车时精神需要非常地集中，这样疲劳感就会加剧，稍有疏忽就可能出大问题。因此，如果路况不好，最好不要长距离驾驶，以确保安全。

(2) 系好安全带

驾车出行时一定要系好安全带。万一出现事故，安全带可以为你和腹中的胎儿提供有效的保护。腰部安全带应该紧贴腹部下方从盆腔绕过。另外，为了加强保护，还须系上肩部的安全带，应该紧贴腹部上方从乳房中间绕过。千万不要将安全带从腹部中间绕过。一旦急刹车，它有可能导致胎盘从子宫中脱落。如果你的安全带正好卡在脖子上，必须把座位向前调整，直到安全带的位置令你舒适为止。孕妇的身体和子宫中的羊水能够为胎儿提供安全的依托。系上安全带将自己保护好了，也就有效保证了胎儿的安全。

(3) 气囊问题

只要系好安全带，气囊对常人和孕妇一样安全。遇到撞击时，安全带可以有力拉拽住孕妇的身体，使胸部能够最大限度地远离方向盘。而气囊的作用则是大大减轻碰撞带来的冲击力。当然，气囊迅速

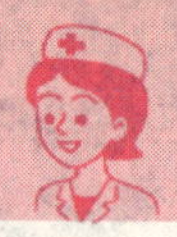

打开时的强大力量对孕妇来说也存在着一定的危险性。尽管专家指出，气囊的保护作用远远大于它的危害，但为了减小这种风险，开车时孕妇还是应该尽量往后坐，使胸部与方向盘的距离保持在25厘米以上。如果这样坐着不舒服，可以在座位上垫个柔软的垫子。如果身体离方向盘仍然很近，则可以找汽车修理工将座位略作调整。

（3）交通事故

一旦遇到交通事故，哪怕只是受到轻微碰撞，哪怕你个人感觉良好，也要尽快到医院去做一次较为全面的检查。尽管子宫为胎儿和胎盘提供了保护作用，其后还是要认真观察，注意阴道流血、腹痛和胎动等情况。如果有异常，请及时诊断治疗。

（4）驾驶期间要休息

长时间保持一种坐姿容易疲劳，下肢静脉回流不畅，有可能造成腿脚浮肿。开车时最多每隔90分钟就要停下来做一次短暂休息。可将车停靠在安全区，下车在四周走走，伸展四肢活动活动。

（5）应对意外情况

开车难免会遇到汽车抛锚或其他故障，为此一定要熟悉沿途的汽车维修点。此外，还要将手机携带在身边，以便关键时刻可以打电话求援，避免挺着大肚子换轮胎等危险的活动。

此外，如果是长距离驾车，还应该带上手电筒、厚衣服、食物和水以及卫生纸等必备物品。

48 长途旅行七项注意

准妈妈在身体状况许可的情况下，适当的外出旅行，改变一下单调的生活，非常利于母亲和胎儿的身心健康。

为了减缓孕妈妈旅途疲劳，减轻身体的压力。下面介绍孕妈妈出行注意事项，供准妈妈参考。

（1）孕妇长途旅行，减缓旅途劳顿很重要

假设你坐飞机出行，那么你的随身行李最好是少而精的。如果行李实在是多的话，尽量寻求机场工作人员或是随行人员的帮助。在等候飞机的时候听些舒缓轻松的音乐也可减轻你的疲劳感，你还可以利用等候的时间抓紧休息以补充旅途中消耗的能量。一旦到达目的地一定要让自己先休息，调整一下再安排事情。晚上要早睡以保证第二天精力充沛的活动工作。总之不要让自己处在连续疲劳状态。

（2）孕妇出门在外，要加倍呵护自己

孕期的身体比以往任何时候都需要格外的体贴和呵护。在旅途中你更应当加倍细致地照顾自己。利用一切可以利用的时间休息来保存并产生能量。一天的疲劳过后，在酒店中泡一个澡，或做个足部的按摩，都可以帮助你迅速恢复体力，并有助于睡眠。

（3）舟车途中，多带可口食物

饥饿感往往会伴随怀孕全程。外出旅行，由于舟车劳顿，孕妇更容易饥饿。因此应准备些小零食来备不时之需。可以准备些能慢慢咀嚼的食物，如果仁、葡萄干、甘草柠檬，甚至酸乳酪等。闲时吃，可增加食欲，减少恶心的感觉。

（4）不要憋尿

怀孕的时候由于子宫不断增大而压迫膀胱，孕妇会出现尿频的情况。孕妇必须在旅行中充分利用休息停顿的时间来方便一下，长时间的憋尿对身体和胎儿都会有不良的影响。如果休息停留时间长，并且卫生设施允许的情况下，你可以洗一个热水澡，可以促进血液循环，迅速恢复体力。

（5）保护双脚

长途跋涉会造成孕妇脚踝小腿等处乏力酸胀，严重的会出现水肿等症状。如果开车旅行，请每90分钟停一次车，站到地上轻轻的

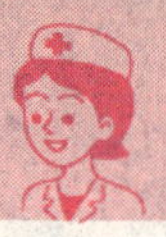

伸展小腿和双臂以环节疲劳。如果您是乘飞机，假设身边的位子是空的，可以在征求服务员同意的情况下，将腿平放在座位上，并用手按摩脚踝和小腿肌肉以缓解肢体疲劳促进血液循环。一双舒适随脚的鞋也是您在外出时必不可少的。

（6）注意卫生，防止疾病的发生

我们知道外出会大大增加孕妇感染病毒和细菌的机会，因此要随时注意个人卫生和饮食卫生，保健以避免不必要的麻烦。通常路途中容易患呼吸系统，消化系统及泌尿系统等疾病。一旦感觉身体不适，应立即到最近的医院就诊。

（7）注意疫苗问题

如果准妈妈要出国工作或旅游，很多国家入境的时候要检查准妈妈是否注射了该国规定的某种疫苗，这时你一定要询问医生并得到医生的认可后再注射该疫苗。

49 冬季保健注意

冬季气温低、温差大，孕妇要加强自身保健，保证胎儿顺利成长。

由于冬季气候比较寒冷，对于“大腹便便”的孕妈妈来说，更应注重冬季自我保健，主要应注意以下四方面。

（1）注意保暖，严防病毒感染

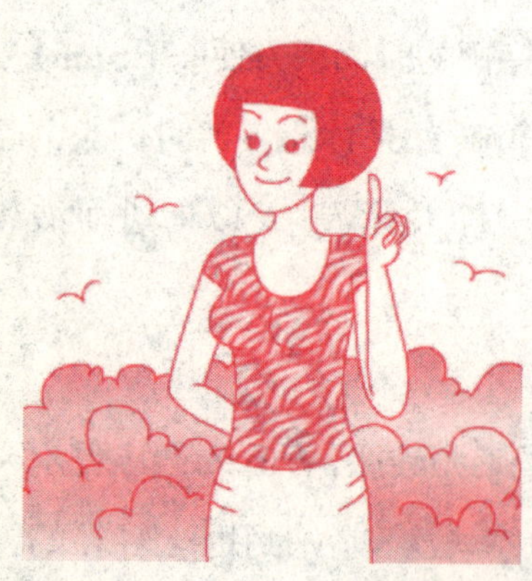

冬天气温低，温差变化大，易发生风疹、流感等病毒性传染病，孕妇若感染此类病毒，会对胎儿造成不同程度的损害。因此孕妇注意不要与患病人员接触，并且自己要注意衣着和起居，室温力求稳定，寒潮来临时要多加些衣服，外出时要注意保暖，以防着凉受寒。切不可到疾病流行的公共场合去，包括公共厕所。

（2）注意调节饮食，保证营养

冬季，人消耗热量大且快，因此，孕妇要吃好，如多吃些鸡、鱼、瘦肉、蛋、乳、豆制品和动物肝肾等营养丰富的食品。另外，还要注意多吃些蔬菜和水果，以保证所需的维生素。如多吃些绿叶蔬菜和苹果、柑桔、甜橙等，胡萝卜也含有丰富的维生素。

（3）注意严防跌伤

冬天潮湿路滑，孕妇身体笨重。因此，孕妇要注意不穿高跟鞋或胶底鞋，以防滑倒跌伤。穿布底、软底鞋较为适宜。

（4）注意多晒太阳

由于胎儿骨骼发育的需要，孕妇要补充比常人更多的钙质。钙在体内的吸收和利用离不开维生素D，维生素D又需要在阳光紫外线参与下由体内进行合成。因此，孕妇必须注意多晒太阳，平均每天不应少于半小时。

50 夏季防暑禁忌

夏季天气炎热，孕妇新陈代谢旺盛，产热比常人多，体温也比常人约高0.5℃，因此，夏季孕妇比一般人更怕热，更要注意保健。

(1)要保证充足的睡眠时间，减少活动量，防止大量出汗。

(2)要注意营养。要设法调节饮食，增强食欲，注意摄取高蛋白、多种维生素和各种微量元素，以增强体质，保证胎儿健康发育。为防止便秘，应多喝水，多吃新鲜蔬菜和瓜果。

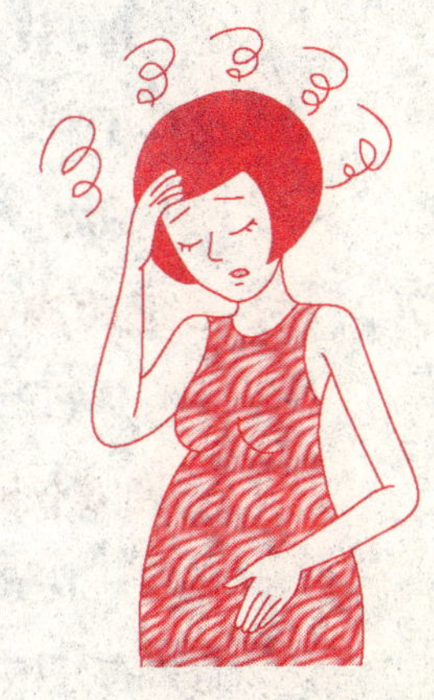

(3)要勤洗澡，勤换衣。用温水淋浴是散热防暑的好方法，不宜坐浴。水温以28～30℃为好。洗浴时注意外阴部和乳房的卫生。乳头要多擦洗，以加强韧性；浴后宜涂些油脂，以

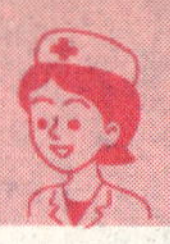

防产后哺乳发生乳头龟裂。

(4)不宜过多食冷饮，以免伤脾胃。出汗多时应补充足量的水分和盐分，每天可喝几杯桔子果汁，以增强抗病能力。有的孕妇经不起伏热，便想法贪凉，结果健康受损。

(5)卧室要注意空气流通，睡觉时注意盖好腹部，以防受凉。用电风扇吹风时，宜用近似自然风的一档，并适可而止。孕妇从高温中走入冷气较足的房间，不宜呆得过久，防止腹部受凉。睡觉不能露天躺卧，也不要睡在水泥地的草席上。

(6)孕妇的服装款式要简洁宽松，易脱穿。夏季炎热，内衣要柔软，吸湿性强，不穿化纤衣物，化纤织物透气性差，影响皮肤散热，又容易引起皮肤搔痒。化纤织物分子细小，纤维宜堵塞乳腺导管，导致产后乳汁不足。

51 看电视“六忌”

有些妇女因怀孕后各种活动减少，便用更多的时间看电视，以消磨时间。这种做法对胎儿是很有害的。

电视机工作时不断发出肉眼看不见的X射线；彩色电视机的X射线比黑白机更高。显像管产生高压静电和正离子，对早期胎儿产生危害。荧光屏产生的紫外线，引起室内“光化学雾”，对母婴健康也都不利。当然，孕妇在较长的孕期内不看电视，也会使孕期生活过于枯燥，不利于身心调节。因此，孕妇看电视要注意以下事项：

(1) 忌近距离看电视

孕妇距离电视机的距离应在2米以上。

(2) 忌连续长时间看电视

一般孕妇一次看电视时间不宜超过2小时，避免过度使用眼睛，尤其有妊娠高血压综合征的孕妇更应注意。

(3) 忌室内空气不流通

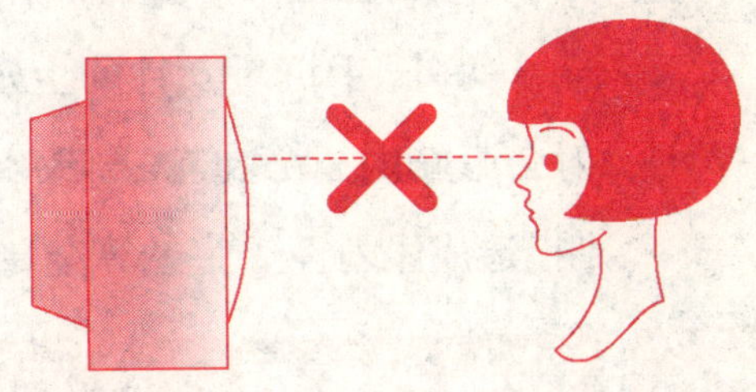

应经常开窗调节室内空气。忌看恐怖、紧张、悲剧性节目。这些节目会使孕妇情绪紧张，血液中出现一种特殊物质，通过胎盘带给胎儿，使胎儿不安。

(4) 忌熬夜看电视

孕妇应当注意休息，保证充足睡眠，一般夜间应睡8～9小时。

(5) 忌饱食后看电视

饭后食物需要消化，看电视需要用脑，这样势必使人体内供给胃肠的血液相对减少，从而影响正常的消化、吸收功能，也不利于胎儿发育生长。

(6) 忌边看边吃

边看电视边吃零食、蜷着身体看电视等，会使腹腔内压增大，胃肠蠕动受限，不利于食物的消化吸收，特别不利于胆汁排泄，易发胆道疾病。

52 小心手机的辐射

为了安全起见，孕妈妈还是不使用手机为好，尤其是怀孕的头3个月，以免使正在发育中的胚胎受到损害而致畸形。

现在手机成了我们生活中必不可少一种通讯工具，做到不使用很难，孕妈妈有必要要使用，一定要多加防护，如尽量不要在汽车内接通手机，因为据有关专家测定，此时的电离辐射比其他场所突然增大好多倍；而且，最好在手机接通后1～2秒再拿起话机通话，以减轻对脑部的辐射，因为手机在接通的刹那间电磁辐射的强度会突然

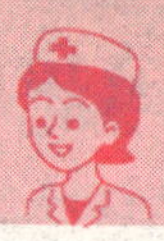

增强，而在接通后，电离辐射的强度便很快减弱了。

另外，手机对女性的生殖会有不良影响。有专家认为，电磁辐射会影响内分泌功能，导致女性月经失调，还会影响正常的细胞代谢，造成体内钾、钙、钠等金属离子紊乱。

53 接触农药很危险

孕妇不应接触农药，以免中毒危害胎儿，这是比较普通的知识。但是，有些孕妇仍从事喷洒农药的劳动，她们认为，只要戴上大口罩就不会影响胎儿了。其实，这种看法是很片面的。

目前。在农业生产中大量使用的是有机磷农药，这种农药不但可以通过呼吸道进入人体，还会通过皮肤和粘膜吸收。在喷药时，农药呈细雾状，布满空间，通过皮肤和粘膜的吸收进入体内，孕妇还是会受到农药侵害的。

孕妇皮肤的新陈代谢较强，因此对农药的吸收力也很强，更容易发生农药中毒。一旦发生中毒，孕妇本人身体健康会受到损害，并对胎儿发生较强的影响，轻者会妨碍胎儿的正常生长发育，重者会发生畸形或死胎。

54 孕期也要远离宠物

我们知道，孕前就应远离宠物，其实，整个孕期都要远离各种小动物。

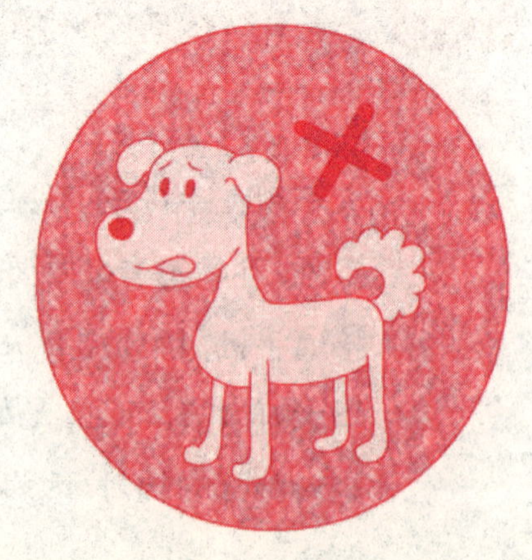

弓形体原虫寄生在动物身上，可通过动物的身体或排泄物传染孕妇。在妊娠期感染，可以通过胎盘感染胎儿。如果感染发生在妊娠早期，可能导致流产、胎儿发育异常；若感染发生在妊娠晚期，对胎儿大脑损害最为严重，能阻碍胎儿大脑的发育，结果造成脑积水或小头畸形。

孕妇身体抵抗力低，最易受感染。为了优生，不能与小动物接触，不要到饲养动物的人家或动物园去。

55 噪音污染不可听之忍之

目前，噪音对人体健康的危害越来越引起人们的重视。长期生活在噪音污染的区域会使人烦躁不安、情绪不稳、影响食欲、休息和睡眠，长期受噪音影响还可致听力下降。

目前噪音污染已严重危害到人体的健康，而噪音对孕妇的危害更大，可影响孕妇的中枢神经系统的机能活动。研究表明，孕妇长期处在超过50分贝的噪音环境中，会使内分泌腺体功能紊乱，并出现精神紧张和内分泌系统失调。严重的会使血压升高、胎儿缺氧缺血、导致胎儿畸形甚至流产。

孕妇受噪音影响还可使胎心加快，胎动增加，对胎儿极为不利。高分贝噪音可损害胎儿的听觉器官。美国的一位儿科医生对一组新生儿调查研究发现，在机场附近地区居住的人群中，新生儿畸形率从0.8%增到1.2%，主要有脊柱畸形，腹部畸形和颅脑畸形。还有调查研究证实孕妇若受过85分贝以上的噪音影响，胎儿在出生前就已丧失了听觉的灵敏度。

56 孕妇不宜听摇滚乐

自古以来，人们就把音乐和舞蹈作为一种艺术来欣赏，然而，并不是所有的音乐都对人的身心健康有益。对孕妇而言，摇滚乐还是不听为宜。

优美健康的音乐能促进孕妇分泌出一些有益于健康的激素、酶和乙酰胆碱等物质，起到调节血液流量和神经细胞的兴奋作用，从

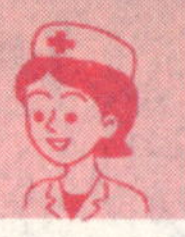

而改善胎盘供血状况，使血液中的有益成分增多，促使胎儿健康成长。而霹雳舞的音乐及摇滚乐都属于过分激烈的音乐，长期听这种音乐，会使孕妇的神经系统受到强烈的刺激，并破坏心脏及血管系统的正常功能，使人体中去甲肾上腺素的分泌增多。从而使孕妇子宫平滑肌收缩，造成胎儿血液循环受阻，胎盘供血不足，引起胎儿发育不良，同时这也是造成流产或早产的原因之一。

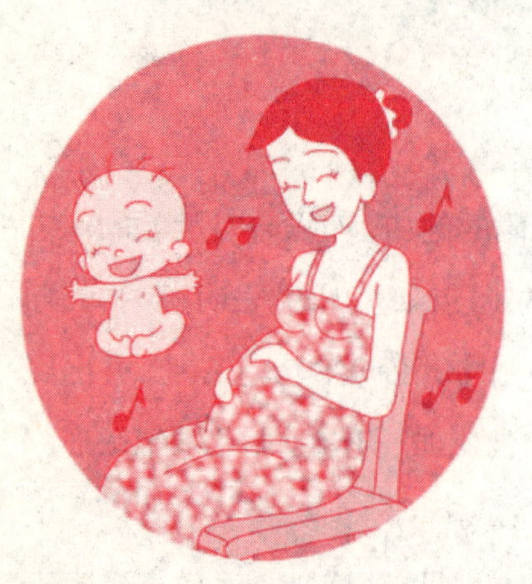

有人曾仔细观察过听音乐的胎儿，发现听轻音乐的胎儿活动平缓、心率正常，出生后再听轻音乐时表情安详，甚至面露微笑。而那些在胎内听强烈迪斯科音乐的胎儿，心率较快，活动频繁，出生后再听这种音乐时仍显得烦躁不安，四肢不停地扭动，停放音乐后很久才能恢复平静。看来，孩子无论是在出生前还是出生后，都不喜欢这种音乐。

57 使用空调的禁忌

孕妇的新陈代谢十分旺盛，皮肤散发的热量也有所增加，在炎热的夏季或寒冷的冬季，常常借助空调纳凉或取暖。其实借助空调纳凉或取暖存在着很多隐患。

对于经常使用空调的孕妈妈一定要注意以下事项：

★保持室内空气的流通，最少每2小时开窗通风一次；

★室内外温差不可过大，过大容易引起感冒，影响胎儿发育；

★开空调时间不宜过长，每次打开时间不要超过30分钟，关闭1小时以上再打开；

★尽量少用空调，避免空调病；

★尽量避免到开着空调的小房间或人流量的公共场所，这些地方空气流通不好，容易感染病菌。

58 沉溺麻将有损宝宝健康

玩麻将，本是一种娱乐，但不少人落坐则通宵达旦，废寝忘食。如此玩法，无疑有损健康。若玩者是孕妇，那危害就更大了。

对于孕妈妈来说玩麻将的危害是很大的，它不仅危害到孕妈妈的身体健康，还会影响胎儿的生长发育。

(1)孕妇的情绪状态对胎儿的发育有着很大的影响。优生学家十分强调孕妇保持心情舒畅、精神安定的重要作用。早在一千多年以前，古人也有孕妇“欲令子贤良盛德”则应“清虚端心，听美言，见好事”的说法。而玩麻将时，孕妇往往处于大喜大悲、患得患失、惊恐无常的不良心境中，加之语言粗暴、争论激烈，植物神经高度紧张，母体内的激素分泌异常。这些恶性刺激对胎儿大脑发育造成的损害，会远远超过对母体本身的损害。

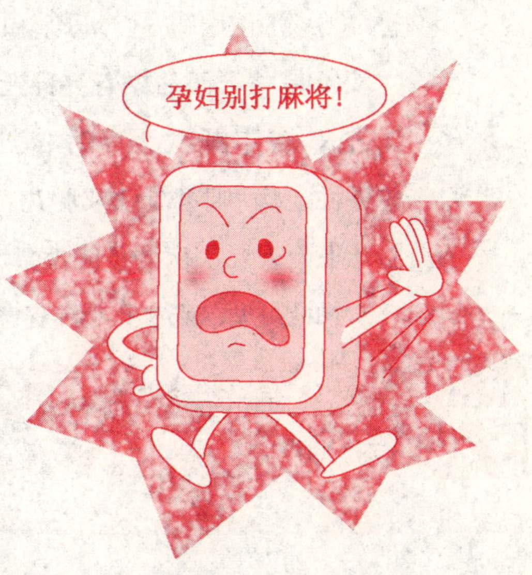

(2)孕妇所处环境的卫生条件也直接影响着胎儿的生长发育。而“方城之战”的场面，多是烟雾弥漫、酒气扑鼻。即使孕妇本人不吸烟，被动的吸入量也足以造成对母体和胎儿的严重危害。而且干热的烟雾刺激呼吸道，会增加孕妇患呼吸道疾病及孕期合并症的危险。胎儿也会因供氧不足而发育不良。

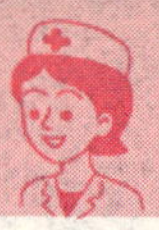

(3)孕妇腹部充盈，应避免长时间处于一种姿势。玩麻将时，长时间处于坐位，胃肠蠕动减弱，胃酸返流增加，会刺激粘膜，引起便秘、厌食、呕吐与上腹部烧灼感。同时腹部的压迫会使盆腔静脉血液回流受阻，肛门周围静脉丛充血，引发痔疮、下肢静脉曲张和下肢严重水肿，甚至小腿抽筋。

(4)古人养生讲究“起居有常”，是指生活要有规律。这一点对孕妇更重要。孕妇应保证充足的睡眠和丰富的营养，以助养育胎气，促进胎儿发育增智。而麻将一旦打上往往身不由己，错过饭时，忘记晨昏，冷热饥饱失调。这对母亲和胎儿都是十分有害的。

(5)麻将上面沾染着多种致病微生物。一副麻将，你打出去、我抓进来，经年累月，上面沾染着多种致病微生物。一旦孕妇由此患上传染性疾病，则可能殃及胎儿。如果是在妊娠前3个月患病并用药，胎儿患先天性疾病的可能性会大大增加。

由此可见，沉迷于麻将有害无益，孕妇务必戒除。

59 孕期更要忌烟忌酒

前文已经提到在孕前三个月准妈妈就应该戒除烟酒。到了孕期孕妈妈更应忌烟忌酒了，这样才能为胎儿的健康生长提供良好的环境。

肯定地说，孕妇吸烟对胎儿的健康是不利的。这是因为烟草中含有1200多种有毒物质，除大家所熟知的尼古丁外，还有氢氰酸、氨、一氧化碳、二氧化碳、吡啶、芳香族化合物和烟焦油等。

首先，这些有毒物质可以随着烟雾被吸收到母体血液中，使母体内的血氧含量降低。同时，胎盘血中的氧含量也随之减少。这样，由于胎儿缺少氧气，造成生长发育缓慢，或所生婴儿体重低于2500克的孕妇是不吸烟妇女的两倍。这些儿童不仅体质弱，个子比一般孩子矮，而且智力发育差，出生后一年里患严重疾病的危险性大，死亡率高。英国国家儿童局最近报告，妇女在妊娠期吸烟会使孩子智力发育缓慢一直持续到19岁。近年来的不少研究还表明，吸烟的母亲比不吸烟的母亲较易发生流产、早产和死产。所生婴儿中，发生先天性畸形的危险性也有所增加。

其次，吸烟对胎儿有直接作用，能加速胎心率和减少呼吸运动。烟内的尼古丁和其他毒物还能通过血液渗入胎盘，输送给胎儿，甚至给功能还不完善的脏器造成损害。孕妇吸烟不但给胎儿造成很大的伤害，对自己的身体也十分不利。有人报告吸烟的孕妇在临产时出现胎盘早剥、出血、早破水等合并症比正常产妇高1~2倍。

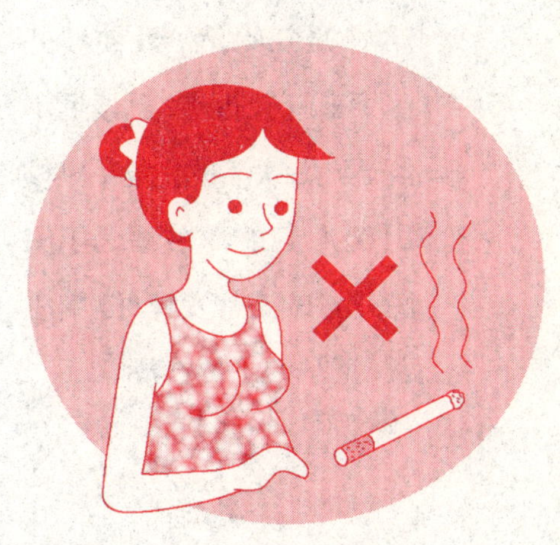

有人认为胎盘既然可以保护胎儿，不受体内其它病毒和细菌的感染，那么也就可以抗御酒精对胎儿的毒害了。这种貌似合理的逻辑，其实是错误的。即使妇女只饮一点酒，做到了适量饮用，也会延缓胎儿的发育，减轻胎儿出生时的体重，甚至造成胎儿异常，或自然流产。因为任何微量的酒精，都能毫无阻挡的通过胎盘，进入胎儿体内，并且一点也不比母体其他部位分布的少。

孕妇饮酒后，容易造成胎儿面容畸形，例如眼皮不正常，鼻子扁平，内侧眼角皮外翻，脸蛋扁平且窄小，鼻沟模糊，上嘴唇薄且紧，下巴短等先天性畸形。这种受酒精毒害造成面部发育不健全的儿童，约占饮酒母亲所生子女的三分之一。孕妇饮酒后，容易造成子女智商低，反应迟钝，甚至成为白痴。而且孕妇有饮酒嗜好的，其婴儿死

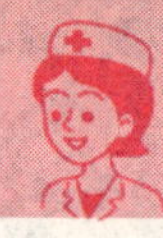

亡率高，最严重时期的死亡率为5.05%。

在孕妇饮酒导致婴儿患心脏病的，约占心脏病儿童的30%。在西方，由于孕妇疯狂喝酒，致使婴儿生下来就夭折者，已屡见不鲜。孕妇饮酒的危害，应该引起人们的重视。为了保障儿童的正常发育，健康成长，请孕妇不要饮酒。

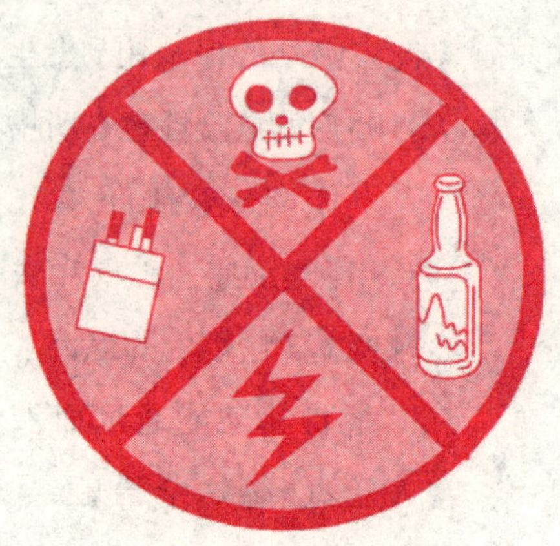

二、饮食禁忌：不让口欲留下遗憾

1 孕期需要全面的营养

孕妇的营养状况是影响胎儿健康的重要因素。孕妇的营养不良，不仅影响胎儿的发育，也影响出生后婴儿的体格发育和智力发育。

妊娠期间，胎儿在母体内通过胎盘获取营养，而母亲孕期营养直接影响到胎盘质量，那么孕期最需要补充哪些营养素呢？

（1）叶酸

叶酸被人们称为“胎儿脑发育中的支柱”，它是与胎儿脑发育有关的重要维生素，在孕前和早期补充一定量的叶酸可以防止胎儿神经管畸形。如果缺乏叶酸，有可能造成巨幼细胞性贫血。

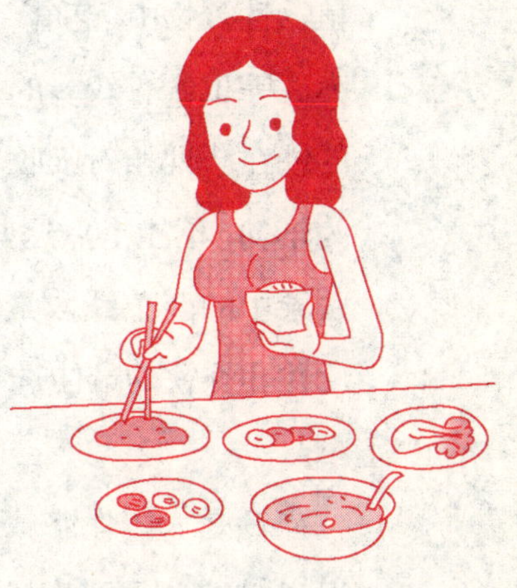

补充叶酸，除了可以用含有叶酸的药物来补充叶酸之外，食物中的叶酸含量也相当高，它普遍存在于绿叶蔬菜之中，如青菜、卷心菜等。水果中柑橘和香蕉也有较多叶酸。动物性食物中肝、牛肉中含有的叶酸较多。因此，怀孕后应多吃蔬菜和维生素含量较多的水果。

（2）铁

由于宝宝的血液需要从母亲的血中吸收铁、蛋白质、卟啉等原料来制造，孕期铁的消耗量较非孕期有所增加。同时孕期又面临血

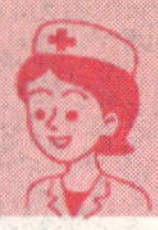

液稀释的问题，更易引起血中红蛋白的下降。

孕期由于孕妈妈早期妊娠反应食欲不佳，或是挑食、饮食不当的原因引起铁摄入不足。若补充少了自然会引起贫血，轻度贫血会引起头晕、眼花、胸闷等症状。如果血色素持续下降，会引起机体免疫力下降，易感染，胎儿营养不良，发育迟缓等。重度贫血甚至会引起分娩时凝血功能的障碍、大出血等危及生命的后果。

怀孕后要多吃一些含铁丰富的食物：动物的内脏，如肝、心等；红色的瘦肉如牛、猪、兔肉等；动物的血。这些都含有丰富的血红蛋白铁和肌红蛋白中的铁，人体易于吸引和利用。植物性食物中，芝麻、红枣、血糯米、赤豆等也含有较多的铁，但植物来源的铁在孕期相对吸收率较低，只能作为辅助，不能全靠这些食品来补铁。蔬菜中的菠菜铁含量较高，但其中含有的草酸会抑制铁的吸收，因此并非补铁的最佳选择。

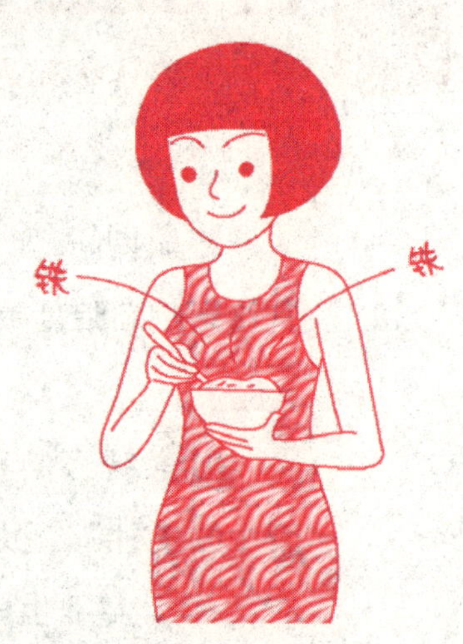

(3) 钙

钙是人体骨骼、牙齿的重要组成成分，胎儿从一个受精卵长到出生时的50厘米左右的身长，需要消耗母体大量的钙。有数据证明，孕期需额外增加钙约30克，其中胎儿27.4克，胎盘1克，母体1克。我国营养学会推荐的膳食中钙的供给量标准为：孕4～6个月每日1000毫克，孕7～9个月每日1500毫克。

轻度缺钙就可能会引起孕妈妈腿抽筋、肢体麻木、失眠等症状。严重时会影响宝宝的骨骼发育，造成方颅、佝偻病等骨骼发育不良，甚至畸形的症状。

在食物中，奶类含有较多的钙，而且吸收率也最好，除了乳糖不耐受的人，孕妈妈应该每天喝奶，或者食用酸奶、奶粉、奶酪。其它食物，如豆制品、海产品，某些干果也有较多的钙，虽然吸收没有奶类好，但经常吃一些对补钙也有好处。骨头和骨头汤中，钙是以羟磷酸形式存在，人体吸收率很低，对于补钙没有太大的好处。

(4) 蛋白质

蛋白质是构成宝宝机体的重要成分。在城市中生活的孕妇，除非素食主义者或是食欲差、妊娠反应剧烈的准妈妈们，一般正常的孕妇每天能吃到蛋白质。尤其是在孕早期宝宝还很小，母体对于蛋白质的需求并不明显增加，因此不需要特别补充。到孕晚期，可以每天增加25克蛋白质以满足胎儿发育的需要。

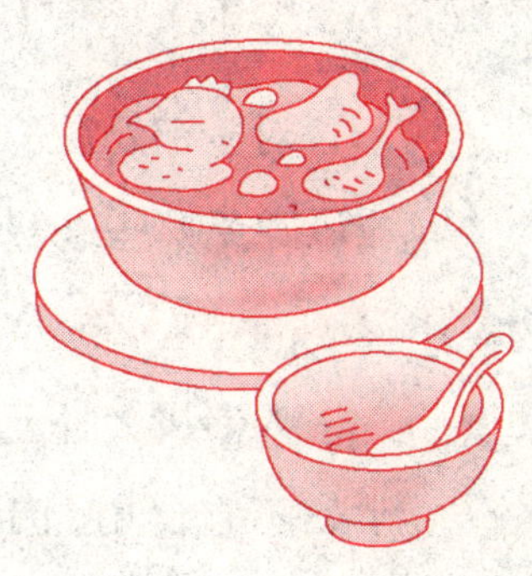

奶、蛋中的蛋白质是完全蛋白，最易于被人体吸收。鱼虾禽肉等荤菜中的蛋白是优质蛋白，豆类及豆制品中的蛋白也是植物来源的优质蛋白，最后就是粮谷类、蔬菜中的蛋白质了。

(5) 维生素和微量元素

维生素和微量元素在怀孕的需求都有所提高，但提高的比例比前面提到的几种少。因人体都是微量需要，饮食中广泛存在，所以除非出现缺乏症状，或是一些并发症的患者有特殊需要（或者增加，或者限制），一般不用特殊补充，只要保持平衡合理的饮食习惯，不挑食，不偏食，我们大多可以在食物中得到所需要的量。

怀孕期各种营养素的需求较平时有多多少少的提高，为了宝宝的健康成长，孕妈妈们应该注重学习营养知识和在饮食中补充营

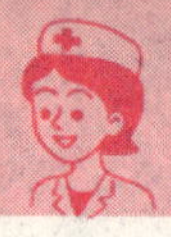

养。不能一味求多，某些过量维生素也可能造成胎儿畸形、流产等不良后果。如果要补充维生素、钙片或任何药物，最好在医师推荐下补充。

2 孕期不适宜的进补方法

很多女性在得知自己怀孕后，就开始努力补充一些营养品，希望借此来满足胎儿的营养需要。其实，怀孕的妈妈即使加倍进补，也不等于宝宝在妈妈的肚子里就可以吸收那些补品的营养。

对于正处在“一人吃，两人补”的特殊生理阶段的孕妈妈来说，应该避免哪些进补错误呢？

（1）大量服用人参

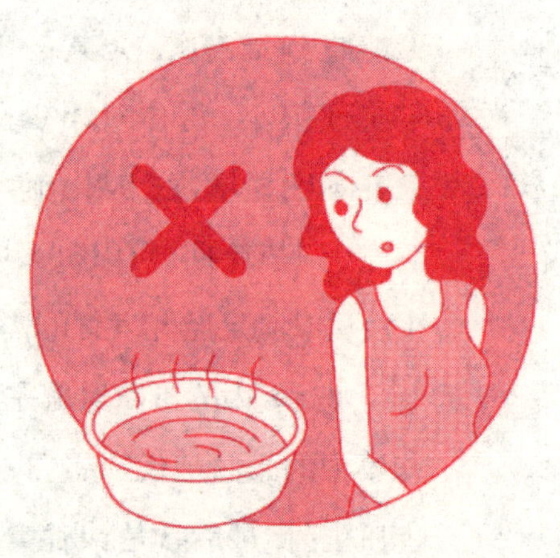

人参属大补元气之品，孕妇不宜食用。因为人参中含有作用于中枢神经及心脏、血管的多种化学成分，能够使人体产生广泛的兴奋，其中对中枢神经的兴奋作用能导致服用者出现失眠、烦躁、心神不宁等不适症状，反而影响孕妇的休息质量。此外，人参具有升压作用和抗利尿作用，容易导致孕妇的血压升高和加重水肿。从胎儿来看，胎儿对人参的耐受性很低，孕妇服用过量人参有造成死胎的危险。

（2）吃大量桂圆保胎

中医认为“产前宜凉，产后宜温”，因为大部分女性在怀孕后阴血偏虚，内热较重，如过多食用性温、大热之物，容易出现“火上加火”的情况，严重者可出现漏红、小腹坠胀等先兆流产或是早产症状。

(3) 用温热壮阳之品

鹿茸、鹿角胶、胡桃肉、胎盘等属温补助阳之品，会滋生内热、耗伤阴津，孕妇不要服用。如果病情需要，应在医生指导下服用。孕妇可本着“产前宜凉”的原则，酌情选用。

(4) 常服人参蜂王浆、洋参丸、宫宝等补药

再好的补药，也要经过人体代谢过程，增加肝肾负担，还有一定副作用，所以对孕妇和胎儿都会带来程度不一的影响。如有的孕妇为了营养，便服了大量的蜂乳，结果导致严重腹泻，以致最终流产。常服人参蜂王浆、洋参丸、宫宝等，会损伤孕妇和腹中胎儿。此外，蜂王浆内含有雌性激素，可能会引起胎儿的性早熟。

(5) 盲目吃药膳

中国传统的药膳绝不是食物与中药的简单相加，而是在中医辩证配膳理论指导下，由药物、食物和调料三者精制而成的一种既有药物功效，又有食品美味，用以防病治病、强身益寿的特殊食品。如不具备医药常识而盲目制作或食用药膳进补，难免会误入歧途。

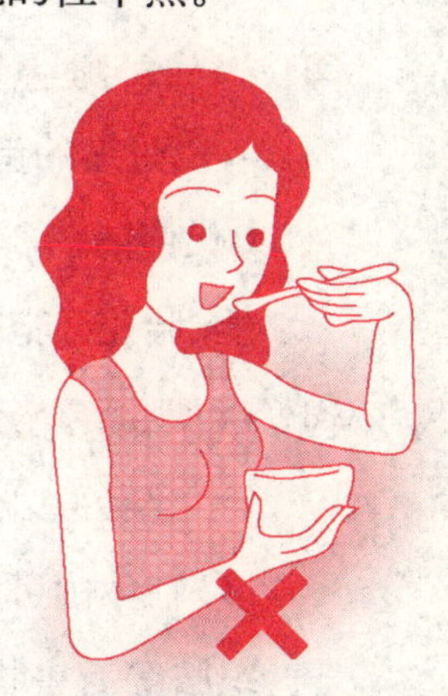

比如，临产孕妇食用黄芪炖母鸡，易造成难产。这是由于黄芪有“壮筋骨、长肉补血”功用，加上母鸡本身是高蛋白食品，两者起滋补协同作用，使胎儿骨肉发育生长过猛，造成胎儿过大，导致难产。黄芪有利尿作用，通过利尿，羊水相对减少，以致延长产程。

(6) 偏食热性食品

孕期不宜多吃热性食物，即使是水果，也应吃性味平、凉之物，如西红柿、生梨、桃子等。值得注意的是，任何食物都应按照平衡膳食的原则去调配，不宜过补过食，否则易导致营养过度。

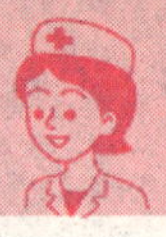

Tips 科学进补原则

孕期进补应注意缺什么补什么。首先应了解孕期对各种营养素的需求，主要是热能、蛋白质、脂肪、微量元素和维生素的增加量。不要轻信补品，而应清楚其有效成分，是补血、补铁、补钙还是补充维生素，再根据孕妈妈自己身体的情况有针对性地补充。

（7）过多吃山楂

大部分妇女怀孕后有妊娠反应，而且爱吃酸甜之类的东西。但要注意的是山楂果及其制品，孕妇以不吃为宜。现代医学临床证实：山楂对妇女子宫有收缩作用，如果孕妇大量食用山楂食品，就会刺激子宫收缩，甚至导致流产。因此，孕妇多吃山楂是不适宜的。

（8）过量补维生素A、维生素D，过量补钙

过多的鱼肝油、维生素D等会引起食欲减退、毛发脱落、维生素C代谢障碍等。如果需要补就要在医生的指导下进行。孕妇补钙过量，胎儿可能得高钙血症。一般从日常鱼肉蛋食品中摄取就够了。

（9）过量食用鸡蛋

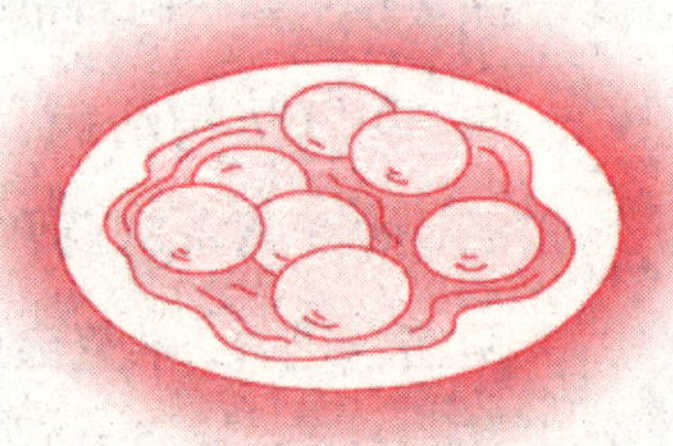

孕妇多吃蛋，摄入蛋白质过多，在体内可产生大量硫化氢、组织胺等有害物质，引起腹胀、食欲减退、头晕、疲倦等现象。同时，高蛋白饮食可导致胆固醇增高，加重肾脏的负担，不利孕期保健。

3 别忘吃坚果

胎儿大脑的发育需要的第一营养成分就是脂类(不饱和脂肪酸)。

据研究，脑细胞由60%的不饱和脂肪酸和35%的蛋白质构成。在食物的分类中，坚果都被归为脂肪类食物。高热量高脂肪是它们的特性。另外，坚果类食物中还含有15%~20%的优质蛋白质和十几种重要的氨基酸，这些氨基酸都是构成脑神经细胞的主要成分，同时还含有对大脑神经细胞有益的维生素B1、维生素B2、维生素B5、维生素E及钙、磷、铁、锌等。因此无论是对准妈妈，还是对胎儿，坚果都是补脑、益智的佳品。

以下为大家介绍几种好吃又营养的坚果：

（1）杏仁

杏仁有降气、止咳、平喘、润肠通便的功效。对于预防孕期便秘很有好处。但是中医认为杏仁有小毒，不宜多食。

推荐食用方法：一般来说，我们目前能够买到的大部分是袋装的杏仁，如果你不喜欢吃，或者可以尝试一下带杏仁的巧克力。

（2）花生

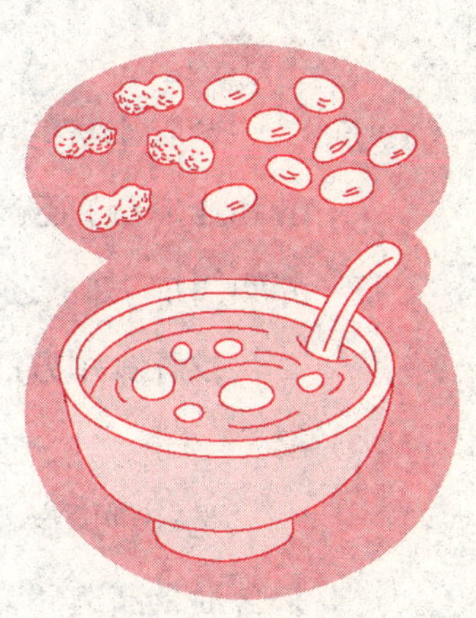

蛋白质含量高达30%左右，其营养价值可与鸡蛋、牛奶、瘦肉等媲美，而且易被人体吸收。花生皮还有补血的功效。

推荐的食用方法：与黄豆一起炖汤，也可以和莲子一起放在粥里或是米饭里。最好不要用油炒。

（3）瓜籽

葵花籽、南瓜籽和西瓜子市场上较为多见。多吃南瓜籽可以防治肾结石病；西瓜籽中医认为性味甘寒，具有利肺、润肠、止血、健胃等功效；葵花籽所含的不饱和脂肪酸能起到降低胆固醇的作用。

推荐食用方法：大多是炒熟或煮熟了来吃。不过在煮的过程中可以依据自己的口味加入香料或调味剂，可以有五香瓜籽、奶油的、椒盐的等等。

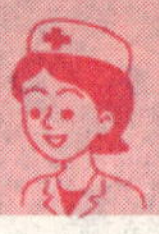

（4）核桃

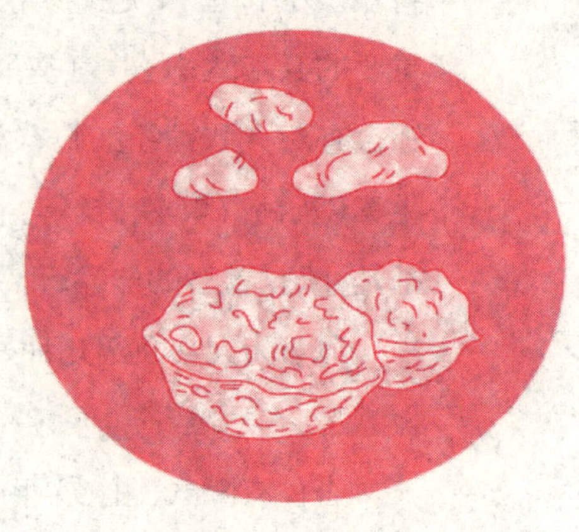

补脑、健脑是核桃的第一大功效，另外其含有的磷脂具有增长细胞活力的作用，能增强机体抵抗力，并可促进造血和伤口愈合。另外，核桃仁还有镇咳平喘的作用。尤其是经历冬季的准妈妈，可以把核桃作为首选的零食。

推荐食用方法：核桃可以生吃，也可以加入适量盐水，煮熟吃，还可以和薏仁、栗子等一起煮粥吃。

（5）松籽

含有丰富的维生素A和E，以及人体必须的脂肪酸、油酸、亚油酸和亚麻酸，还含有其他植物所没有的皮诺敛酸。它不但具有益寿养颜、祛病强身之功效。还具有防癌、抗癌之作用。

推荐食用方法：生着吃，或者做成美味的松仁玉米。

（6）夏威夷果

是一种原产于澳洲的坚果，别名昆士兰果或澳洲胡桃。夏威夷果含油量高达60%～80%，还含有丰富的钙、磷、铁、维生素B_1、B_2和氨基酸。

推荐食用方法：夏威夷果可以鲜食，但更多的是加工成咸味或辅助作为甜味点心，也可以作为糖果、巧克力和冰淇淋等的配料。

（7）榛子

含有不饱和脂肪酸，并富含磷、铁、钾等矿物质，以及维生素A、B1、B2、烟酸，经常吃可以明目、健脑。

推荐食用方法：如果不想单吃榛子，可以压碎伴在冰激凌里或是放在麦片里一起吃。

坚果，对准妈妈身体保养和胎儿发育虽然有诸多好处。但凡事要有度，过犹不及。

由于坚果类食物油性大，女性消化功能在孕期会减弱，如果食用过多的坚果，就会败胃，引起消化不良，甚至出现脂肪泻，反而适得其反，添乱添病。因此每天坚持50克，多吃无益。

有些准妈妈早孕恶心症状较重，或者不喜欢吃坚果类食物，甚至看到、闻到都会无法忍受，那也没关系，你可以稍微对坚果们进行一下加工，以适合自己的口味，不喜欢生食可以炒熟后食用，也可以把坚果研成末，加入盐或和焙过的花椒粉混合夹馍、调面条，还可以拌在凉菜里或做成各式各样的菜肴。如果觉得果仁外包着的一层皮太苦了，可用开水冲泡一下，很容易便把皮剥去了。也可以在火上烘烤一下，用手一搓皮就可以掉下来。

最后，再告诉准妈妈们另一种有趣又实用的办法，就是和其他怀孕的朋友或邻居一起组织烹调聚会，保证你胃口大开。

4 偏食不利于母婴健康

有些孕妇在孕前有偏食的习惯，等到怀孕后就更加“变本加厉”了，她们往往只吃自己喜欢吃的食物，其实偏食和不合理的营养都会影响胎儿的正常生长发育。

一些孕妇在孕前就为了保持体形而很少摄入主食，她们认为主食是体形发胖的主要原因，其实主食为人们带来孕期需要的大部分能量和B族维生素、膳食纤维等，

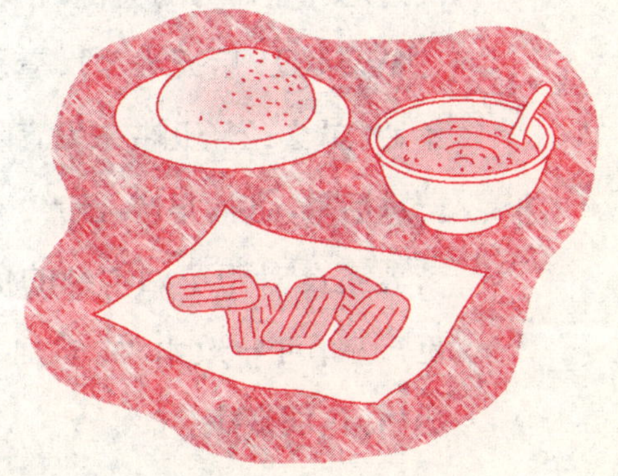

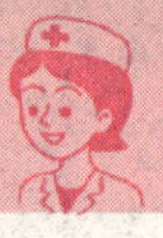

放弃主食将使母体严重缺乏能量使胎儿停止发育。

也有些孕妇为了保障孩子的营养而拼命摄入大量的动物性食物，每天每餐都有超量的鸡鸭鱼肉，同时炒菜用很多油脂，这将大大超过身体的需要而存积为脂肪，结果孕妇体重猛长，孩子却营养不良。也有孕妇日日与蔬菜水果为伴，不吃其他食物，结果热能和蛋白质摄入量均缺乏，胎儿生长缓慢。

很多孕妇每天吃大量的硬果类食物，希望补充必需脂肪酸和优质蛋白质有助于胎儿大脑的发育，其实过多的硬果类食物同时含有极高的热能和脂肪量，将影响其他营养素的吸收。

孕妇应当通过学习营养知识，端正自己的看法，尽量让饮食接近平衡膳食，才能确保母婴平安。

5 孕期不宜节食

有些孕妇怕发胖影响产后体形，或怕胎儿太胖生不下来，因此就节制饮食，尽量少吃。殊不知，这种做法对孕妇和胎儿都是十分有害的。

妇女怀孕后，新陈代谢变得旺盛起来，与妊娠有关的组织器官也会发生增重变化。

孕妇需要营养，胎儿也需要从母亲身体中索取营养，先天营养是决定胎儿生命力的关键，俗话说："先天不足，后天难养"，营养供应不足，就会给胎儿带来发育障碍的严重后果，甚而早产、流产、死胎；营养不良对于孕妇本身的危害就更严重，可导致水肿、贫血、腰酸腿痛、体弱多病。

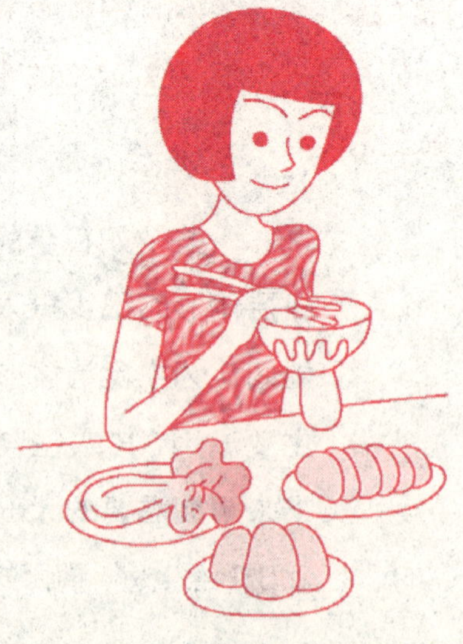

Tips

改掉夜间吃零食的习惯

对某些孕妇来说，夜间吃点有营养的零点是有益处的，然而，对多数孕妇而言，这完全没有必要。如果你习惯于睡前吃冰淇淋或其他零食，那么妊娠时你为此付出的代价是体重增加过多。夜里胃内的食物令你胃灼、恶心、呕吐及精神不振。夜间不多食会帮你控制体重，也使你心情愉快。

由此可见，孕妇不可任意节食。怀孕5个月以后，每日至少需要摄入热能2700～2800千卡，这些热量可由饮食总量中获得。要保证充足的蛋白质(比正常人多15克)，适量的脂肪、糖、铁、钙和维生素的供给，需多吃鸡、蛋、鱼、瘦肉、猪肝及乳类、杂粮、豆类、新鲜蔬菜、水果和海产品等。要合理搭配饮食，注意调换花色品种，不挑食，不偏食，这样才能满足妊娠期的需要。当然，孕妇摄取营养也要合理、适度，那种认为无论哪种营养品，只要吃下去就是好的，甚至认为吃得越多越好的观点也是片面的。而害怕难产，任意节食就更不可取。其实这种想法是多余的，只要胎儿的头能通过母亲的骨盆，那身体的其他部位就能顺利通过。

6 应谨慎少食的食物

妊娠期间，孕妇应注意营养的摄入，但同时也该注意有些饮食对自己或者胎儿产生不良影响。

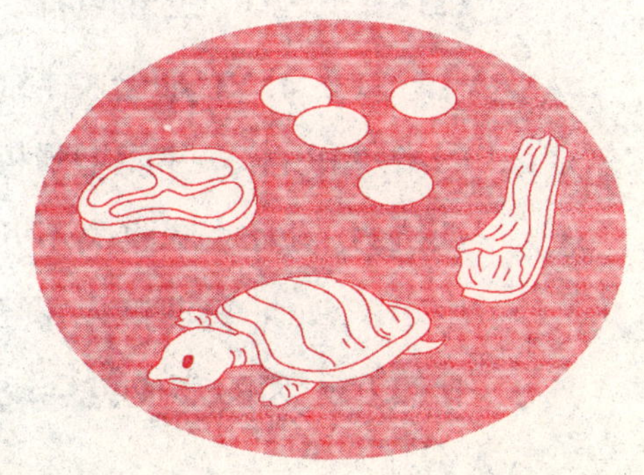

螃蟹 味道鲜美，但其性寒凉，有活血祛淤之功，应 少食用。

甲鱼 虽然它具有滋阴益肾的功效，但是甲鱼性

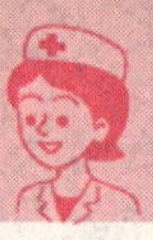

味成寒，有着较强的通血络、散淤块作用，因而有一定堕胎之弊，尤其是鳖甲的堕胎效力比鳖肉更强。

薏苡仁　它既是药物，又是食物，中医认为其质滑利。实验研究表明，薏苡仁对子宫平滑肌有兴奋作用，可促使子宫收缩，因而有诱发流产的可能。

马齿苋　它既是草药又可做菜食用，其药性寒而滑利。实验证明，马齿苋汁对子宫有明显的兴奋作用，能使子宫收缩次数增多，强度增大，易造成流产。

山楂　山楂对妇女子宫有收缩作用，若孕妇大量食用山楂及其制品，就会刺激子宫收缩，应少食用。

杏子及杏仁　杏子味酸性大热，而产前一般应吃清淡食物，尽量少食用，杏仁含有毒性，能使胎儿窒息死亡，孕妇禁食未脱毒杏仁。

7 合理补充维生素A

维生素A又名视黄醇，主要存在于海产鱼类肝脏中。植物组织内存在的β胡萝卜素在人体肠内可还原成两分子维生素A，成为维生素A来源的另一途径。

人若缺乏维生素A，就会在暗光下看不清四周的物体，出现夜盲症。维生素A还能促进机体生长及骨骼发育。另外，维生素A具有维持上皮组织健全的功能。

维生素A有助于人体细胞的增殖和生长，并能增强机体抵抗力。骨骼发育也离不开维生素A，如果长期摄入不足，骨骼和牙齿的形成就会受到影响。但维生素A要依靠食物来补充，不要大量使用维生素A制剂，因为摄入过量，会产生不良后果。鉴于以上原因，我国营养学会推荐孕妇维生素A的供给量标准与非妊娠妇女一致，皆为1000微克当量视黄醇，即3300国际单位。

维生素A最好的食物来源是各种动物肝脏、鱼卵、全奶、奶油、禽蛋等。植物性食物中存在的胡萝卜素在体内也能转化成维生素A。胡萝卜素的良好来源是有色蔬菜，如胡萝卜、菠菜、碗豆苗、红心甜薯、辣椒、冬苋菜以及水果中的杏、芒果和柿子等。

8 补充B族维生素的禁忌

B族维生素是一类维生素的总称，包括维生素B_1、维生素B_2、烟酸、维生素B_6、叶酸、维生素B_{12}、泛酸、生物素、胆碱9种。

维生素B_1又称硫胺素，是抗脚气病维生素。人体硫胺素不足，不仅使糖类代谢发生障碍，还将影响机体整个代谢过程，而且丙酮酸不能继续代谢，还影响氨基酸与脂肪的合成。人们长期大量食用精制的米和面粉，同时缺乏其他杂粮和多种副食品和补充，易造成硫胺素的缺乏。患者易发生脚气病，表现为体弱及疲倦，然后出现头痛、失眠、眩晕、食欲不佳以及其他胃肠症状和心动过速，继而出现肢端麻痹或功能障碍等多发性神经炎症状。孕妇硫胺素不足会更加明显地表现为疲倦、乏力、小腿酸痛、心动过速等。这是因为妊娠期间母体及胎儿代谢水平增加，对热能需要增加，随之也必须使硫胺素供给增加的缘故。

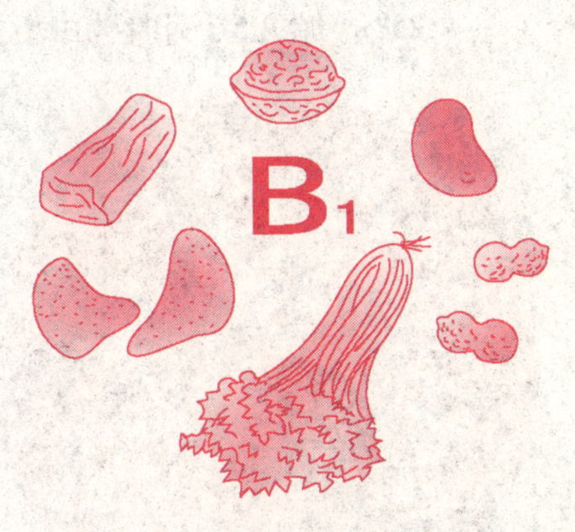

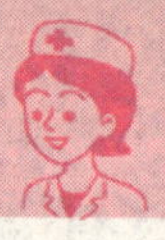

维生素B_2又名核黄素。核黄素是机体中许多酶系统的重要辅基的组成成分。这种辅基与特定蛋白质结合，形成黄素蛋白。黄素蛋白是组织呼吸过程中很重要的一类递氢体。妊娠期母体代谢旺盛，故核黄素需要量有明显增加。妊娠期核黄素不足或缺乏，可引起或促发孕早期妊娠呕吐，孕中期口角炎、舌炎、唇炎以及早产儿发生率增加。孕晚期核黄素缺乏的危害比孕早期小。因此，更要重视孕早期核黄素的补充。

维生素B_6是中枢神经系统活动、血红蛋白合成以及糖原代谢所必需的辅酶。它与蛋白质、脂肪代谢密切有关。人体缺乏维生素B_6可引起小细胞低血色素贫血、神经系统功能障碍、脂肪肝、脂溢性皮炎等。妊娠时由于雌激素增加，色氨酸代谢增加，维生素B_6需要量增加。此外，妊娠时血液稀释，孕妇血中维生素B_6可降至孕前水平的25%。胎儿5个月时为中枢神经增长高峰，对维生素B_6最为需要。

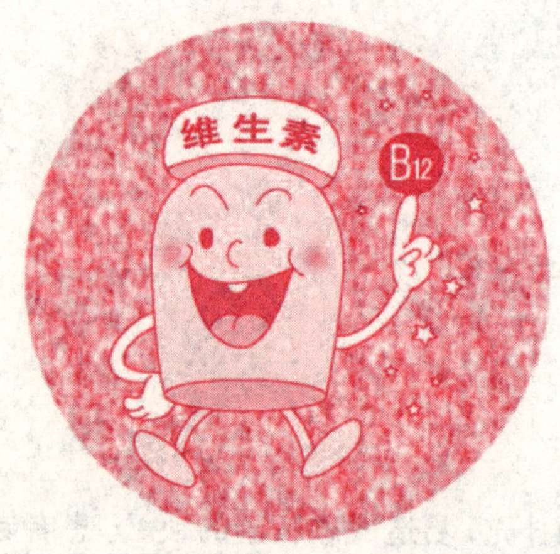

维生素B_{12}具有促进红细胞生成，维护神经髓鞘的代谢与功能。妊娠期维生素B_{12}若供给不足，孕妇常有巨幼红细胞性贫血，新生儿也可患贫血。在妊娠过程中，胎儿不断将维生素B_{12}贮存于肝脏，至足月时，胎儿体内共积存约30微克。如果孕妇食物中缺乏维生素B_{12}，新生儿也会缺乏维生素B_{12}，这对新生儿发育不利，并且孕妇缺维生素B12易致贫血。也有的专家指出，孕妇食物中缺乏维生素B_{12}，胎儿的畸变发生率也可能增加，所以维生素B_{12}对孕妇非常重要。维生素B_{12}在食物中的来源主要是动物性食品，豆类经发酵也含有维生素B_{12}。

需要特别指出的是，虽然各类维生素缺乏会导致疾病，但是如果盲目地补充维生素同样也会对人体不利，所以有需要时应当寻求专业医生的指导。

9 适当补充维生素C

维生素C又称抗坏血酸，可促进胎儿的生长。怀孕期间胎儿从母体获取大量的维生素C来维持骨骼、牙齿的正常发育及造血系统的功能。

怀孕后，母体血浆中维生素C含量逐渐下降，至分娩时仅为怀孕初期的一半。缺乏时引起坏血病，毛细血管脆弱，皮下出血，牙齿肿胀、流血、溃烂等症状。故应适当增加补给量。

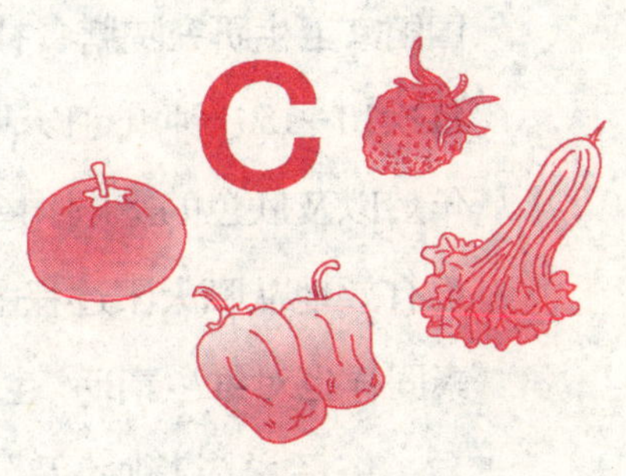

维生素C的食物来源主要是新鲜的蔬菜和水果。营养学会推荐孕妇每日维生素C供给量为80毫克。多吃各种新鲜蔬菜和水果补充维生素C对孕妇、胎儿健康有益。含维生素C丰富的食物有：柿椒(红、青)、菜花、雪里蕻、白菜、西红柿、黄瓜、四季豆、荠菜、油菜、菠菜、苋菜、白萝卜、酸枣、山楂、橙、柠檬、草莓、鸭梨、苹果等。需要注意的是在制作食物时切不可烧、煮过度，以避免损失维生素C。

10 要补足维生素D

大家都知道钙元素对骨骼健康起重要作用，但维生素D也是同样重要的，它是人体吸收钙的必要物质。

骨密度测试表明，母亲摄入足量维生素D的孩子在9岁时具有更好的骨质结构，这样的孩子在长大后不易因骨质疏松而引起骨折。研究还表明缺乏维生素D的母亲的孩子普遍骨质结构较差。补充足

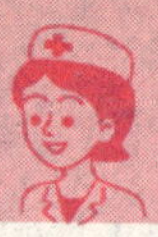

够量的维生素D不仅能有利于胎儿，对母亲也同样有利。

补充维生素D主要可以通过两种途径：晒太阳及吃含有维生素D的食物。

人们可以通过食用蛋黄，动物肝脏，海产鱼类，以及奶制品补充维生素D，当然市场上添加维生素D的牛奶以及谷类食物也具有同样功效。

晒太阳同样可以帮助人体产生维生素D。对于晒太阳的时间，美国国家卫生研究院膳食补充剂办公室认为，每周晒两次，不涂防晒霜，每次10～15分钟就可以满足人们的需求了。当然晒太阳的效果要受到年龄以及肤色的影响。超过50岁的人以及皮肤中黑色素较多的人都很难有效地从晒太阳过程中获取维生素D。另外季节以及地理位置等因素同样也对维生素D产生有影响。

俗话说“过犹不及”，长期大量服用维生素D可引起中毒。成人每日摄入2300微克，儿童每日摄入1000微克维生素D即可造成食欲下降、恶心、呕吐、腹痛、腹泻等。因此，对含维生素D的食品不可过量食用。

11 不可或缺的维生素E

维生素E又名生育酚，与维持正常生育有关。它广泛存在于绿色植物中，动物体内仅含微量。

维生素E能促进人体新陈代谢，增强机体耐力，维持正常循环功能；还是高效抗氧化剂，保护生物膜免遭氧化物的损害；还能维持骨骼、心肌、平滑肌和心血管系统的正常功能。

孕妇血浆中维生素E含量增高，可为正常非孕妇女血中维生素

Tips

怎样选择营养补充剂

营养补充剂分为复合剂和单剂两类，它们分别适合于不同的孕妈妈服用。如果孕期膳食不平衡导致多种营养素缺乏，就应选用复合剂；如果只是个别营养素不足，则应选用单剂。比如，有的孕妈妈不喜欢吃奶制品，易造成钙的摄入不足，此时可服用补充钙的单剂。

E含量的2倍，血中维生素E水平与维生素A含量正相关。胎儿血中维生素E仅为母血含量的1/3，说明维生素E经胎盘传递受限。早产儿在产前维生素E储备不足，出生后肠道又不能很好吸收，易发生维生素E缺乏，出现贫血、水肿、皮肤红疹与脱皮症状，重者发生溶血性贫血。我国推荐的维生素E孕妇供给量为12毫克/天。

维生素E广泛分布于植物组织中，特别良好的来源为麦胚油、玉米油、菜籽油、花生油及芝麻油等。莴苣叶及柑桔皮含量也很多，几乎所有绿叶植物都含有此种维生素。此外，猪油、猪肝、牛肉以及杏仁、土豆中也含有维生素E。只要孕妇在饮食上做到多样化，维生素E就不会缺乏。

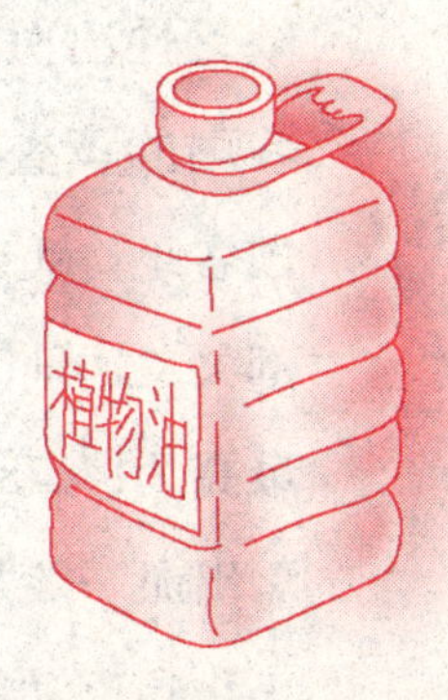

12 缺乏维生素K不利于母婴健康

维生素K分为两大类，一类是脂溶性维生素，另一类是水溶性的维生素，其中最重要的是维生素K_1和维生素K_2。

我国农村居民的传统饮食习惯是吃粮食多，吃蔬菜少，特别是北方地区的人们喜吃面条，一大碗面条只有零星蔬菜。这种饮食习惯对孕妇不利。由于蔬菜摄入不足，可使得包括维生素K在内的多种

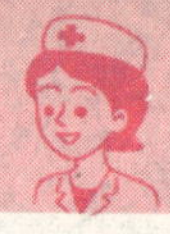

人体必需的维生素普遍缺乏，加之孕妇除身体本身需要外，还必需满足胎儿所需，因而怀孕期间不少孕妇存在着维生素K缺乏问题。部分孕妇在怀孕期间发生牙龈出血现象，便是机体维生素K缺乏的表现之一。这种母体维生素K的缺乏，必然波及婴儿。随着经济生活水平的提高，人们已开始注意了产后滋补，但仍是以鸡汤、鸡蛋、谷类、土豆等食物为主。如此的食物结构，几乎没有维生素的提供。这样，孕母的维生素K来源不足，其乳汁中必定匮乏，而母乳是婴儿期1~4个月时的唯一食物来源，乳汁供给维生素K匮乏，又会使得小儿出生后处于"后天失养"状况。

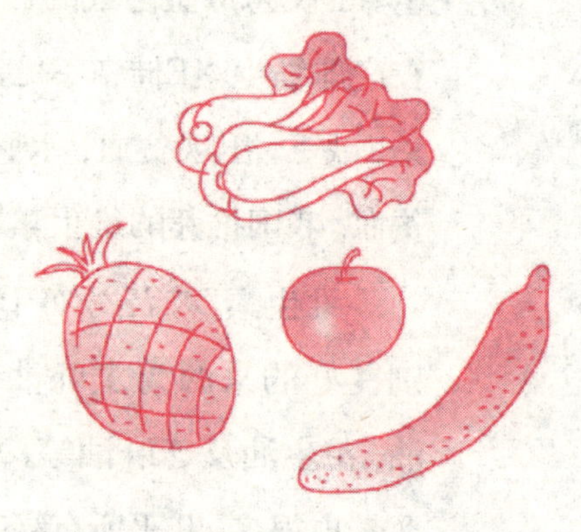

不合理的饮食结构既会使小儿出生前即"维生素K先天不足"，又使小儿晚发型维生素K缺乏性出血的发病率增高。据我国的调查统计资料表明，全国各地，从东部发达地区到西部欠发达地区，均有病例发生，最高为14.28%，最低3.15%，平均为9.06%。小儿晚发型维生素K缺乏出血一般是于出生后3个月内出现，4个月后则由于辅食的添加和小儿肠道功能的完善，细菌合成维生素K增加，因而不再发生维生素K缺乏性出血。维生素K缺乏性出血可缓可急。可因轻微伤引起，也可自然发生。一般多为渗血，即皮肤黏膜形成瘀点、瘀斑或血肿，但如果有外伤则出血不易止住。严重者可引起胃肠道出血，可吐出咖啡样物，便血也较常见。这种出血给予一般止血剂效果不明显，只有及时补给维生素K才能迅速止血，取得较为满意的效果。

中医理论在几千年前就提出"不治已病治未病"。充分指明了提前预防疾病发生是关键，莫要等疾病发生后才予以重视。针对小儿晚发性维生素K缺乏性出血的预防，首先的问题便是积极调整孕母和乳母的饮食结构，克服传统饮食习惯中的不足，增加新鲜蔬菜和水果的摄入，特别是富含维生素K的蔬菜和水果，如胡萝卜、青椒、西红柿、菠菜、油菜、以及苹果、桃、桔子等。每日饮食中有一定品种数量的蔬菜，饭后吃一两个水果，可以大大提高体内维生素K及其它维生素的水平，使母血和乳汁中有丰富维生素来满足胎儿及新生儿需要，将有效防止小儿维生素K缺乏性出血的发生。

13 补充“脑黄金”要适量

近年来，自DHA胶囊、DHA奶粉及其他DHA保健品投入市场以来，已逐步被中、高层次的消费群认识和接受，并形象地称之为“脑黄金”。

这里所谓的“脑黄金”，是不饱和脂肪酸二十二碳六烯酸的时髦用语，它的英文缩写是DHA。最早揭示DHA这一奥秘的是英国脑营养研究所克罗夫特教授和日本著名营养学家奥由占美教授。他们的研究结果表明：DHA是促进大脑发育、成长的重要物质之一。

人的大脑有140多亿个神经元，而DHA大量存在于人脑细胞中，是人脑细胞的主要组成成份，是构成脑磷脂，脑细胞膜的基础，对脑细胞的分裂、增殖、神经传导、突触的生长和发育起着极为重要的作用，是人类大脑形成和智商开发的必需物质。它对视觉、大脑活动、脂肪代谢、胎儿生长、及免疫功能和避免老年性痴呆都有极大影响，缺乏时可引发一系列症状，包括生长发育迟缓、皮肤异常鳞屑、不育、智力障碍等。

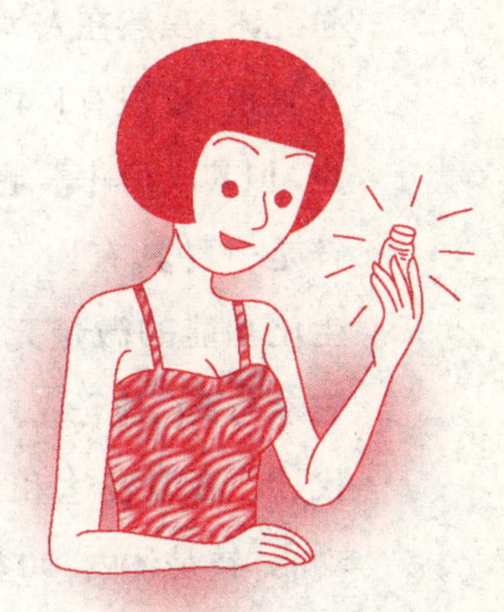

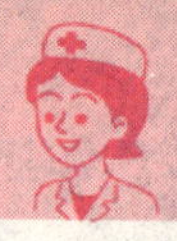

妇女怀孕6~9个月，是胎儿大脑发育最需要DHA的时刻，孕妇要想培育一个聪明的宝宝，就需要能够保证摄入足够的DHA供给胎儿大脑正常的生长发育，因为在胎儿出生前，大脑分化已经完成70~80%，而在出生早期，可通过哺喂富含DHA的母乳使大脑分化完成其余20~30%。但是，人工喂养不吃母乳的婴儿、早产儿，容易造成DHA的缺乏。往往显得不如DHA摄入充足的婴幼儿富有活力。

从理论上讲我们从食物中就能满足身体对DHA的需要。但是由于人们饮食习惯以及食物在加工、烹饪过程中营养素大部分都有损失，因此对于条件允许的人，应推荐食用富含DHA的营养补充剂，或使用富含DHA的食品添加剂。

14 防止缺锌

孕妇所需要的营养素和无机元素比各个时期都要多，在众多的营养素中，微量元素锌是必不可少的。

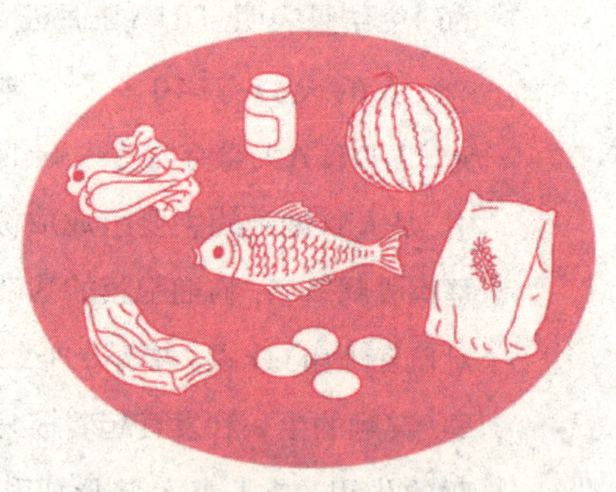

锌是人体必需的微量元素，虽然在人体中的含量很少，只有1.4~2.3克，但其功用非常重要。锌是一种具有许多重要生化功能的微量元素，它参与蛋白质合成、核酸代谢、基因表达和免疫功能。锌是体内200多种酶类的辅因子，是核酸和蛋白质合成的必需物质，如RNA和DNA聚合酶，并且是蛋白质、激素和核酸的结构成分。所以锌对生长发育的重要性不言而喻。

动物和人体实验都证实，孕期缺锌会加重妊娠反应，分娩合并症增多，并会出现新生儿体重低下。婴儿也会因此而产生发育不良，或后天性发育不良及智力损伤、免疫力降低等特征。锌严重缺乏，还会出现胎儿畸形，神经系统功能改变，或造成新生儿出生缺陷。

锌缺乏是一种世界范围内的营养缺乏病，尤其是对孕妇、乳母及儿童的危害最大。我国孕妇、乳母的锌日摄入量平均为6.8~8.0毫克/天(范围3~13毫克/天)。30%的孕妇锌摄入量少于6.5毫克/天。由此提示我国孕妇缺锌程度较高且普遍。主要原因是由于我国居民膳食以植物性食物为主，谷类食物摄入量大，而且食用精制面粉、谷物、高压罐装食品等过多，减少了锌的来源而造成。而且植物性食物中的高纤维和植酸盐可降低食物中的生物利用度，使锌不能较好地被吸收利用。有研究显示，与精白面粉比较，普通面粉中的锌高出近30%，而全麦中的锌含量高出80%。

若妊娠期血锌浓度偏低，适当补锌不失为一种明智之举。纠正的办法就是合理调配膳食，多吃些含锌较多的食品。一般认为高蛋白食物含锌量都较高，如猪、牛、羊肉及鱼类的锌含量为2~6毫克/100克食物，海产品也是锌的良好来源。如果严重缺乏，可吃一些强化锌的食品。我国营养学会推荐中晚期孕妇每日锌供给量为20毫克，所以，孕妇每日补锌10~15毫克较为合适。具体个人情况建议咨询专科医生。

15 防止碘摄入量不足

碘是人体必需的微量元素之一，人体各个时期均需要。它是人体甲状腺激素的组成成分，而甲状腺激素又是人脑发育所必需的内分泌激素。

人脑在形成时有两个发育、分化的旺盛期，也是最容易受损害的时期，科学界把它称为脑发育的临界期。一是胎龄10~18周，这是神经母细胞增殖、发育及分化、迁徙、形成脑组织的时期；二是生前

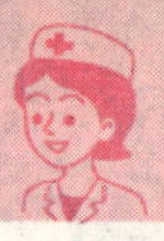

Tips

营养素之外的营养

1.水：水是体内重要的溶剂，各类营养素在体内的吸收和运转都离不开水；水还能为机体补充营养和参与机体的各种代谢，帮助机体消化食物、吸收营养、排除废物、参与调节体内酸碱平衡和体温，并在各器官之间起润滑作用。

2.阳光：阳光中的紫外线具有杀菌消毒的作用，更重要的是通过阳光对皮肤的照射，能够促进人体合成维生素D，进而促进钙质的吸收和防止胎宝宝患先天性佝偻病。

3.新鲜空气：有些孕妈妈因为害怕感冒，屋中常年不开窗，影响了新鲜空气的流通，长此以往，会给孕妈妈的健康带来不良影响。因此，一定要注意室内空气的清新。

3个月至生后2岁，即脑发育成熟的主要阶段。这两个阶段需要更多的碘来合成足量的甲状腺激素供应脑发育，若缺碘就会造成不同程度的智力损害，这种损害是不可逆的。

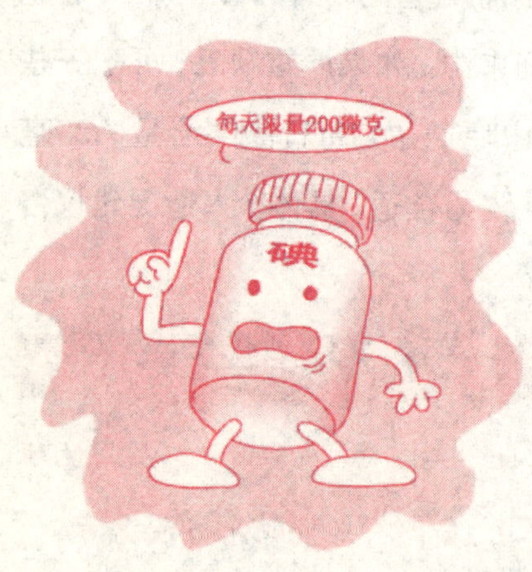

孕妇容易碘摄入量不足，因为：

①我国习惯将碘加入食盐当中。为了防止怀孕期水肿和妊高症的发生，通常限制孕妇盐的摄入量。

②某些饮食习惯使碘在孕妇摄入前被破坏。

③怀孕3个月后，不提倡使用碘油。因为一次或多次接受大剂量的有机碘化物后，可能会产生变态反应（荨麻疹、血管神经性水肿、支气管痉挛与休克）、碘中毒症（恶心、呕吐、局部疼痛与晕厥）和甲状腺功能紊乱（甲状腺肿、碘性甲亢与甲低）。

④孕早期，因早孕反应进食差，从饮食中获得的碘远远不足。

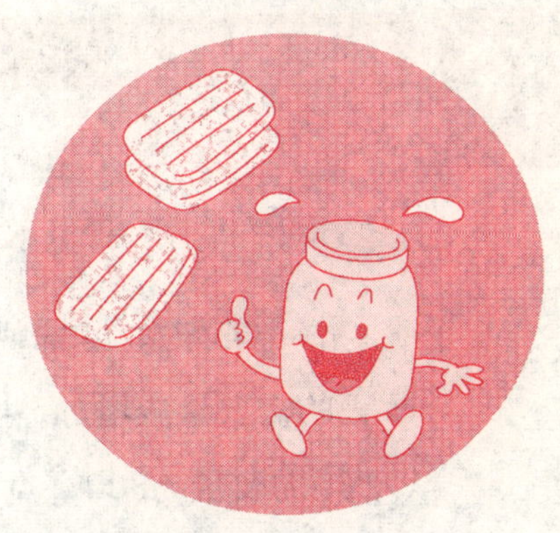

胎儿在胚胎发育的3个月时才开始逐渐形成自己的甲状腺，故0～3个月的脑发育，主要依赖于母亲提供甲状腺激素，从怀孕的3个月以后，则主要靠胎儿自己合成甲状腺激素。当母亲怀孕时碘摄入不足，母亲和胎儿的甲状腺都要从母亲的血液中摄取碘，由于胎儿的甲状腺功能在发育中还不健全，因此在竞争摄取碘时处于劣势，故母亲怀孕期间缺碘会造成胎儿脑发育障碍。此外，婴幼儿很少或几乎不吃盐，主要从母乳中获得营养和碘；非母乳喂养的婴幼儿，近年有增多趋势，他们缺碘的危险性更大。

所以孕妇、乳母、婴幼儿便成为吃不够碘盐的特殊人群，必须额外重点补碘。

通过海产品等食物补碘，有一定的效果，但不能够做到每天大量吃，吃的量也无法控制，难以衡量摄取的碘是否完全满足人体的碘需求，特别是胚胎期至2岁婴幼儿期的特殊碘需求，例如舟山群岛的人群，大量摄入海产品，可碘营养监测结果表明仍然缺碘。

卫生部制定的碘营养摄入标准为成人不少于150微克，孕妇不少于200微克，儿童不少于90微克，达到这个标准能够保证不会出现严重碘缺乏病，一般认为，孕妇不少于300微克比较可靠。

人摄入碘酸钾的安全范围相对很大，从医学角度看，一个碘营养正常的人，每天摄入1000微克以下的碘酸钾都是安全的，因为机体对摄入碘的利用有一个特点，当甲状腺摄取自己所需的足够碘以后，多余的碘就会从尿中排出，故摄入的碘多时，几乎大部分排出体外了。

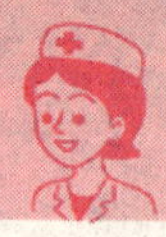

16 补钙防过量

钙是人体必需的微量元素，是人体内最丰富的矿物质，约占人体体重的2%，是牙齿和骨骼的主要成分，二者合计约占体内总钙量的99%。

怀孕的妇女，除需满足自身需要外，还要供应胎儿和婴儿所需，故钙的需要量应增加。中国营养学会推荐，妊娠头3个月与未怀孕时一样，需要量为800毫克。随着胎儿的发育，怀孕中期（4~6个月）为1000毫克，孕后期（7~9个月）为1500毫克，乳母期为1500毫克。

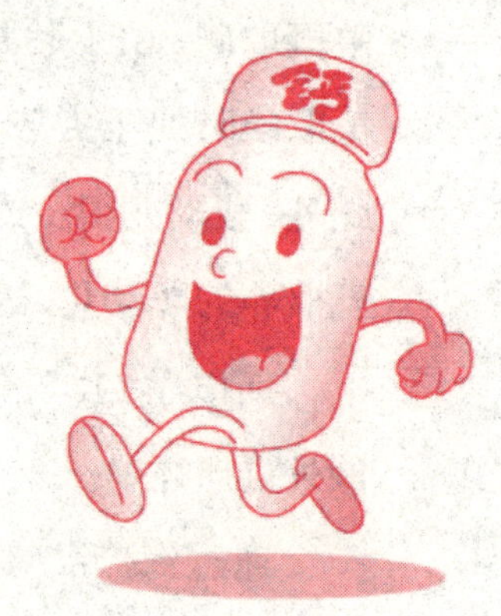

然而，妇女在怀孕6个月时常会感到小腿抽筋，很多人认为这是体内缺钙造成的，故此，有的孕妇就会大量服用钙片。但是，如果服用钙片过多，不仅容易造成胎儿颅缝过早闭合导致难产，甚至会使胎盘过早老化引起胎儿发育不良，另外，庞大的子宫压迫盆腔血管和输尿管，如果再加上高尿钙，增加了形成尿路结石的危险性。再者，钙摄入量过高不利于其他微量元素如铁、锌、镁、磷的吸收利用，尤其是铁，容易引起贫血。高血钙还可能降低锌的生物利用率，当每日钙摄入量接近2000毫克时，锌的吸收率则由24%降至3%，当血中钙与镁之比大于5时，就会出现镁缺乏，同样影响胎儿的发育。

因此，孕妇补钙要适当，尤其要注意微量元素之间的平衡，否则容易顾此失彼。孕妇在怀孕5个月后，适当选择一些富含钙的食物如奶类、豆制品，完全可以得到补充。含钙丰富的食品，以奶和奶制品为佳，不仅钙的含量高，而且吸收率也高。其次鱼罐头(连骨均可食入)、鱼松(连鱼骨粉)、小虾皮等，亦是钙的良好来源。此外，豆类及其成品亦含有较丰富的钙。有些蔬菜如菠菜、苋菜、大蕹菜等，虽然含钙较多，但因含草酸盐甚高，与钙易形成不溶性草酸钙而不利于钙的吸收。粮谷类食品则因含植酸盐高，亦不利于钙的吸收和利用。此外，核桃仁、榛子仁、南瓜子等也含有较多的钙。

17 服用鱼肝油忌过量

鱼肝油的主要成分是维生素A维生素D。适量服鱼肝油有利于胎儿的发育，可促进孕妇血钙增多，防止发生因缺钙而“抽搐”。

如果维生素A用量过大，将引起胎儿严重的骨骼畸形和并指（趾），也可引起颅骨骨缝增宽、腭裂、眼畸形及脑畸形等；维生素D过量，可引起胎儿血中含钙过高，甚至造成主动脉及肺、肾动脉狭窄、主动脉发育不全及智力发育迟缓等。

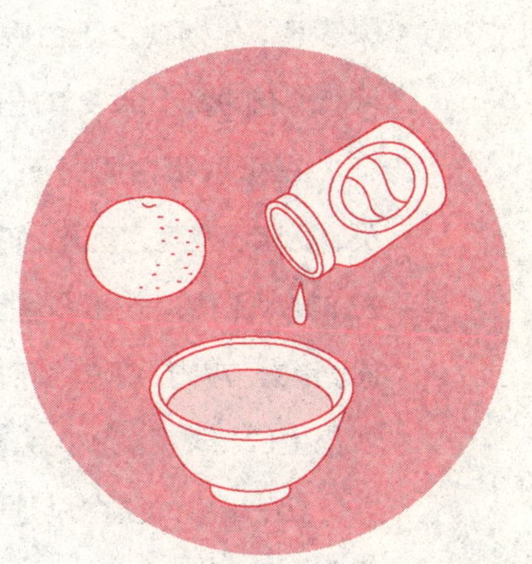

许多人把鱼肝油看做是营养品，认为吃得时间越长，量越多越好。其实不然，鱼肝油用量太大或长期服用，将有害于孕妇和胎儿的健康。

18 要摄入足量的蛋白质

胎儿需要蛋白质构成自己的身体组织，孕妇需要蛋白质供给子宫、胎盘及乳房的发育。因此，供给孕妇以充足的蛋白质极为重要。

蛋白质脑组织生长、发育、代谢的重要物质基础；蛋白质占脑干重量的35%，是脑细胞产生兴奋与抑制过程中的主要物质，在记忆、语言、思维、运动、神经传导等方面都有重要作用。

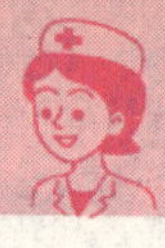

如果孕妇蛋白质不足，胎儿不但发育迟缓，而且容易流产，或者发育不良，造成先天性疾病及畸形。同时，产后母体也不容易恢复。有的妇女就是因为孕期蛋白质不足，分娩后身体一直衰弱，还会有多种并发症发生。给身体带来极大的损害，对喂养婴儿也不利。实验结果表明，孕期缺乏蛋白质，新生儿体重、身长、肝脏和肾脏重量也会降低，有的肾小球发育不良，肾功能不良。

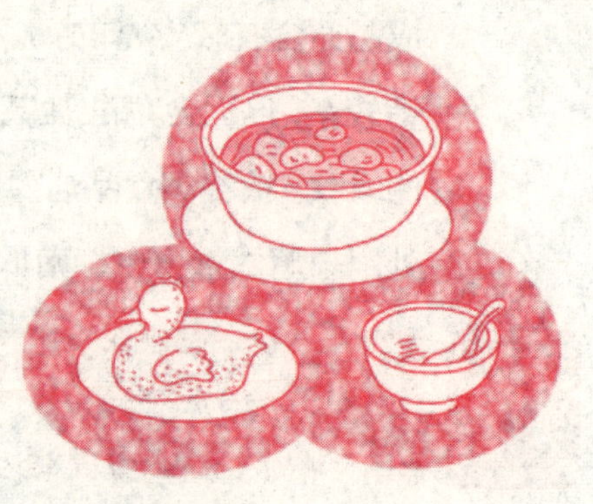

在摄取蛋白质方面，要努力吃脂肪少的肉、鱼、牛奶、鸡蛋、豆类、豆浆、豆腐、豆豉、奶酪等，如果能从这些食品中每天摄取80克左右的蛋白质，差不多就能满足孕妇的需要。富含蛋白质的食物有牛肉、猪肉、鸡肉、鲤鱼、肝类、蛋、牛奶、乳酪等。豆腐、黄豆粉、百叶、炒花生仁、绿豆、赤小豆、紫菜等植物性食物含蛋白质也较丰富。

奶、蛋中的蛋白质是完全蛋白，最易于被人体吸收。鱼虾禽肉等荤菜中的蛋白是动物来源的优质蛋白，豆类及豆制品中的蛋白是植物来源的优质蛋白，最后就是粮谷类、蔬菜中的蛋白质了。

19 别忘多吃豆类食品

有的孕妇不习惯吃豆类和豆制品，这对供给胎儿足够的健脑营养素很不利，因为豆类是健脑食品，多吃豆类食品，对胎儿健脑十分有益。

大豆中所含相当多的氨基酸和钙，正好弥补米、面中这些营养的不足。大豆含量中蛋白质占40%，不仅含量高，而且多为适合人体智力活动需要的植物蛋白。因此，从蛋白质角度看，大豆也是高级健脑品。大豆含脂肪量也很高，约占20%。在这些脂肪中，油酸、亚油酸、亚麻酸等优质聚不饱和脂肪酸又占80%以上，这就更说明，大豆确实是高级健脑食品。此外，100克大豆中含钙240毫克，含铁9.4毫克，含磷570毫克，含维生素$B_1$0.85毫克，$B_2$0.30毫克，烟酸2.2毫克，这些营养素都是智力活动所必需的。

豆制品中，首先值得提倡的是发酵大豆，也叫豆豉。含维生素B_2非常丰富，比一般大豆约高一倍。维生素B_2在谷氨酸代谢中起着非常重要的作用，而谷氨酸是人脑的重要物质，可提高人的记忆力。

豆腐也是豆制品的一种，其蛋白质含量占35.3%，脂肪含量占19%，100克豆腐中含钙120毫克，维生素B_1、B_2的含量也很高。因此，豆腐是非常好的健脑食品。其他如油炸豆腐、冻豆腐、豆腐干、豆腐片(丝)、卤豆腐干等都为健脑食品。可交替食用。

豆浆和豆乳所含的亚油酸、亚麻酸、油酸等以及聚不饱和脂肪酸含量都相当多，可谓比牛奶更好的健脑食品。孕妇应经常喝豆浆，或与牛奶交替食用。

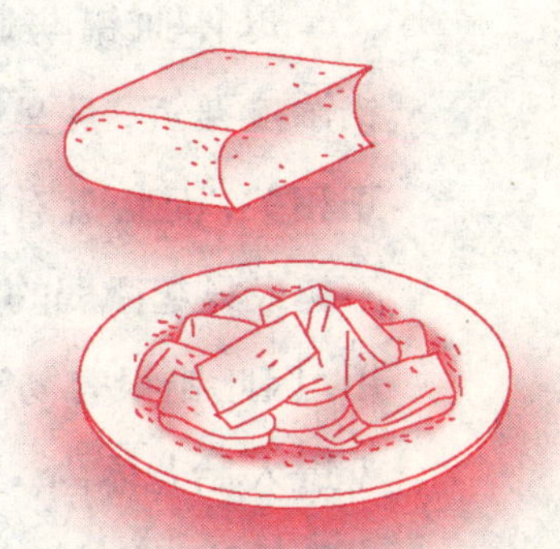

熟黄豆面加些红糖，用作拌米饭、蘸馒头、蘸切糕等都好吃，其含钙量是豆腐、豆豉的2倍多，其维生素B_1的含量是上述食品的10倍以上，铁成分是3倍，其他矿物质也是3倍多。

20 孕妈妈要少吃盐

有些孕妇嗜好咸食，尤其是北方居民较严重。现代医学研究认为，食盐量与高血压发病率有一定关系，食盐摄入越多，发病率越高。

众所周知，妊娠高血压综合症是孕期妇女特有的一种疾病，其主要症状为水肿、高血压和蛋白尿，严重者可伴有头痛、眼花、胸

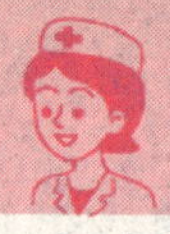

闷、晕眩等自觉症状，甚至发生子痫而危及母婴安康。孕妇过度咸食容易引发妊娠高血压综合征，因此，专家建议孕妇每日食盐摄入量应为6克左右。

孕妇的食盐摄入量不宜过多，但也不必禁盐，一般情况下每天摄入6克以内的食盐不会造成任何危害，如果是妊娠晚期已出现了水肿与高血压症状，盐的摄入量最好控制在每日2~3克，有利于减轻水肿。

21 时刻都要远离铅

铅对儿童神经系统是一种极为敏感的毒物，其损害作用从胎儿期就开始了。

母体血铅与脐带血铅浓度接近，且呈明显的正相关，而胎盘对铅几乎不起或只起微弱的屏障作用，因此铅很容易通过胎盘进入胎儿体内。未发育成熟的胎儿脑内皮细胞也不能阻止铅进入脑组织，造成发育成熟前的铅毒害，从而易导致各种严重的远期后果。

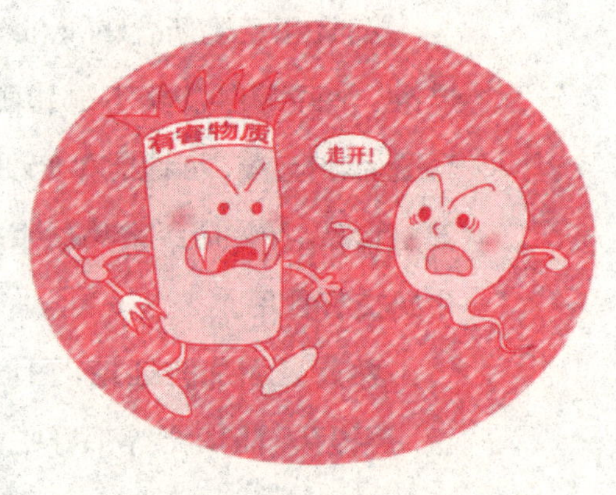

产前铅暴露水平相对较高的儿童，在2岁时智测成绩要比产前铅暴露水平低的儿童显著落后，但到5岁时他们的神经发育可以从早期的损伤中恢复或得到部分恢复。

宫内低水平暴露更严重的是对儿童早期神经系统的发育有损害作用，包括使儿童智商降低、记忆力下降、运动行为失调、听力受损及认知能力和空间综合能力下降等。婴儿精神发育指数（MDI）与脐血铅水平呈负相关，儿童8岁时出现的行为异常以及学习困难问题与出生时脐血铅水平过高有关。

目前多数学者认为宫内及出生早期铅暴露所致的神经系统损害是不可逆的，所以我们不能忽视宫内铅暴露对子代神经及行为发育的潜在影响及远期危害。

22 少吃方便食品

有些孕妇因工作忙、家务多、时间很紧张，这种快节奏的生活方式，使某些人养成了吃方便食品的习惯，这种做法对孕妇来说没有益处。

大家知道，孕妇营养不良会造成新生婴儿体重不足。有些孕妇过分依赖方便食品，就是原因之一。

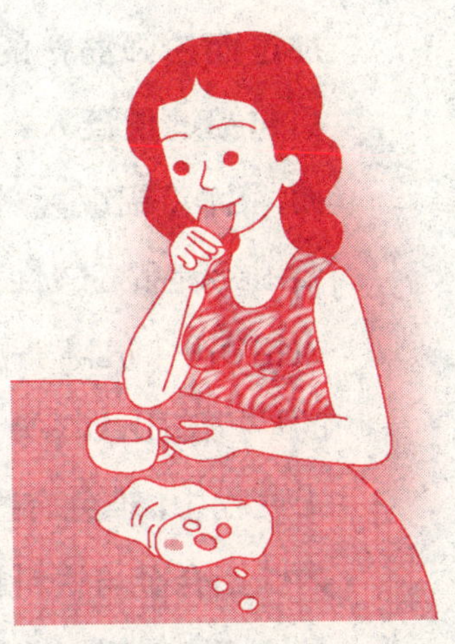

现在市场上各种方便食品很多，如方便面、饼干等。方便食品成分单一，营养价值不高。其中的色素、防腐剂、香精更对身体有害。研究人员还发现，生下瘦小婴儿的母亲，在怀孕的前3个月平均每天仅消耗1304卡的热量，比英国健康部推荐的摄入量几乎少了1000卡。她们吃的蛋白质和脂肪较少，多种维生素和矿物质的摄入量也较低，主要是她们吃方便食品太多，营养供给不足。科学研究表明，在怀孕早期，要形成良好的胎盘及其丰富的血管，特别需要脂肪酸，这对胎儿大脑的发育也有益处。可是，若孕妇摄入太少或过分依赖方便食品，就会使脂肪酸不足。

因此，奉劝孕妇，千万不要过多地食用方便面之类的方便食品，而要多吃各种营养丰富的动植物食品，以保证胎儿营养的供给。

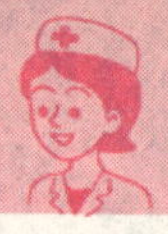

23 危险的油条

铝元素不是人体所需的微量元素，它作为一种添加剂在食品中添加，具有改善风味的作用，但它是危险的。

研究表明，长期铝摄入量过多会影响孩子骨骼的生长，智力上也会受到一定的影响。

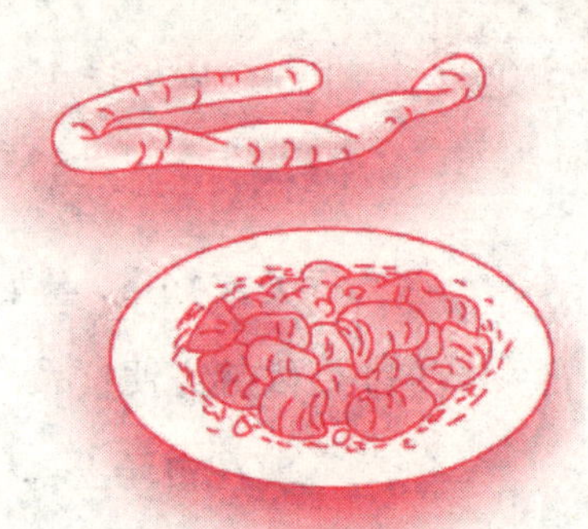

日常食品中铝元素的来源，要么来自食品添加剂，要么是从包装材料里溶出，而在一些添加明矾的食品里也会产生铝。粉丝、油条、某些化学发面剂做的馒头、加过面粉强筋剂的面粉、等都会引起铝过量摄入；在包装材料方面，铝锅、铝饭盒、铝壶等在装盛食品时，有可能使铝溶出，最好不要用铝制品盛酸性、碱性和咸的食品，不要将食品长期存放在铝盒或铝锅里。值得一提的是用铝合金制成的易拉罐，一般来说，安全的易拉罐跟饮料等食品接触的内壁会涂有一层保护性涂料，但在加工过程中，难免有些地方保护性涂料没涂上，或涂得过薄，致使罐内壁铝合金与饮料接触，这会导致饮料中铝含量逐渐增多。所以，易拉罐饮料不宜常饮、多饮，特别是处于生长发育旺盛期的儿童，更是少饮为妙。平时喝饮料应尽量选择玻璃瓶或者软包装饮料。

油条在制作时。需要加入一定量的明矾，而明矾正是一种含铝的无机物。炸油条时，每500克面粉就要用15克明矾。也就是说，如果孕妇每天吃两根油条，就等于吃了3克明矾。这样天天积蓄起来，其摄入的铝量就相当惊人了。这些明矾中含的铝通过胎盘，侵入胎儿的大脑，会使其形成大脑障碍，增加痴呆儿发生的几率。

24 孕妇忌吃罐头食品

常见孕妇抱着水果罐头吃，这是不妥当的。因为，为延长罐头内水果或其他食物的保存期，罐头都加入了防腐剂和其他一些化学添加剂。

色佳味美的罐头，含有不少添加剂，如人工合成色素、香精、甜味剂等，这些物质在允许标准范围对人体健康影响不大，但过多连续服用也会产生积蓄，带来副作用。胎儿处在形成时期，各器官对一些有毒化学物质的解毒功能还未健全，所以受到损害更大。同时，母体在摄入较多防腐剂后，体内各种代谢过程和酶的活性会受到影响，从而波及胎儿。

从营养学的角度看，罐头食品在生产过程中经过高热式蒸煮杀菌的工序，使这类食品，尤其是水果、蔬菜类的营养成分有很大损失。因此，在孕妇需要超出日常营养素需要量的情况下，还是以多吃新鲜食品来增加营养素摄入量为好。为了母体和胎儿的健康，妊娠期间不宜多吃罐头食品。

25 孕妇不宜饮用含咖啡碱的饮品

摄入过量咖啡碱对胎儿不利。茶、咖啡等含有咖啡碱，不宜多喝。

对于孕妈妈来说，应尽量回避可乐饮品，饮茶也不宜过多，尤其不宜饮浓茶。因为可乐和茶水中含有一定比例的咖啡碱，咖啡碱能够起到调节精神，刺激大脑皮层使之兴奋的作用。孕妇饮用可乐或茶水后，其中的咖啡碱可通过胎盘进入胎儿体内，抑制胎儿生长发育，影响胎儿大

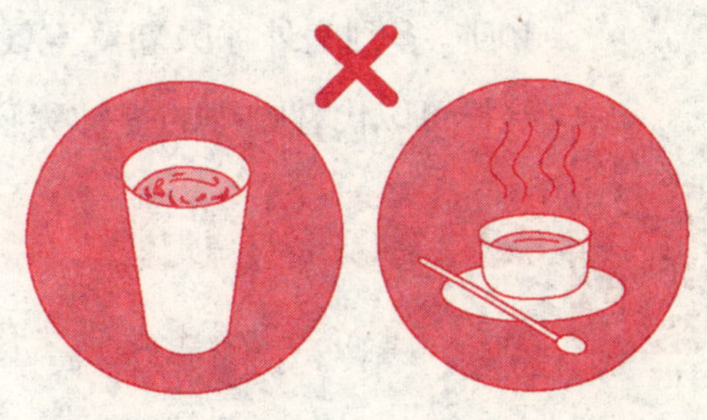

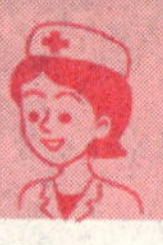

Tips

孕妇不宜食用含香精和色素的食品

香精和色素食品，没有什么营养价值，只是用来美化食品，提高食品的感观性能，在加工过程中，多少还会渗进某些杂质，可能给人体带来不利。这种不利对成人影响不大，但对正处在发育过程中的胎儿就很危险了。所以孕妇不应食用含香精和色素之类的食品。

脑、心脏、肝脏等器官的发育，是胎儿致畸的因素之一。出生后的婴儿也容易出现体重偏低、抵抗力差、容易生病。

据有关资料报道，大量摄入咖啡碱的孕妇生产低体重儿的危险性是不摄入者的2倍，胎儿发育迟缓的危险性几乎为3倍。每天服用咖啡碱600毫克，流产、早产和死胎的发生率也明显增高。咖啡碱还会加剧孕妇的心跳和排尿，增加孕妇的心、肾负担，孕妇易患缺铁性贫血，影响胎儿营养，对母体和胎儿的健康都不利。

此外，这些含咖啡碱的饮品不仅对孕妇和胎儿的健康有影响，对产后哺乳期婴儿健康也有影响。咖啡碱会通过乳汁进入婴儿体内，对婴儿起兴奋作用而发生肠痉挛或无缘无故的哭闹。

因此，专家反对孕妇饮用咖啡和含咖啡因的饮料，尤其在早孕期最好不喝含有咖啡因的饮料。营养学家要求，妊娠期间应停止喝咖啡，多到室外呼吸新鲜空气，多进食高蛋白食物，做做轻松体操，这样可以代替咖啡的提神醒脑作用，以保证小宝宝健康聪明。

26 不吃霉变食品

某些霉菌产生的毒素就是天然的染色体断裂剂，十分危险。

霉菌毒素按其作用的靶器官可分为心脏毒、肝脏毒、肾脏毒、胃肠毒、神经毒、造血器官毒、变态反应毒等。霉菌在自然界分布很广，有的霉菌对环境产生很大危害，尤其在南方地区，危害更为严重。

当孕妇食用了被霉菌毒素污染的农副产品和食品后，霉菌毒素随之进入人体而造成直接危害。在妊娠早期2~3个月。胚胎正处在高度增殖、分化时期，由于霉菌毒素的危害，可使染色体断裂和畸变，产生遗传性疾病和胎儿畸形，如先天性心脏病、先天性愚型等，甚至导致胚胎停止发育而发生死胎或流产。同时，由于胎儿正处于发育时期，各器官功能不完善，特别是肝、肾的功能十分微弱，霉菌毒素也会对胎儿产生毒性作用，导致胎儿畸形发育。

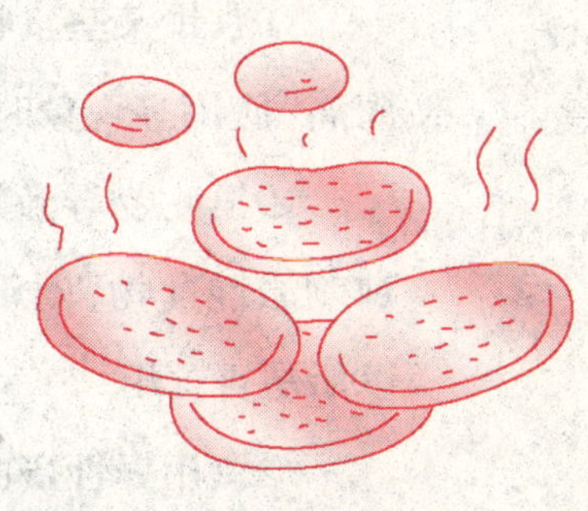

现在人们对食品的保管比较重视，但因种种环境条件，在日常生活中还往往出现食品霉变现象。因此，孕妇在日常生活中要讲究饮食卫生，不吃霉变的大米、玉米、花生、银耳、薯类、菜类以及甘蔗、柑桔等果品，以防霉菌毒素殃及胎儿。

27 警惕食物过敏

食用可能致敏食物对胎儿的影响尚未引起人们的重视，但事实上，致敏食品很可能会引起流产、早产，导致胎儿畸形等多种恶性后果，即便按期生育也可致婴儿患多种疾病。

研究发现，约有50%的食物对人体有致敏作用。有过敏体质的孕妇可能对某些食物过敏，这些过敏食物经消化吸收后，可从胎盘进入胎儿血液循环中，妨碍胎儿的生长发育，或直接损害某些器官，如肺、支气管等，从而导致胎儿畸形或罹患疾病。

孕妇应如何预防食物过敏，可从以下5个方面注意：

①以往吃后发生过敏反应食物，在怀孕期间应禁止食用。

②不要食用过去从未吃过的食物或霉变食物。

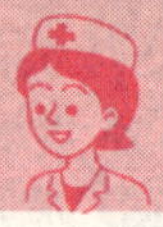

③食用某些食物后如发生全身发痒、出荨麻疹或心慌、气喘，或腹痛、腹泻等现象时，应考虑到食物过敏，立即停止食用。

④慎吃易导致过敏的食物，如海产鱼、虾、蟹、贝壳类食物及辛辣刺激性食物。对海产食物可先少量吃，看是否有过敏反应再决定以后是否食用。

⑤食用异性蛋白类食物，如动物肉、肝、肾，蛋类、奶类、鱼类应烧熟煮透，以改变蛋白质结构，利于机体吸收，减少过敏发生。

28 孕妇不宜吃素

孕妇全吃素食，而不吃荤食，会造成牛磺酸缺乏。因为荤食大多含有一定量的牛磺酸，再加上人体自身也能合成少量的牛磺酸，因此正常饮食的人不会出现牛磺酸的缺乏。

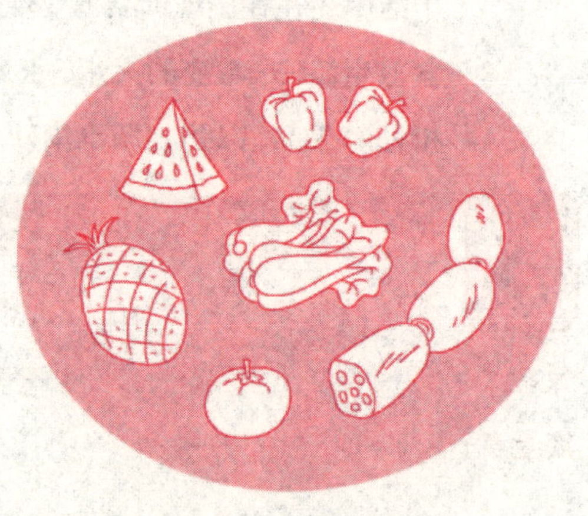

对于孕妇来说，由于需要牛磺酸的量比平时增大，人体本身合成牛磺酸的能力又有限，加之全吃素食，则素食中很少含有牛磺酸，久之，必然造成牛磺酸缺乏。因此，从外界摄取一定数量的牛磺酸就十分必要了。这种摄取，当然要靠吃些荤菜来补充。我们提倡孕妇要多吃素食，注意荤素搭配。

因此，我们告诫那些已怀孕而又不想吃荤食的妇女，为了自身健康，为了婴儿的正常发育，请适当食用些鲜鱼、鲜肉、鲜蛋、小虾、牛奶等含牛黄酸的荤食，以避免造成大人、孩子视力异常。至于素食习俗的孕妇，要多吃豆制品。

29 孕期饮水有禁忌

水是人体内重要的溶剂，各类营养素在体内的吸收和运转都离不开水。由于水质的千差万别，孕期饮水，大有讲究。

孕期内，准妈妈体内的血液总容量将增加40%～50%，因此更要保证水的供给充足。但是补水的过程中，孕妈妈要特别注意哪些水是不宜喝的？

（1）孕妇切忌口渴才饮水

口渴是大脑中枢发出要求补水的救援信号。感到口渴说明体内水分已经失衡，脑细胞脱水已经到了一定的程度。孕妇饮水应每隔2小时一次，每日8次，共1600毫升左右。

（2）切忌喝没有烧开的自来水

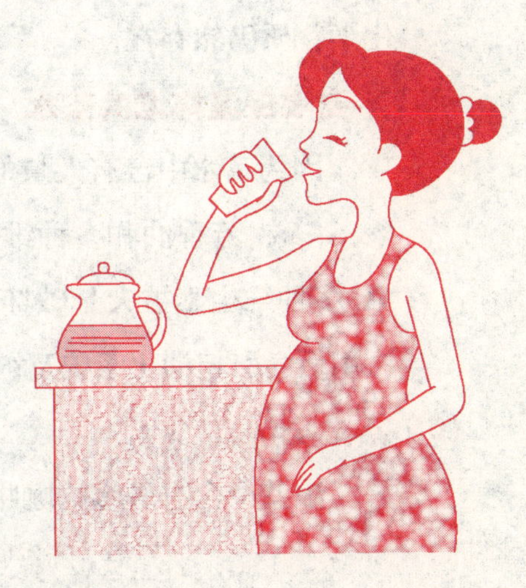

因为自来水中的氯与水中残留的有机物相互作用，会产生一种叫“三羟基”的致癌物质。孕妇也不能喝在热水瓶中贮存超过24小时的开水，因为随着瓶内水温的逐渐下降，水中含氯的有机物会不断地被分解成为有害的亚硝酸盐，对孕妇身体的内环境极为不利。

（3）久沸的开水不能喝

反复沸腾后，水中的亚硝酸根以及砷等有害物质的浓度相对增加，这样会导致血液中的低铁血红蛋白结合成不能携带氧的高铁血红蛋白，可能引起准妈妈血液含氧降低，威胁胎儿的安全。现在，很多人喜欢选择饮用方便卫生的纯净水。纯净水是从地下抽出后，经

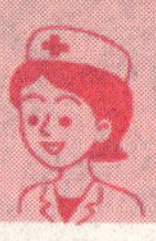

过多道过滤、沉淀，将其中的微生物、杂质都过滤掉了，但同时也将水中所含的矿物质过滤掉了。因为水中含有的钙、磷及其它微量元素对人体有重要的生理作用，而准妈妈在这个时期对矿物质也十分需要，所以此时对准妈妈来说，普通的温开水或蔬菜汁、水果汁或许更适合需要；牛奶与果汁也是准妈妈相当不错的选择。

另外，特别提醒孕妈妈，绝不能喝蒸饭或蒸肉后的“下脚水”。

（4）不能喝被工业污染过的水

孕妇绝对不能喝被工业生产中的废水、废气、废渣等污染物污染过的水，这样的水即使经过高温煮沸，水中的有毒化学物质仍然存在。

（5）不要喝保温杯沏的茶水

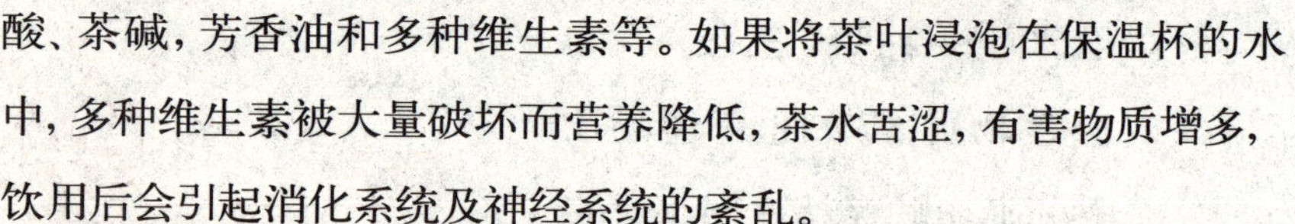

因为茶水中含有大量的鞣酸、茶碱，芳香油和多种维生素等。如果将茶叶浸泡在保温杯的水中，多种维生素被大量破坏而营养降低，茶水苦涩，有害物质增多，饮用后会引起消化系统及神经系统的紊乱。

（6）不宜喝浓茶

浓茶中含有较多的咖啡因和鞣酸。孕妇常喝浓茶对胎儿骨骼发

Tips　清晨起床后宜喝新鲜的凉开水

白开水对人体有“内洗涤”的作用。早饭前30分钟喝200毫升25～30℃的新鲜的开水，可以湿润胃肠，使消化液得到足够的分泌，以促进食欲，刺激肠胃蠕动，有利定时排便，防止痔疮、便秘。早晨空腹饮水能很快被胃肠吸收进入血液，使血液稀释，血管扩张，从而加快血液循环，补充细胞夜间丢失的水分。

育有影响，鞣酸还会妨碍铁的吸收，导致孕期贫血或贫血治疗困难。

（7）不宜喝汽水

汽水中的磷酸盐进入肠道后会与食物中的铁发生反应，产生对人体无用的物质。孕妇饮大量汽水会消耗铁质，可能导致贫血。

（8）不宜喝可乐类饮料

可乐类饮料其所含的咖啡因能迅速通过胎盘作用于胎儿，使胎儿受到不良影响。咖啡因可使实验动物发生腭裂、趾或脚畸形，甚至脊柱裂、无下颌、无眼、骨化不全、发育迟缓等。

（9）不宜喝冰镇时间过长的饮料

太冷饮料可使胃肠血管痉挛、缺血，出现胃痛、腹胀、消化不良。胎儿对冷刺激敏感，使胎儿躁动不安。

30 注意因季择食

人体生理和饮食也与季节息息相关。季节变化导致自然界气象万千，孕妇要随季节的变化，适时调节饮食，适应其生理性、代谢性需要。

春天，人体阳气随万物复苏而升发，饮食上宜选择一些助阳的食物，如稍加葱、豉、荽等，以清温平淡为宜，减酸宜甘。孕妇要多食蔬菜，少食米面。

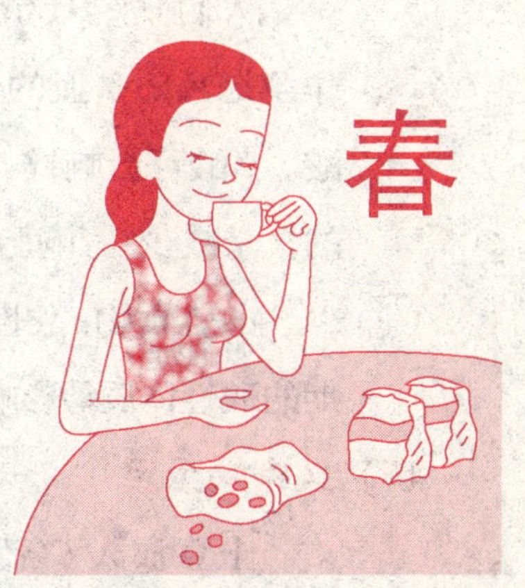

夏天，暑湿之气使人食欲降低，消化减弱。饮食上宜多食甘酸清润之物，如西瓜、乌梅、绿豆等，少食辛甘燥烈之品，可多吃不荤、不腻、含蛋白质的豆制品。此外，饮食经常变换花样。改变传统的常规的做法，以增进食欲。忌冷饮无节制，更不要饮用咖啡和可乐。

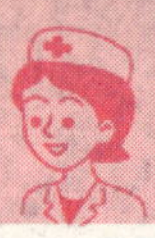

秋天，人体食欲逐渐提高，瓜果上市，吃瓜果时要注意洗净，防止肠道传染病。气候干燥，少用辛辣食品，多食柔润食物，如枇杷、甘蔗、凤梨、芝麻、糯米、糙米等。

冬天，气候寒冷，可热食，但不宜过食燥热之物。口味可稍重。多食一些脂肪，如鱼、火锅、炖肉可多食一些，稍用调味品。多补充黄绿色蔬菜，如油菜、菠菜、绿豆芽、胡萝卜等。切忌食用粘硬、生冷食品。

31 盘点不宜多吃的食物

孕期是很敏感的，如果饮食选择不当，就会导致不良后果。哪些食物孕妇不宜多吃呢？值得我们盘点一下。

（1）冷饮

怀孕后胃肠功能减弱，过食冷饮会使胃肠血管突然收缩，胃液分泌减少，消化功能减弱而出现腹泻等症状。医学研究表明，胎儿对冷的刺激十分敏感，当孕妇吃过多的冷饮后，胎儿会躁动不安。

（2）菠菜

人们一直认为菠菜含有丰富的铁质，具有补血功能，所以被当作孕期预防贫血的佳蔬。其实，菠菜中含铁不多，而是含有大量草酸。草酸可影响锌、钙的吸收，孕妇过多食用菠菜，会使体内钙、锌的含量减少，影响胎儿的生长发育。

酸性食物：酸性食物可使体内碱度下降，引起机体疲乏无力。长期的酸性体质易影响胎儿生长发育，导致胎儿畸形。

（3）久存的土豆

土豆放久了会发芽，发芽的土豆可引起食物中毒。这一点早已为人们所知。但贮存时间很长的未发芽土豆对人有什么影响，却很少有人知晓和重视。土豆中含有生物碱，存放越久的土豆生物碱含量越高。因此食用这种土豆，可影响胎儿正常发育，导致胎儿畸形。

当然，人的个体差异很大，并非每人食用后都会出现异常，但孕妇还是不吃为好。

（4）蜂王浆

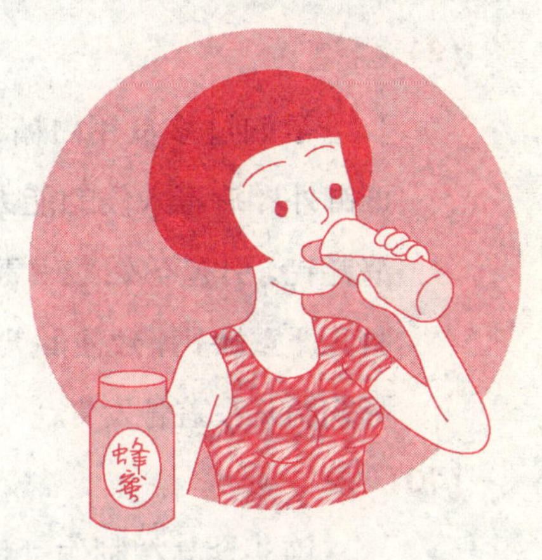

蜂王浆是工蜂咽腺或咽后腺分泌出的一种白色或淡黄色的略带甜味并有些酸涩的黏稠状液体，是专供蜂王享用的食物。蜂王靠食蜂王浆而拥有旺盛的生命力。蜂王浆具有滋补强壮、补益气血、健脾益血、保肝抗癌等功效。但是，孕妇不宜饮用蜂王浆，因为蜂王浆中的激素样物质会刺激子宫，引起子宫收缩，影响胎儿发育。

（5）山楂

孕妇喜欢吃酸东西，山楂便成了首选果品。山楂对子宫有兴奋作用，孕妇过食可使子宫收缩，有引起流产的可能，应少吃或不吃。

（6）桂圆

桂圆性温热，阴虚、内热体质及热性病患者不宜多食，尤其是阴血偏虚的孕妇更不宜食用桂圆。多食可引起孕妇口干胎热，大便干燥，肝经郁热，还可出现漏红、腹痛等流产先兆症状。

（7）动物脑

动物脑、垂体、后叶的提取物能引起子宫收缩，具有催产作用。孕妇进食动物脑会造成早产。

（8）猪肝

芬兰和美国已向怀孕及哺乳婴儿的妇女提出了应少吃猪肝的忠告。因为在给牲畜迅速催肥的现代饲料中。添加了过多的高质量催肥剂。其中维生素A含量很高，致使它在动物肝脏中大量蓄积。孕妇过

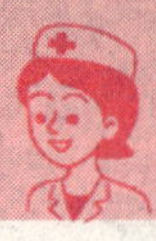

食猪肝，大量的维生素A便会很容易地进入体内，虽然量稍大些的维生素A对孕妇自身无大害处，但对胎儿发育危害很大，甚至会致畸。

(9) 白糖

孕妇过多食用白糖会削弱孕妇抵御外界病毒入侵的能力，也会大量消耗钙，引起孕妇酸中毒，还会引起胎儿严重缺钙，致使胎儿骨质疏松，影响胎儿头盖骨发育。

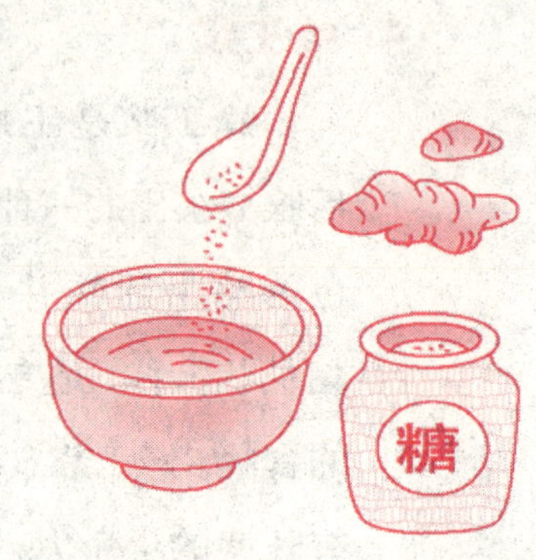

(10) 罐头食品

罐头食品在制作过程中都加入一定量的添加剂，如人工合成色素、香精、防腐剂等。尽管这些添加剂对健康成人影响不大，但孕妇及婴儿食入过多则对健康不利。另外，罐头食品营养价值并不高，经高温处理后，食品中的维生素和其他营养成分都已受到一定程度的破坏。而必需的营养却缺乏。

(11) 热性佐料

孕妇吃热性佐料（小茴香、八角茴、花椒、胡椒、桂皮、五香粉、辣椒粉等)容易消耗肠道水分，使胃肠腺体分泌减少，造成肠道干燥、便秘。肠道发生便秘后，孕妇必然用力屏气解便，使腹压增加，压迫子宫内的胎儿，易造成胎动不安、早产等不良后果。

(12) 味精

味精的主要成分是谷氨酸钠，血液中的锌与其结合后便从尿中排出，味精摄入过多会消耗大量的锌，导致体内缺锌，而锌是胎儿生长发育之必需品，所以孕妇不宜摄入过量。

三、美容禁忌：拒绝美丽后的伤痛

1 不应忽视皮肤保养

孕妈妈有种独特的美，若配上漂亮的衣着，保养好皮肤，就更能展现出怀孕特有的形象，给人以美的享受，也使自己的心情愉快，充满自信，有利于胎宝宝的健康发育。

妊娠期由于体内激素水平的改变，皮肤失去原有的光泽。孕妈妈脸上经常生色斑，这是一件让人烦恼的事情，孕妈妈心情不好直接影响胎宝宝的健康发育；而细嫩的皮肤，会使您的心情随之愉悦，对胎儿的生长发育十分有益，同时也会给孕妇增添一份特有的风韵，所以孕期准妈妈不可以忽视皮肤的保养。

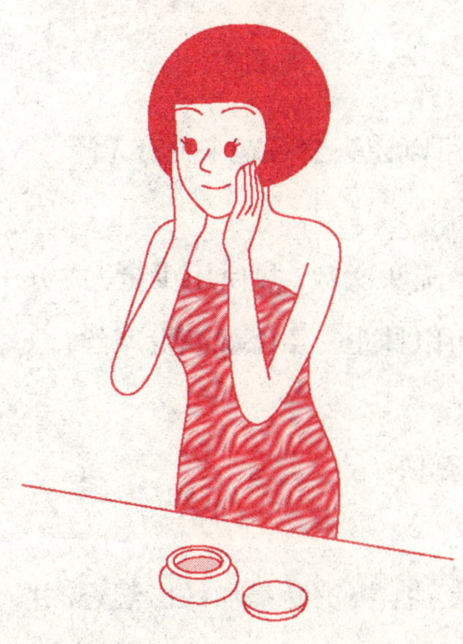

怀孕后，由于新陈代谢旺盛，孕妈妈的皮脂腺和汗腺分泌亢进，导致皮肤异常敏感，容易长疙瘩，如果不注意保持皮肤的清洁，容易使之变得粗糙，影响孕妇的形象。

呵护脸部肌肤的方法：早晚两次用中性香皂或洗面奶清洗脸部，洗干净后擦上护肤霜，并用中指和无名指从脸的中部向外侧螺旋式轻柔地按摩几分钟。这种短时间的按摩既能加快皮肤的血液循环，增进皮肤的新陈代谢，又能预防皮肤病，保持皮肤的细嫩，使皮肤机能在产后早日恢复。

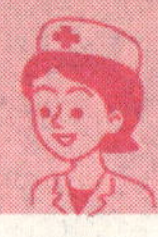

2 不要忽视头发养护

头发属于皮肤组织的一部分，就像皮肤一样，它也会受到怀孕激素的影响而产生变化。

怀孕后，原来干涩的头发这时可能会更干涩，原来油腻的头发现在更油腻，甚至卷发会变成直发。这使得孕妈妈的心情变得很糟糕，心情不好直接影响胎宝宝的健康发育，而一头乌黑柔亮的秀发可以使孕妈妈心情舒畅，当然有利于宝宝的生长发育。怀孕中期是保养头发的好时期。只要懂得细心呵护，秀发便似清晨花叶上滚动的露珠，永远折射着鲜花的柔美和香甜。

(1) 选择合适的发型搭配你的脸型

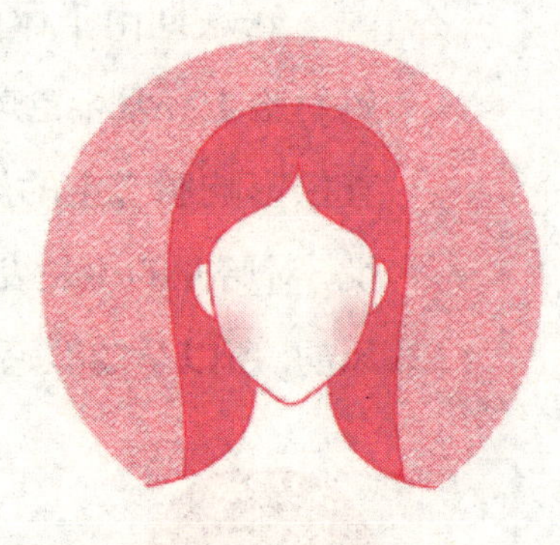

★如果头发比较厚，脸型比较饱满，就适合留长头发，让脸看起来修长一点。

★如果原本就留着长发，但发质比较干燥，且容易分岔或断裂，那么最好把头发剪短或打薄一点。

★如果是直发，自然分泌的发油可以让头发看起来更有光泽。

(2) 试着换几种洗发精来洗头

★如果头发比较干燥，可以减少洗头次数，并使用少量、成分温和的洗发精洗头。洗完头之后，也可以抹上一层保湿润发摩丝，以避免干裂现象的发生。

★如果头发是油性的，可以洗得勤快一点。

(3) 美发小技巧

★头发油和头发屑——柠檬焕发法：将护发素加柠檬混合，并将其 涂在洗过的半干的头发上，固定好，戴上浴帽，5分钟后洗净。

Tips 洗头后湿发的处理

洗完头后，如何处理湿发也是孕妈妈的困惑之一。顶着湿漉漉的头发外出或上床睡觉非但不舒服，而且容易着凉，引起感冒。用吹风机吹干，又怕辐射对胎宝宝有影响。其实，孕妈妈可以选用吸水性强、透气性佳的干发帽，很快就可以弄干头发。不过要注意选用抑菌又卫生、质地柔软的干发帽或干发巾；需要使用吹风机，可调到冷风档，不要紧贴着头皮吹头发。

每周做3次，头屑及油腻现象就会大有改观。需要注意的是，混合后的护发剂，在头发上涂薄薄一层就行，不要贪心涂的太多。

★头皮痒、敏感——芝麻油焕发法：取芝麻油适量，以清水轻轻弄湿头发，从发根至发尾涂上芝麻油并按摩头皮，包上热毛巾捂30分钟，再以温水洗头，进行一般洗发程序即可。

★头发易折断，脆弱，起静电——黄豆护发焕发秘法：将50克黄豆和2杯矿泉水一起煮开，水滚后改小火煮成一杯待用。除去黄豆，洗头后用黄豆水冲洗最后一次，洗后无需再用清水冲头发。每周采用这样的方法洗发之后，再使用少量免洗护发素，秀发就会渐渐恢复过来。

★掉发——酸奶焕发法：用洗发精洗头发，冲洗干净之后，用酸奶充当润发乳使用，秀发不但不会有洗发精残留的问题，摸起来还非常的柔顺，但务必要用温水冲干净。

（4）其他

★用毛巾将头发擦干，会比用吹风机吹干更对发质有益。

★淋浴时，别忘了用指尖轻轻按摩头发，刺激头皮血液循环。

★不要用过热的水洗头。

★用木梳梳头：从前额开始向后梳，梳时要紧贴头皮部位，用力大小适中，动作缓慢柔和。梳头5~7天后，洗头一次。

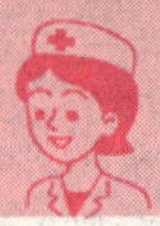

3 孕妈妈不宜做的9种美容

"爱美之心，人皆有之"，孕妈妈妆扮自己时要多加小心。

(1)不要盲目使用功能性的化妆品 怀孕后脸上出现小痘痘，应注意清洁，此时不要更换以往常用的护肤品，以免皮肤不适应。如果脸上的痘痘或湿疹很严重，不要盲目自己选择外擦或其他功能性的化妆品，应该去找皮肤科的医生寻求帮助。

(2)不要盲目选择去斑产品 顺其自然，保持愉快的心情，不要过于相信去广告中去斑产品功效的夸张说法，如果选择去斑产品也不要再孕期和哺乳期内使用。

(3)不宜使用抗衰老产品 抗衰老产品含有药物成分，不适合在孕期使用。

(4)不宜美甲、涂口红 美甲用品及指甲油属于化学品，普遍含有一种叫"酞酸酯"的物质，这种物质若被人吸收，不仅对人的健康有害，而且容易引起孕妇流产及胎儿畸形。口红则是由多种油脂、蜡质染料和香料等成分组成的，其中油脂通常采用的羊毛脂，能吸附空气中各种对人体有害垢重金属微量元素，又能吸附能进入胎儿体内的大肠杆菌等微生物。随着唾液进入人体，使胎儿受害。

(5)禁止染发和烫发 染发剂可引起细胞染色体的畸变，从而可诱发皮肤癌、乳腺癌和胎儿畸形。染发剂的某些成分还可能使皮肤产生过敏反应。化学冷烫精还会影响孕妇体内胎儿的正常生长发育，少数妇女还会对其产生过敏反应。

(6)杜绝专业美容项目 如漂白项目、各种电疗项目、足部反射疗法、压点式按摩等。

(7)禁止桑拿 我们知道孕期洗澡不能高温，桑拿浴的温度太高，室内闷湿，会导致胎儿畸形或流产。

(8)特别谨慎做香薰 孕期前3个月是不能做香薰的，而过了3个月以后选择香薰精油也是有讲究的，比如柠檬、柑橘等不能在怀孕12个星期前使用，玫瑰、茉莉却则不能在怀孕16个星期前使用。

对于香精油的使用请遵从医生或者专业的芳香治疗师的建议，做香薰的项目要特别小心。

(9)特殊禁用事项 孕期禁用含有维他命K、维他命A酸及其它维生素A衍生物的化妆品。

4 孕妇衣着服饰注意事项

孕期的服装以宽松、舒适、美观大方为原则。面对市场上的各种孕妇服装，孕妈妈们该如何挑选呢？把握几个要领就可随心所欲了。

(1) 面料要有透气性、吸湿性和保温性

纯棉布料和真丝制品是最佳选择。纯棉织物不论是作为贴身的内衣还是外衣穿用，都会感到凉爽舒适，透气性能好，吸汗，也极易清洗。丝绸衣服的吸湿性较好，并且轻软，直接贴身穿着，还有保健作用，可增强皮肤细胞的活力，防止血管硬化与皮肤衰老。

(2) 孕妇的服装应注意保暖性

纯毛织物穿着舒适，保温性好，而且不容易起静电，对皮肤刺激性小，不失为孕妇的最佳选择。而化纤类服装透气性能差，易造成皮肤瘙痒及过敏，孕期尽量不穿。

(3) 孕妇不要直接穿新衣服

衣服在制作过程中，使用各种化学染料，可能引起皮肤过敏，甚至导致皮肤炎症。因此，对买来的新衣服，应在穿之前先下水，洗去残存的化学物质。

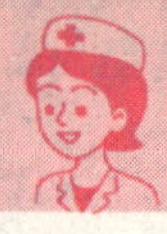

（4）孕妇宜选择宽大柔软的衣服

但也有少数孕妇胎位不正(如臀位或横位)，经医生在腹部矫正胎位后。往往需要系上一个腹带，帮助胎位转正。还有少数孕妇腹壁肌肉太松，以致腹部悬垂，脊柱负担很大，此时也须用腹带。腹带可支持腹壁，托住子宫，减少孕妇腰部承受的负担。这种支撑作用，也有利于下肢的血行通畅。但使用腹带要得当：一是应系得稍低一些，将下腹部向上兜起；二是不要系得过紧。

（5）孕妇选择鞋子要合适

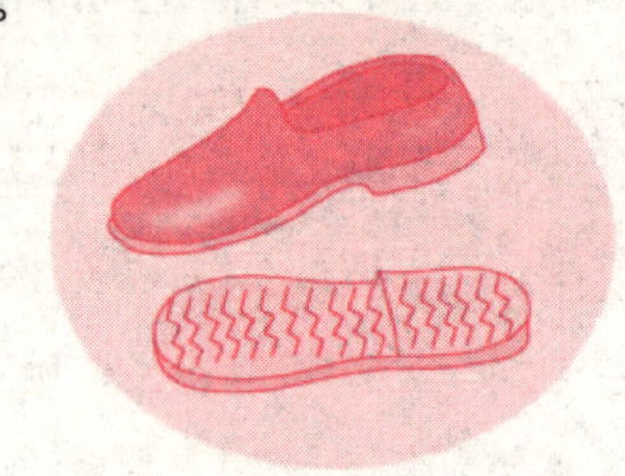

妊娠时身体重心前移，故不宜穿高跟鞋，以免跌倒。一般应穿松软合脚的布鞋，鞋底可稍厚，不宜穿硬底或高跟皮鞋，以免加重腹坠和腰酸。

5 选择内衣不可随意

孕妇的内衣要选择有通气性、吸湿性、保温性的材料。从这个意义上讲，纯棉制品为最佳，化纤制品应尽量不用。

（1）衬裙

可选择前开式的。为了在看病、喂奶时都方便，可选用暗扣式、拉链式的，或者左右掩襟式的。

（2）乳罩

为了在健康检查、喂奶时方便，乳罩也应选用前开式的。随着妊娠时间的增加，手很难弯到后面去，从这个意义上讲，也是前开式的好。产后也应使用乳罩。在喂奶期，要放进防止漏奶的衬垫，或者垫毛巾，所以乳罩的尺寸要选大一些的。

（3）三角裤

三角裤有伸缩性，到腹部相当大的时候，平时穿用的仍可以凑合。但是，为了防止腹部着凉，最好选用能把腹部完全遮住的、适于孕妇用的短裤。妊娠期容易出汗，阴道中的分泌物也增多，所以要选用具有良好通气性和吸湿性，并且经得住洗涤的材料做三角裤，冬天还要考虑保温，最好用纯棉。三角裤松紧带不要紧勒腹部和大腿根，最好用带子，根据腹部的变化随时调整。

（4）袜子

怀孕中期，有的准妈妈开始腿肿脚肿，如果在不冷不热的时节，不妨穿孕妇裙，同时配一双弹力长筒袜，因为弹力袜有消除疲劳、防止脚踝肿胀和静脉曲张的作用。

6 孕妇不宜穿高跟鞋

女性喜穿高跟鞋，因为穿高跟鞋能使人挺胸站立，体现女性的曲线美和姿态美。但怀孕后，高跟鞋还是收起来吧！

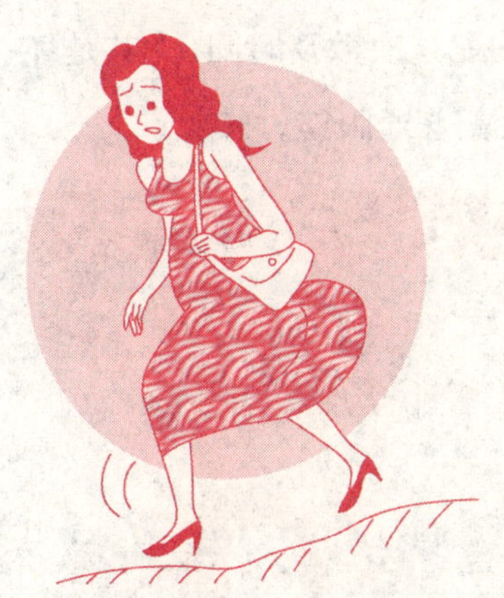

但妇女在怀孕期间就不一样了，由于体态生理上的改变，身体笨拙，行走不便。而高跟鞋的鞋跟一般均超过4厘米，使孕妇身体重心抬高，这样就容易跌跤，导致足踝扭伤或流产、早产。同时穿高跟鞋会出现前腿弓，后腿绷，易造成腰背肌劳损，产生慢性腰痛，因全身重量集中在前脚掌上易造成趾关节疼痛病。

另外，孕妇穿高跟鞋，身体必然前倾，骨盆倾斜发育，使骨盆各径线发生变异，不利于分娩的正常进行。同时，孕妇穿高跟鞋，会使腹压增高，腹腔血流量减少，影响胎儿的供血，而使胎儿的营养物质供应不足，影响发育。

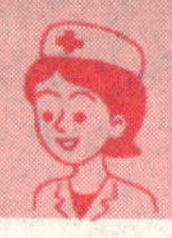

此外，由于鞋跟过高，改变了身体重心，增加了腹部、腿部等肌肉群的负担，使人易于疲劳，不利于母体与胎儿的健康。同时还会影响足部血液循环，加剧下肢水肿，给行动增加不便。

因此，妇女在怀孕期间，应选择合脚的软平底鞋，或鞋跟高度不超过3.3厘米的坡跟鞋，这样有利于母体与胎儿的健康。

7 小心隐形眼镜的隐患

孕期母体的许多改变，如内分泌荷尔蒙、血液、心脏血管及免疫功能等，会对眼睛造成生理上的影响，所以孕妈妈不宜戴隐形眼镜。

妊娠期间，由于孕妇角膜的含水量比常人高，角膜透气性差，此时如果戴隐形眼镜，容易因缺氧导致角膜水肿而对眼睛造成危害。同时，孕妇的角膜曲度也会随着怀孕周期及个人体质的改变而改变，使近视的度数增加或减少。如果勉强戴原先的隐形眼镜，容易因为不适而造成眼球新生血管明显增长，甚至导致角膜上皮剥落。此时，一旦隐形眼镜不洁，更易滋生细菌，造成角膜发炎、溃疡，甚至失明。

所以在怀孕期间要减少隐形眼镜的配戴次数及时间，尤其是怀孕最后3个月，最好不要戴隐形眼镜而改戴普通眼镜。

8 孕妇忌用化妆品盘点

化妆本来并非禁止之事，可当您怀孕之后，就要警惕某些化妆品中的有害成分。孕妇应该禁用哪些化妆品呢？有必要作个盘点。

（1）染发剂 染发剂不仅会引起皮肤癌，而且还可能引起乳腺癌，导致胎儿畸形。

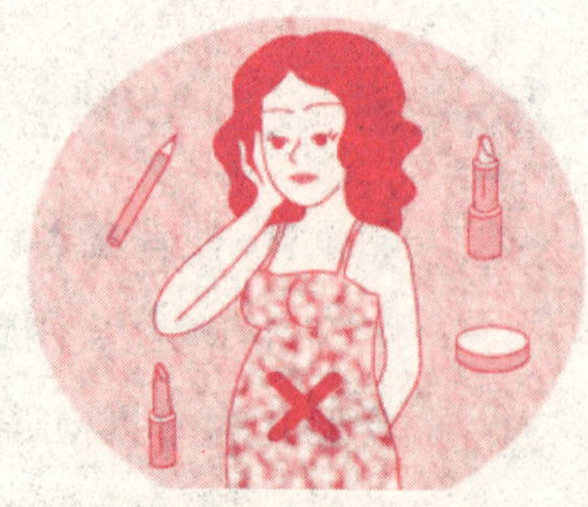

（2）冷烫精 妇女怀孕后，不但头发非常脆弱，而且极易脱落。若是再

用化学冷烫精烫发，更会加剧头发脱落。此外，因为冷烫精中常含一种含硫基的有机酸，属有毒化学物质，影响体内胎儿的正常生长发育。少数妇女还会对冷烫精产生过敏反应。

(3)口红 口红是由各种油脂、蜡质、颜料和香料等成分组成。其中油脂通常采用羊毛脂，羊毛脂除了会吸附空气中各种对人体有害的重金属微量元素，还可能吸附大肠杆菌进入胎儿体内。孕妇涂抹口红以后，空气中的一些有害物质就容易被吸附在嘴唇上，并随着唾液侵入体内，使孕妇腹中的胎儿受害。所以，孕妇最好不涂口红，尤其是不要长期涂口红。

(4)指甲油 目前市场上销售的指甲油大多是以硝化纤维为基料，配以丙酮、乙酯、丁酯、苯二甲酸等化学溶剂和增塑剂及各色染料制成，这些化学物质对人体有一定的毒害作用。指甲油中的有毒化学物质很容易随食物进入体内，并能通过胎盘和血液进入胎儿体内，日积月累，就会影响胎儿健康。此外，有的孕妇指甲脆而易折断，往往也是由于涂指甲油造成的。

(5)香薰精油 香精油对胎儿的发育没有什么好处，还可能造成流

Tips

孕妇化妆七大技巧

1.每次妆容的清洗一定要彻底，防止色素沉着。

2.妆容不宜过重，特别是口红和粉底。

3.使用的化妆品避免含激素和铜、汞、铅等重金属，应选择品质好、有保证、成分单纯，以天然原料为主导的，性质温和的产品。

4.所用产品清洁，过期产品和别人的化妆品坚决不用。

5.妊娠期不文眼线、眉毛，不绣红唇，不拔眉毛，改用修眉刀。

6.妊娠期间不要因为孕斑的产生而使用美白产品。

7.尽量不要涂抹口红，如有使用，喝水时进餐前应先抹去，防止有害物质通过口腔进入母体。

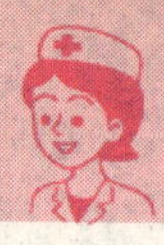

产，回避为好。

(6)脱毛剂 脱毛剂是化学制品，会影响胎儿健康；而电针脱毛不但效果不理想，电流刺激还会影响胎儿。

(7)祛斑霜 孕期脸上会出现色斑加深现象，是正常的生理现象而非病理现象。孕期祛斑不但效果不好，还由于很多祛斑霜都含有铅、汞等化学物以及某些激素，长期使用会影响胎儿发育，有致畸的可能。

(8)洗涤剂 各种洗发香波等，均含直链烷基磺酸盐等化学成分，这些成分对胎儿和线体都有害。洗涤剂中一些含有酒精硫酸的物质，通过皮肤吸入人体，当达到一定的浓度时，就导致受精卵的死亡，使妊娠中止。

四、用药禁忌：一失足成千古恨

1 关注孕期安全用药

有病吃药，这原本是再普通不过的事，但对孕妇来说就不一样了。国际上针对孕期将药物分为五类，孕妈妈应该有所了解。

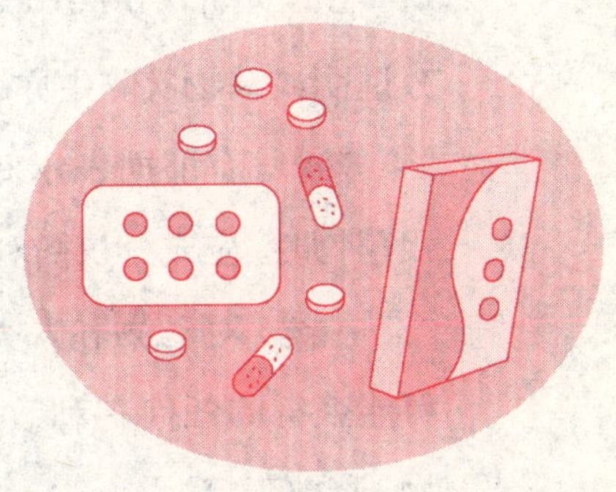

为了生一个健康、聪明的小宝宝，孕妇因病服药时总会问："这些药物会不会影响胎儿？"

这种担心并非没有道理。有许多药物可引起子宫收缩，造成流产；有的药物进入母体血液后，可从胎盘绒毛膜进入胎儿体内，引起胎儿畸形。所以孕妇应以"预防为主"尽量防止生病。如因生病而必须用药时，要做到合理、适当，防止滥用。

美国食品和药物管理局(FDA)根据药物对动物和人类所具有不同程度的致畸危险，将其分为5类，称为**药物的妊娠分类**，简称FDA分类。可供孕妈咪们参考。

A类：早孕期用药，经临床对照研究未见对胎儿有损害，其危险性极小，如多种维生素。

B类：动物实验中未见对胎儿有害，但尚缺乏临床对照研究；或动物实验中观察到对胎儿有损害，但临床对照研究未能证实。如一些抗生素，青霉素族、头孢类等。

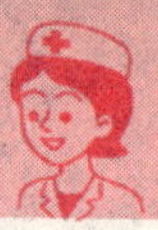

Tips **“孕妇慎用”意味着……**

药典和药品的说明书里经常可以看到“孕妇慎用”四个字，这是什么意思呢？其实，这并不是说孕妈妈服用后就一定会对胎宝宝造成伤害。事实上，在医学领域，只要没有在孕妇身上做过试验的，或者没有对孕妇和常人进行对照研究过的药品，原则上都会写上“孕妇慎用”，因为没有一个孕妇会主动提供自己做医学实验的。当然，如果真的须要服用这类药时，最好在医生的指导下，权衡利弊后再服用。

C类：动物实验中发现对胎儿有不良影响，但在人类还缺乏充分证明或动物实验中亦缺乏充分的对照研究。如阿司匹林等。

D类：有证据表示对人类胎儿有危害，但临床非常需要，又无替代药物时，应充分权衡利弊后使用。如一些抗生素、激素类药物。

X类：对动物和人类均具明显的致畸作用，其危害性远超过其可能获得的任何有利效果，这类药物在妊娠期禁忌使用。如抗癌药物、避孕药等。

2 了解药物对胎儿的危害因素

药物对胎儿的影响取决于3方面因素，与胎儿发育阶段密切相关。

药物往往对胎儿可能产生毒性反应，尤其是妊娠早期，可能造成胚胎受损而流产或致胎儿畸形。为了确保优生，又能正确心放地用药，孕妈妈有必要了解药物对胎儿产生不良影响的情况。

药物对胎儿产生的不良影响，主要取决于以下3个方面：

(1) 药物因素

有些药物本身对胎儿就有危害，其剂量的大小、药效时间的长短，以及服药方法均与致畸有一定的关系。一般服药时间短、剂量小，其毒性自然轻些，而口服药又比静脉注射药毒性小些。有些药物本身无毒性，但长期大量服用也会使人产生毒性反应，如维生素A在服正常剂量时对胎儿是有利的，但过量服用也可出现不良反应。

(2) 孕妇自身因素

妊娠后，母体内酶系统有一定改变，因而影响某些药物的代谢，使之不易解毒和消除，结果药物在体内作用的时间延长，可能产生蓄积性中毒。此外，由于孕妇本身的生理或病理变化均可影响药物从肾脏排出，也会增加药物毒性。也就是说，同样药物在不同孕妇身上的反应可能不同。

(3) 胎儿自身因素

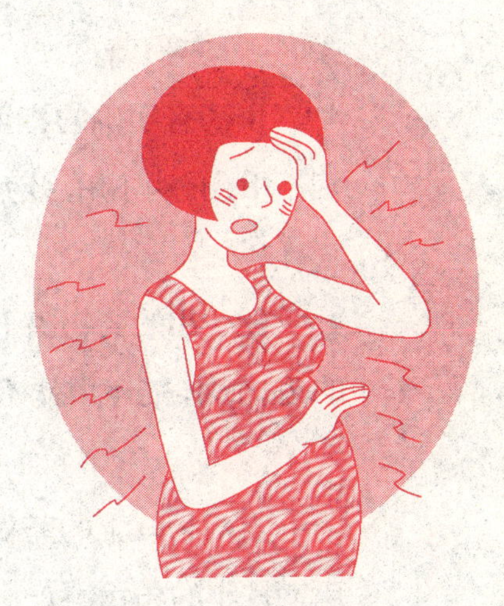

胎儿各器官功能均不成熟，分解药物的酶系统活性也不如成年人完善，因此胎儿对药物的解毒功能与成年人明显不同。对孕妇安全的药物，对胎儿仍可产生不良影响。

药物对胎儿产生不良影响又与胎儿的发育程度有关，即在胎儿发育不同时期其药物作用不同。胚胎受损最敏感的时期是器官处于高度分化、发育、形成阶段，约在妊娠2～9周。胎儿致畸的类别与胎儿接触药物时器官的发育阶段有着明显的关系，如神经系统在妊娠15～25天，心脏在20～40天，四肢在24～46天最敏感。由于许多器官是在同一时期发育的，有害药物可导致多个器官的畸形。

妊娠3个月时，胎儿除生殖器官及中枢神经系统需进一步发育外，多数器官均已形成，此后胎儿与成人对药物的反应基本上相同，也就是说，妊娠3个月以后药物影响胎儿畸形的范围就明显缩小了。当然，也不是可以随意服用药物，还必须在医生的指导下进行。

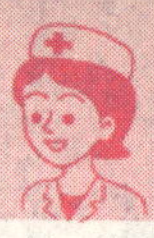

3 孕期用药10项铁律

孕期用药是件大事。对于孕妈妈及其家属，了解孕期用药原则是非常必要的。只要掌握以下10项铁律，面对多变的情况也不会出差错。

（1）让医生知情

有受孕可能的妇女用药时，需注意月经是否过期；孕妇看病就诊时，应告诉医生自己已怀孕和妊娠时间，而任何一位医生在对育龄妇女问病时都应询问末次月经及受孕情况。

（2）用药目的明确

用药有明确的指征和适应证，既不能病情不明滥用，也不能有病不用。有病不用，疾病同样会影响胎儿。

（3）保守原则

能少用的药物决不多用，可用可不用的尽量不用。尤其是在妊娠的头3个月，能不用就不用，能暂时停用就暂停使用。

（4）选优原则

当两种以上的药物有相同或相似的疗效时，就考虑选用对胎儿危害较小的药物。

（5）避免未知风险

能单独用药就避免联合用药，能用结论比较肯定的药物就不用比较新的药。试验性用药，包括妊娠试验用药，就更要谨慎。

（6）权衡已知风险

已肯定的致畸药物应禁止使用。但如果孕妇病情危重，则慎重权衡利弊和风险后，方可考虑使用。

（7）时间及剂量控制

用药必须注意孕周，严格掌握剂量、持续时间。尽量缩短用药疗程，病情控制后及时停药。

(8)切忌自选自用

切忌自选自用药物，或听信偏方、秘方，以防发生意外。自己用药一定在医生的指导下使用已证明对胚胎与胎儿无害的药物。

(9)遵循用药说明

服用药物，注意包装上的“孕妇慎用、忌用、禁用”字样。

(10)是否终止妊娠

孕妇误服致畸或可能致畸的药物后，应找医师根据自已的妊娠时间、用药量及用药时间长短，结合自己的年龄及胎次等问题综合考虑是否要终止妊娠。

4 孕妇忌用的西药盘点

据调查，约有92%的孕妇用过药，其中65%竟然是未经医生处方而自行服用的，这是很危险的。用药不当贻害无穷，务必谨慎。为此，现将忌用西药及其危害进行分类盘点，以警示孕妈妈及其家属关注用药。特别提醒，这里只是有限列举，未能穷尽。

对无处方用药，医务人员无法控制，孕妇自己也不知其害，可谓受害不知害，很难避免有害作用的发生。因此，大家一定要了解妊娠期应忌用的药物。

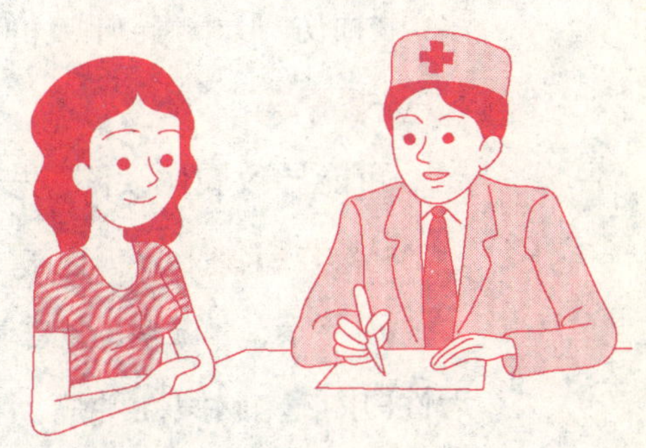

(1)抗癌药物

甲氨碟呤、6巯基嘌呤、氟脲嘧啶、阿糖胞嘧啶、百消安、环磷酰胺等，这些药物在妊娠早期应用，可使胎儿发生无脑、脑积水、脑脊膜膨出、兔唇、腭裂、四肢发育异常等畸形。如果几种抗癌药物合用，致畸作用更强。即便胎儿幸存，出生后往往智力低下。

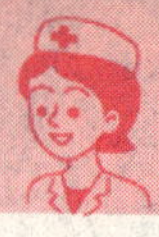

（2）激素类药

可的松、强的松、睾丸酮、安宫黄体酮、孕酮、雌激素、己烯雌酚等，可以引起早产、死产、无脑畸形、女胎男性化、女性假阴阳人、男胎女性化、脑积水、内脏畸形、脑脊膜膨出等危害。

（3）降血糖药

甲磺丁脲、氯磺丙脲、优降糖，在妊娠期应用可发生流产、死胎、多发畸形(如先天性心脏病、骨骼畸形、兔唇、腭裂等)。

（4）维生素类药

维生素A和维生素D、K，有可能使胎儿发生骨骼畸形、并指、腭裂、眼畸形、脑畸形及智力低下。

（5）镇静安定药

氯丙嗪、利眠宁、安定、扑尔敏、安其敏、乘晕宁、敏可静、苯那君等，在妊娠期使用，有可能使胎儿发生视网膜病、肢体畸形、兔唇、腭裂、血胆红素多、脑损伤、肝中毒、呼吸抑制等。

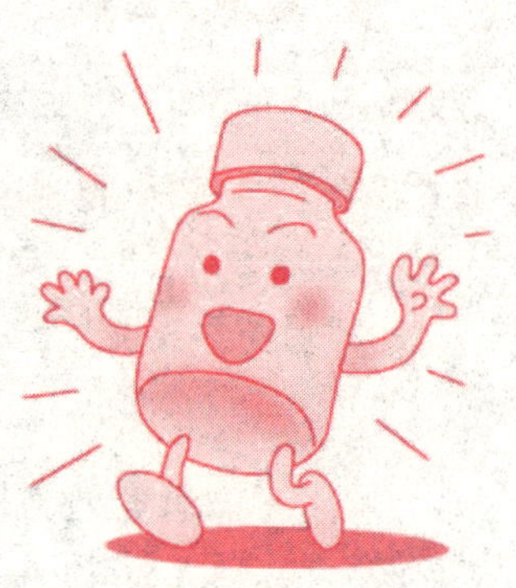

（6）口服避孕药

可能导致肢体缺陷、先天性心脏病。

（7）抗生素类药物

四环素、土霉素、金霉素、强力霉素等，可使胎儿发生畸形，先天性白内障、脑假性肿瘤、骨发育不良、牙齿黄染、急性脂肪肝等；氯霉素在妊娠晚期应用可能使胎儿发生血小板减少及肝损伤等；链霉素、卡那霉素等可使胎儿发生先天性耳聋和前庭损伤；磺胺类药物在妊娠后期应用，胎儿可发生核黄疸等。

（8）退热止痛药

感冒、头痛、发热而服用的阿司匹林及APC、复方扑尔敏等都含有阿司匹林成分，如在怀孕早期服用，可能导致胎儿骨骼畸形或新血管、神经系统及肾脏先天性缺陷，如在妊娠晚期或临床产前服用，可使预产期延长、分娩期出血、宫缩无力及死胎、死产率增加。

（9）其他

利血平可引起胎儿呼吸困难、嗜睡、脉缓；

眠尔通可以使胎儿发育迟缓；

苯海拉明和非那根可抑制胎儿呼吸；

苯丙胺可引起胎儿心血管畸形、脑积水及四肢畸形等；

维生素K，孕晚期服用会造成婴儿黄疸；

红霉素、氯霉素，在妊娠后期服用，能损害肝脏、抑制新生儿造血功能，出现“灰婴综合征”；

长效磺胺可致胎儿溶血性贫血及严重黄疸；

双氢氯噻嗪，可使新生儿血小板减少、颅内出血、震颤；

六甲溴铵，可造成新生儿麻痹性肠梗阻、骨髓抑制性血液病；

吗啡、杜冷丁可造成心动过速、惊厥、新生儿紫绀、呼吸抑制；

乙醚、氯仿、氟烷可使新生儿呈麻醉和抑制状态，也可导致死亡；

阿托品、后马托品、东莨菪碱、颠茄制剂，可造成心动过速、循环衰竭、产程延长、新生儿呼吸抑制。

5 要当心的中草药

有些孕妇生病后喜欢服用中药治疗，认为中药比西药安全，副作用小，对胎儿无不良影响。这种认识是错误的，不符合实际。

我国古代医学家李时珍早在《本草纲目》中就明确列出“妊娠禁忌”中药有87种，以后又增加了一些妊娠禁忌药物。这些药物的药性多属于重镇、滑利、攻破、峻泻、辛香走窜、大毒、大热的药物。现将妊娠慎用和禁用的常见药物例举如下：

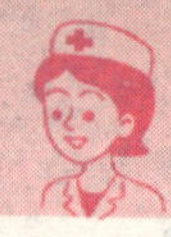

辛散大热药物 如生麻黄、细辛、肉桂、干姜、胡椒等。

破淤药物 如桃仁、红花、益母草、三棱、莪术、水蛭、虻虫、穿山甲、乳香、没药、土鳖虫、干漆、苏木、刘寄奴、茜根等。

滑利攻下药物 如大黄、芒硝、巴豆、滑石、木通、牵牛子、冬葵子、芫花、商陆、大戟、甘遂、牛膝、皂角等。

芳香走窜药物 如丁香、降香、麝香等。

催吐药物 如常山、藜芦等。

有毒药物 如马钱子、附子、草乌、川乌、南星、半夏、蜈蚣、两面针、雄黄等。

其它药物 如鸦胆子、九里香、漏芦、瓜蒂、胆矾、赤芍、朱砂、全蝎、枳实、五灵脂、雪上一枝蒿、川芎、血竭、泽兰、毛冬草、吴茱萸、砂仁、豆蔻、厚朴、金铃子、黄连、栀子、龙胆草、山豆根、苦参、槐花、延胡索、洋金花、王不留行、硫磺、樟脑、玄明粉、蟾酥、红娘云、阿魏、猪牙皂、路路通、八月木、天仙子、马鞭草等。

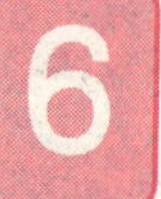

6 10大类禁用的中成药

中成药的成分比较复杂，在服用时更应慎重。

(1) 清热类

具有清热解毒、泻火、祛湿等功效的中成药。如六神丸在孕早期服用可能引发胎儿畸形，孕后期服用易致儿童智力低下等后果。而含有牛黄等成分的中成药，因其攻下、泻下之力较强易致孕妇流产，如牛黄解毒丸、片仔癀、犀黄丸、败毒膏、消炎解毒丸等。

（2）祛风湿痹症类

以祛风、散寒、除湿上痛为主要功效的中成药。如虎骨木瓜丸，其中活血之牛膝有损胎儿。类似的中成药，还有大活络丸、天麻丸、华佗再造丸、伤湿祛痛膏等。而抗栓再造丸则因大黄攻下、水蛭破血故孕妇禁用。

（3）消导类

有消食、导滞、化积作用的成药。如槟榔四消丸、九制大黄丸、香砂养胃丸、大山楂丸等，都具有活血行气、攻下之效，故易致流产。

（4）泻下类

有通导大便、排除肠胃积滞，或攻逐水饮、润肠通便等作用的成药。如十枣丸、舟车丸、麻仁丸、润肠丸等。因攻下力强，有损胎气。

（5）理气类

具有疏畅气机、降气行气之功效的成药。如木香顺气丸、十香止痛丸、气滞胃痛冲剂等，因其多下气破气、行气解郁力强而被列为孕妇的禁忌药。

（6）活血类

即有活血祛瘀、理气通络、止血功能的成药。如七厘散、小金丹、虎杖片、云南白药、脑血栓片、三七片等，因其祛瘀活血力过强，易致流产。

Tips

孕妇用药要向医生询问什么

1.一定要吃药吗？如果不吃的话，病情是否会更加恶化？或者病情会对我以及胎儿的健康造成更大的影响吗？

2.吃这些药对我及胎儿有没有什么副作用？

3.除了用药，有没有我能试一试的更安全的替代方法？

4.一天该吃几次？多长时间吃一次？（确定你真的理解服药说明）

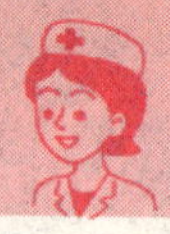

(7) 开窍类

具有开窍醒脑功效的成药。如冠心合丸、苏冰滴丸、安宫牛黄丸等因为内含麝香，辛香走窜，易损伤胎儿之气，孕妇用之恐致堕胎。

(8) 驱虫类

具有驱虫、消炎、止痛功能，能够驱除肠道寄生虫的中成药，为攻伐有毒之品，易致流产、畸形等，如囊虫丸、驱虫片、化虫丸等。

(9) 祛湿类

凡治疗水肿、泄泻、痰饮、黄疸、淋虫、湿滞等中成药，如利胆排石片、胆石通、结石通等，皆具有化湿利水、通淋泄浊之功效，故孕妇不宜服用。

(10) 疮疡剂

以解毒消肿、排脓、生肌为主要功能的成药。如祛腐生肌散、疮疡膏、败毒膏等含大黄、红花、当归为活血通经之品，而百灵膏、消膏、百降丹因含有毒成份对孕妇不利。

7 孕期抗感染用药要小心

很多抗感染的药物可通过胎盘对胎儿造成不良影响，因此孕妇感染后应用要小心。

(1) 妊娠期可选用的抗生素

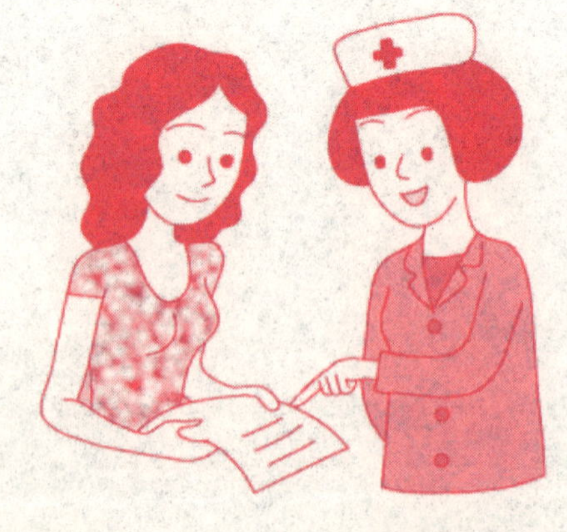

青霉素杀菌的原理是阻碍细胞细菌细胞壁合成，对人体危害小，不会导致胎儿畸形，如青霉素V钾片、羟氨苄青霉素等。头孢菌素类如头孢三嗪、头孢哌酮等化学结构、理化特性等与青霉素类极为

相似，不仅对胎儿影响小，而且抗菌谱广，过敏反应发生率低，对肾脏基本无毒性。大环内酯类如罗红霉素、阿奇霉素、克拉霉素等，对胎儿影响小，亦可选用。

（2）妊娠期间不宜用的抗生素

磺胺类可通过胎盘，渗入血脑屏障，致使胎儿脑损伤或新生儿黄疸，故妊娠中、晚期禁用。妊娠期间使用四环素类可致胎儿四肢发育不良、畸形，牙槽发育不良等，故整个孕期禁用四环素类抗生素。氯霉素可通过胎盘在胎儿体内蓄积，新生儿出生后可发生呕吐、厌食、腹胀及“灰婴综合征”等。抗结核药利福平也有致畸作用，妊娠早期禁用。

（3）妊娠期慎用的抗生素

氨基糖甙类耳肾毒性发生率为5~10%，抗结核药异烟肼易透过胎盘，均应慎用。氟哌酸、环丙沙星等对神经系统有一定影响，灭滴灵有致突变作用，必要时以局部应用为妥。孕期、哺乳期禁用。

8 使用外用药也要慎重

妇女在妊娠期对外用药也应慎用，因为一些外用药能渗透皮肤被吸收进血液，引起胎儿或乳儿中毒，造成胎儿或婴幼儿神经系统器官的损害。

(1)杀癣净 其成分是克霉唑，多用于皮肤黏膜真菌感染，如体癣、股癣、手足癣等，动物实验发现它不仅有致胚胎毒性作用，哺乳期妇女外用，其药物成分还可以分布入乳汁，虽然临床上未见明显不良反应和畸变报道，但为了健康生育，此药应该慎用。

(2)达克宁霜 含硝酸咪康唑。一般均有局部刺激，如果皮肤局部较为敏感，易发生接触性皮炎，或者因局部刺激发生灼感、红斑、脱皮起疱等。用药时如出现上述反应，应及时停用，以免皮损加重或发生感染。

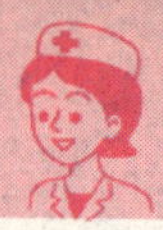

(3)百多邦软膏(莫匹罗星) 是一种抗生素外用软膏，在皮肤感染方面应用较广泛。但有不少专家认为，妊娠期最好不要使用该药,因为此膏中的聚乙二醇会被全身吸收且蓄积，可能引起一系列不良反应。

(4)阿昔洛韦软膏 属抗病毒外用药。抗病毒药物一般是抑制病毒核糖棱酸的复制，但同时对人体细胞的棱糖棱酸聚合酶也有抑制作用，从而影响人体核糖核酸的复制。所以，妊娠期在使用各种抗病毒外用药时应慎重。

(5)皮质醇龚药 应用于皮肤病较多。这类药具有抗炎、抗过敏作用，如治荨麻疹、湿疹、药疹、接触性皮炎等。但是，妊娠期妇女大面积使用或长时期外用时，可造成婴儿肾上腺皮质功能减退，并能通过透皮吸收，小剂量分布到乳汁中。此外，这类药还可造成妇女闭经、月经紊乱，故欲生育的妇女最好不用。

总之，在孕期、哺乳期的妇女无论是使用口服药物，还是外用药物都应该在医师的指导下进行，才能保证用药安全有效。

9 孕早期呕吐不宜用止吐药

呕吐，是很多孕妇都会经历的，早孕期的呕吐可能会发生在一天中的每一个时刻。

导致孕妇呕吐主要有以下因素：绒毛膜促性腺激素的升高；黄体酮增加引起胃肠蠕动减少；胃酸分泌减少引起的消化不良等。轻的对母子健康影响不大，不治也可自愈；重的吃什

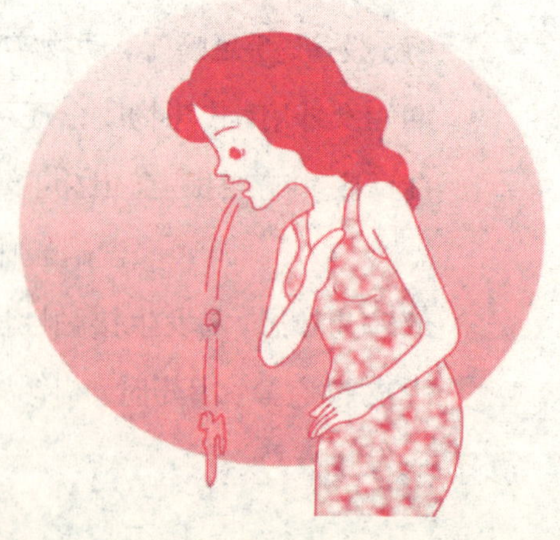

么吐什么，甚至滴水不进，呕出胆汁，孕妇尿少、皮肤干皱，有脱水现象，消瘦，营养不良，有时头晕眼花、眩晕，甚至晕倒等严重症状，影响母子健康。

妊娠呕吐与精神过度紧张有关系。应对她们进行安慰、鼓励，使之好好卧床休息，吃可口的饮食。但宜少吃多餐，而不宜服止吐药。

10 不可滥用保胎药

保胎药的主要成分是孕激素，孕激素对妊娠起着重要的作用，如果孕期孕激素不足，会造成流产和其他不良后果。

保胎药并非多多益善，更不是人人都需要用保胎药。一般情况下孕期孕激素的量是足够的，不必补充，若出现异常情况，必须先经医师检查诊断，需用孕激素保胎时，应在医师的指导下使用。倘若自行滥用，不仅无益反而有害。

11 忌生病不服药硬扛

孕期因为恐药而拒绝吃药，导致病情严重，是会危及母婴健康的。

怀孕期间有些症状确实是正常的孕期反应，但这些症状如果一直得不到缓解，或者越来越严重，请不要掉以轻心，还是找医生看看吧！在用药方面的疑惑和不安，也请说出来和医生多多沟通。准妈妈完全可以就心里关于用药的问题向医生提出来，有时候几句话就可以打消困扰、解除误会。遇到以下几种情况时请立即就医！

（1）妊娠剧吐

孕吐一般发生在孕早期的1~3个月，有些准妈妈会在早上起来时“晨吐”；有些准妈妈会闻不得某些气味而恶心呕吐。这些症状一般程度都较轻，也有没有孕吐情况发生的准妈妈，这都是正常的生理反应，不用担心。但如果准妈妈发生“吃什么就吐什么”、呕吐频

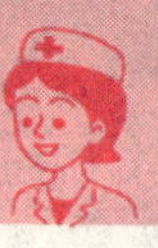

繁、程度严重、影响到正常的生活和工作，这可能就是妊娠剧吐，必须要找医生看看了。

严重的妊娠剧吐会引起脱水、电解质流失和新陈代谢紊乱，甚至酸中毒、碱中毒，如不及时就医，通过输液补充营养及纠正，会因为母体营养及代谢紊乱，而严重影响胎儿发育，甚至造成发育停滞。

（2）严重水肿

年龄偏大或过小、身材偏胖、有高血压家族史，或者本来就有贫血、高血压或肾脏疾病的准妈妈请注意，如果膝以下或踝部水肿经过正常休息后不能消肿且愈肿愈烈，并且水肿向上延伸至大腿，就要去看医生，病态水肿是妊高征(即妊娠高血压综合征)的表现。

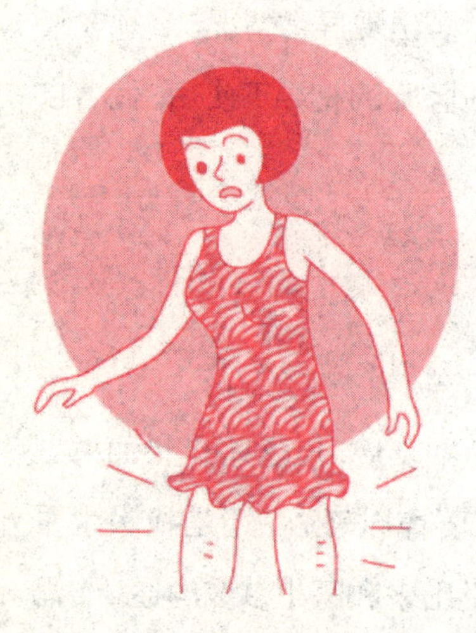

如果不及早治疗、服用药物，任由病情发展，严重地会演变成危及生命的子痫。准妈妈请不要轻视每次量血压、测体重、检查水肿程度及尿蛋白的检查。轻度妊高征及时给予药物治疗，大多数准妈妈都能很快恢复；如果轻度妊高征经治疗后血压不下降、水肿未缓解，并出现尿蛋白；或者有先兆子痫的症状出现，如病态水肿伴随头疼、视力模糊，就要住院治疗了。

（3）高热不退

孕妇症状较轻的感冒，如流清涕、打喷嚏等，不必服药，多喝水、多休息就会好。可是当孕妇高烧不退，持续39℃左右的体温，就该小心对待了。宝宝会因为妈妈的高烧而缺氧，导致畸胎的发生，尽快去医院治疗，在医生的指导下用药，才是上上策。药理早就证实，退烧用的青霉素类不会对宝宝有影响，更别说致畸了。一直不吃药、不吊针，高烧不退才是更危险的。

准妈妈们应该要保持清楚的观念，孕妇生病了也是病人，遵从医生指示，该用药时用药，才是对您自己与宝宝最安全的作法。

12 感冒不是小事

孕妇的免疫能力较差，容易受到病原体的侵害，所以相对未怀孕时更容易患感冒。孕期感冒不是小事，务必认真对待。

流感病毒对孕妇有直接影响，感冒造成的高热和代谢紊乱产生的毒素对孕妇有间接影响。而且病毒可能透过胎盘进入胎儿体内，造成先天性心脏病以及兔唇、脑积血、无脑和小头畸形等。而高热及毒素又会刺激孕妇子宫收缩，造成流产和早产。

感冒怎么办？以下为大家提供几点建议：

★轻度感冒，仅有喷嚏、流涕及轻度咳嗽，不一定用药，只用些维生素C即可，但要注意休息。也可在医生指导下可用些感冒冲剂等中成药，一般能很快自愈。

★出现高热、剧咳等情况时，必须去医院诊治。退热用湿毛巾冷敷，40%酒精擦颈部及两侧腋窝，也可用柴胡注射液。应注意多饮开水和卧床休息。

★高热时间持续长，连续39℃超过3天以上的，病后应去医院做产前诊断，了解胎儿是否受影响。

★感冒合并细菌感染，应加用抗生素治疗。

13 感冒发热用药禁忌

怀孕期内应尽量少用或不用解热镇痛类药品，如病情需要非用不可，也应在医生指导下短时使用。

抗感冒药 大多是复合制剂，含有多种成分，常见的有速效伤风胶囊、感冒通、康泰克、白加黑、康必得、克感康、快克等等，这些

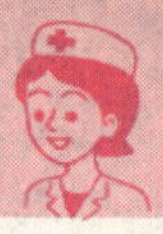

药大都含组胺药，孕期不宜服用，特别是孕4周前。感冒药主要是对症药物，治标不治本，且对孕妇来说不是安全药品，所以专家建议孕妇最好不用抗感冒药。

抗病毒药 均对胎儿有不良影响，孕妇不宜使用，若必须使用，则应有医生指导。

退热药 感冒伴有高热，多预示病情较重，应及时看医生。消炎痛是孕妇禁忌退热药，阿斯匹林在孕32周后也不宜使用。

抗菌素 孕妇感冒如无明确的细菌感染证据，如扁桃体炎、血压高、咳黄痰、流浓涕等，可不用抗菌素。因为抗菌素可通过胎盘作用于胎儿体内，有20%～40%的可能性对胎儿构成危害，要在医生指导下，选择安全的抗菌素。

祛痰、止咳药 一般比较安全，但含碘制剂的止咳药，孕妇不宜使用。

Tips

感冒发热的治疗方法

孕期感冒发热，不妨选用一些毒副反应较少的中草药对症处理。具有清热解毒、抗病毒作用的板蓝根、大青叶、连翘、羌活、金银花等都有较好疗效。中成药及其制剂银翘解毒丸及片剂、颗粒剂，复方大青叶注射液、银黄口服液等都可以用。

如果是一般的感冒，不妨试试食疗的方法。轻度畏寒发热、鼻流清涕的患者，可采用通阳解表之法，取生姜数片、葱白10段、香豆豉10克，共煎水服下。若是暑天感冒发热，可选用鲜藿香、鲜佩兰各15～25克，薄荷5克，荷叶5克，加水煎服。

对于感冒初起、症状并不严重的孕期患者，也可以采取非药物疗法，如推拿、穴位按摩、理疗、气功调理等。多饮开水，或洗热水澡，都有助于身体康复，也比较安全。

14 服用利尿剂要慎重

利尿剂不可随意服用，否则是很危险的。

妇女怀孕后，随着月份的增加，下肢等处可出现不同程度的水肿。对于孕期水肿，一般不需处理，除非是严重水肿，要到医院就诊。有些孕妇为了减轻水肿，便自己使用利尿剂来消肿，这是很危险的。利尿剂特别是噻嗪类药物，不但可导致低钠血症、低钾血症，还可以引起胎儿心律失常、新生儿黄疸、血小板减少症、出血性胰腺炎等。

15 不可乱用泻药

泻药在妊娠早期和晚期，很容易引起流产和早产，须谨慎！

妊娠期间胎盘可以产生大量的孕激素，使胃肠道平滑肌张力减低，活动减弱，胃酸较多，胃肠蠕动减弱，腹壁肌肉收缩功能降低，再加上孕期运动量偏小，及增大的子宫对直肠产生压迫等原因，很容易发生便秘。但要注意，即使便秘也不要轻易使用泻药。

中医认为妊娠便秘主要是由于阴津不足，肠失濡润所造成。可以服用“麻仁润肠丸”加减治疗。另外，妊娠便秘使用食疗比药物治疗更为优越，可选用核桃蜂蜜糊、芝麻核桃羹食用，也可每日食香蕉3~5支，以上方法既有一定的治疗效果，也有较好的预防作用。

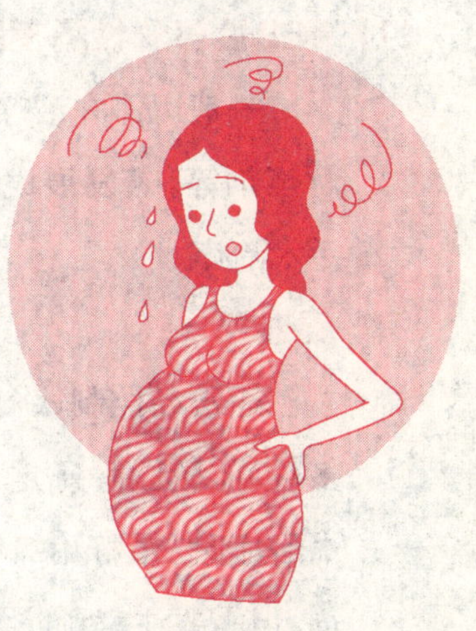

为使大便通畅，要做到以下几点：

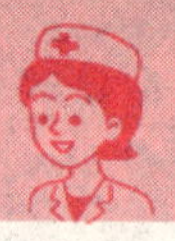

①多食纤维素丰富的蔬菜和水果；

②养成每天定时去厕所的习惯；

③做轻微散步等适当的运动；

④注意使每天的生活有正常的节奏和规律；

⑤必要时可使用腹泻剂。

16 不要服用驱虫药

肠寄生虫病，特别是蛔虫症，在卫生习惯不太好的人群中相当普遍。患者多是采用吃驱虫药和泻药的方法进行治疗。但在妊娠期间，若无紧急症状，一般不要服药进行驱虫。

目前所用的各种驱虫药均有不同程度的毒性和副作用。在妊娠期间，特别是妊娠早期(妊娠3个月内)，胎儿处于器官化阶段，孕妇不宜使用有毒性药物。此外，驱虫时需要在服药时加些泻药，而泻药偶可使肠蠕动增快，而引起流产、早产，故孕期也不宜使用。

但是怀孕期间出现严重的寄生虫病，应该尽早就医，以免危及生命。妊娠期因蛔虫症引起剧烈腹痛，通常有以下两种情况：

(1) 蛔虫性部分性肠梗阻

一般以保守治疗为主，如禁食、胃肠减压、补液，以及酌情应用解痉剂等。若发展成完全性肠梗阻，保守治疗无效，不得已时可行手术治疗。

(2) 胆道蛔虫症

通常经控制饮食，应用解痉药，辅以镇痛剂及抗生素等，绝大多数可以缓解，确定不能缓解的只能手术治疗。妊娠期内一定要驱虫治疗时，最好用氧气注入，加缓泻药如液体石蜡、生豆油等润滑剂，但需要注意预防流产和早产。

在怀孕前如发现有寄生虫病时，应及早治疗，减少孕后的麻烦。

17 孕妇不可用药物减肥

现在市场上的减肥药种类繁多，其成分复杂，各不相同，有可能对胎宝宝产生危害。

香港一名年轻妇女曾在怀孕初期服用一种有吸油作用的减肥药，结果诞下一名“雌雄同体”的阴阳畸婴。这名妇女在怀孕期间的前6周一直服用一种含有奥利司他成分（Orlistat）的减肥药（俗称去油丸）。当她得知有身孕后，就立即停止服药，但后来还是生下一名性器官“不男不女”的婴儿。

孕期肥胖是正常生理现象，不要刻意减肥，更不可用药物减肥。

18 孕期妇科炎症会危及胎儿

在临床产前检查时发现，孕妇妇科炎症的感染率占到30%左右。感染不仅对孕妇本身有一定影响，对其下一代也有影响，感染还会造成胎儿早产、流产，影响新生儿健康。

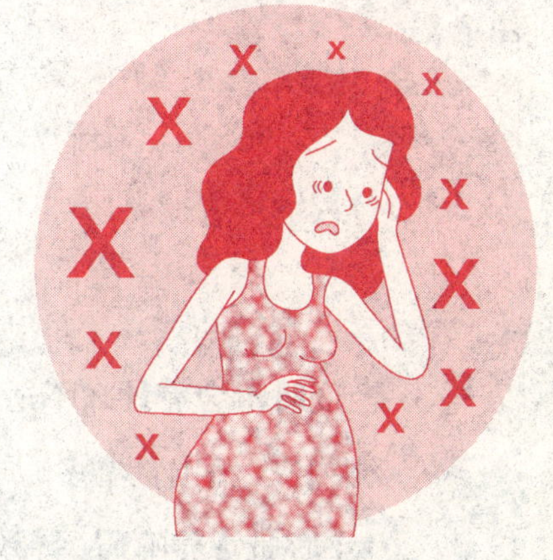

专家提醒，孕期女性要重视妇科炎症感染问题，特别是感染后滥用药物可能对孩子智力发育、身体畸形有影响。

女性在孕期由于身体激素变化，导致阴道自洁能力下降，阴道PH值改变。孕妇阴道感染最常见的是霉菌性阴道炎及细菌性阴道疾病，因此，孕妇需注重自我防御，比如：用清水清洗外阴；尽量不要穿不透气的内裤；不建议使用护理液，因为使用护理液反而改变阴道内PH值，引起感染。

尤其是早孕、中孕早期，用药要谨慎，外用药也要防止伤及胎儿。

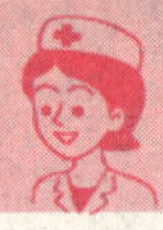

19 不可忽视贫血

孕妇由于生理的变化，血容量会随着生理需要的增加而增加，但红细胞的速度较血浆慢。因而，孕妇的血液被稀释了，我国约有1/4的孕妇会发生不同程度的贫血，但重症贫血的患者并不多见。

当血红蛋白低于10克，高于8克时，称为生理性贫血，而低于8克时才被诊断为病理性的妊娠贫血。

除了生理因素会造成孕妇发生贫血外，还与一些孕妇偏食有关，有的人怕荤菜吃多了发胖，包括铁在内的营养成分摄入不够，不能满足生理需要，容易造成缺铁性贫血。也有些孕妇贫血是因为患有慢性萎缩性胃炎、慢性肾炎、钩虫病等。

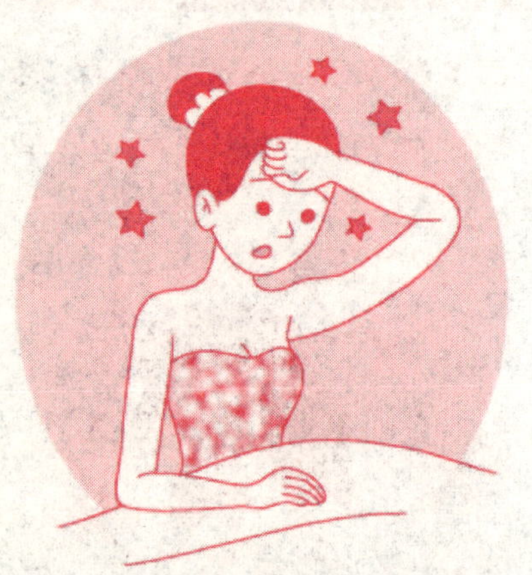

铁锅使用的减少，也是造成现代人摄取铁质来源减少的一个重要原因，使用铁锅烹调饭菜，可使食物中的铁元素含量增加10倍，无机铁比食物中的铁元素含量增加10倍，而且无机铁比食物中的有机铁更易于被人体吸收。所以，世界卫生组织曾号召推广使用中国铁锅。

孕妇贫血，血液中的氧含量降低，在轻度时不会有什么不适感，但在严重贫血或急性失血过多时就会心跳加快，输出量增多，周围循环阻力下降，发展下去就会出现全心扩大，心肌营养障碍，导致充血性心力衰竭，当血色素低于5克时，孕妇会出现心肌损害。贫血还会影响到胎儿，造成胎儿的慢性缺氧，影响到胎儿的某些重要器官的生长发育，使之出生的婴儿智力较差，反应迟钝。

妊娠高血压综合征在贫血孕妇中也常常发生，其发生率要比非贫血孕妇高出一倍多。因为绝大多数妊娠贫血的原因都是由于缺铁，所以，用铁剂治疗可使其发生率下降。

贫血孕妇容易发生感染。这是因为贫血孕妇的血浆蛋白质浓度低，产生的抗体少，巨噬细胞作用减弱，而使免疫能力降低，容易诱发产褥期感染，发生产后热、子宫内感染、乳腺炎等等。贫血孕妇耐受出血的能力也下降，尽管分娩时贫血孕妇的出血量并不比正常孕妇多，但因为贫血耐受出血能力下降，正常的失血量也可能导致产妇的休克和死亡。

有些孕妇由于产前未进行很好的治疗，直至产后仍然贫血，这就影响了乳汁的形成，表现为泌乳少，乳汁的营养也差。这也就是现在人们常常听到的：孩子他妈没奶，要人工喂奶。所以及早防治孕妇贫血，对于母子两代人都有好处。

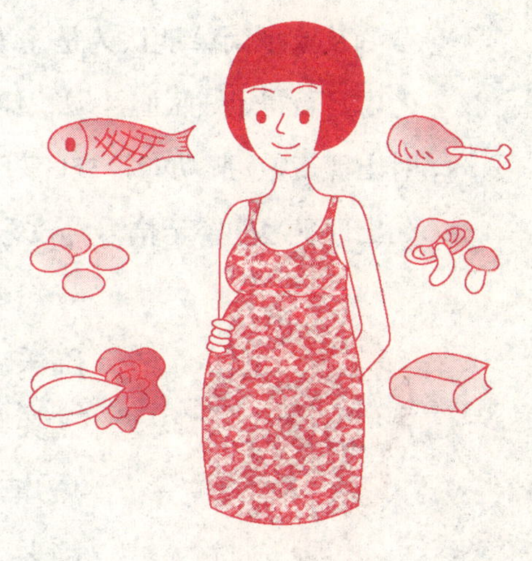

在怀孕期间要进行定期检查，如发现有引起铁吸收不良或缺铁过多的疾病时要及时治愈。妊娠贫血的治疗常有两种：一是铁剂药物治疗，如硫酸亚铁0.3克，每日3次口服，每次同时配合口服维生素C0.1克，应饭后用白开水服药。一般服药2周后血红蛋白就开始上升，轻度贫血服药4～6周即可恢复正常。二是食疗食补，孕妇可多吃一些含铁元素多的食物，如猪肝、猪腰、瘦肉、猪血、鸡血、鸡蛋、豆类、新鲜蔬菜等。孕妇发生贫血后要接受医生指导，认真治疗，不要掉以轻心，以免影响母子的健康与生命安全。

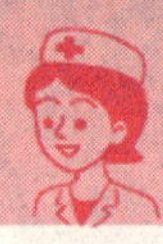

20 忌不了解妊娠肝内胆汁淤积症

在我国，妊娠肝内胆汁淤积症是妊娠期常见病，由于专业知识的缺乏，怀孕的准妈妈们对此病的认识并不正确。

许多孕妇在妊娠中晚期，甚至妊娠早期就出现全身广泛性瘙痒，最典型是首发于手掌和脚掌，然后逐步延及小腿、大腿、上肢、后背、前胸及腹部，除了抓痕以外还伴有皮损，瘙痒程度各有不同，可从轻度偶然的瘙痒到严重的全身瘙痒，个别甚至无法入眠，一些孕妇及家属简单地认为是患了一般皮肤病。其实，在这种情况下，应考虑是否得了妊娠胆汁淤积症。它的临床表现以皮肤瘙痒为主，严重时出现黄疸，肝功能检查GPT升高，少数患者感乏力，腹泻，腹胀。孕妇出现了这些警示信号，应该及时就诊，以免病情继续发展。

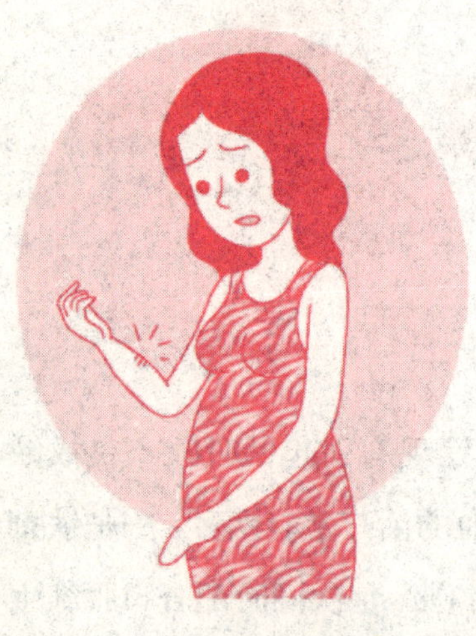

许多孕妇患了妊娠肝内胆汁淤积症，因临床症状比较轻，所以思想上不重视，认为无关紧要，生了孩子就没事了。的确，皮肤瘙痒，黄疸这些表现在分娩之后都会自然消失，肝功能也恢复正常，但该病对胎儿有很大影响，可引起胎儿窒息、早产、死胎和孕妇产后大出血。据报道，在未发现此病以前，有很多不明原因早产，死胎，其实是因该病引起的，所以孕妇千万不能把它当做“胎气”，疏忽大意，一定要及时去医院诊治。

孕妇一旦患了妊娠肝内胆汁淤积症必须严密观察胎儿情况，勤数胎动，由家属听胎心，发现异常情况及时与医生联系，遵医嘱服用中西药，以确保宝宝安全度过难关。

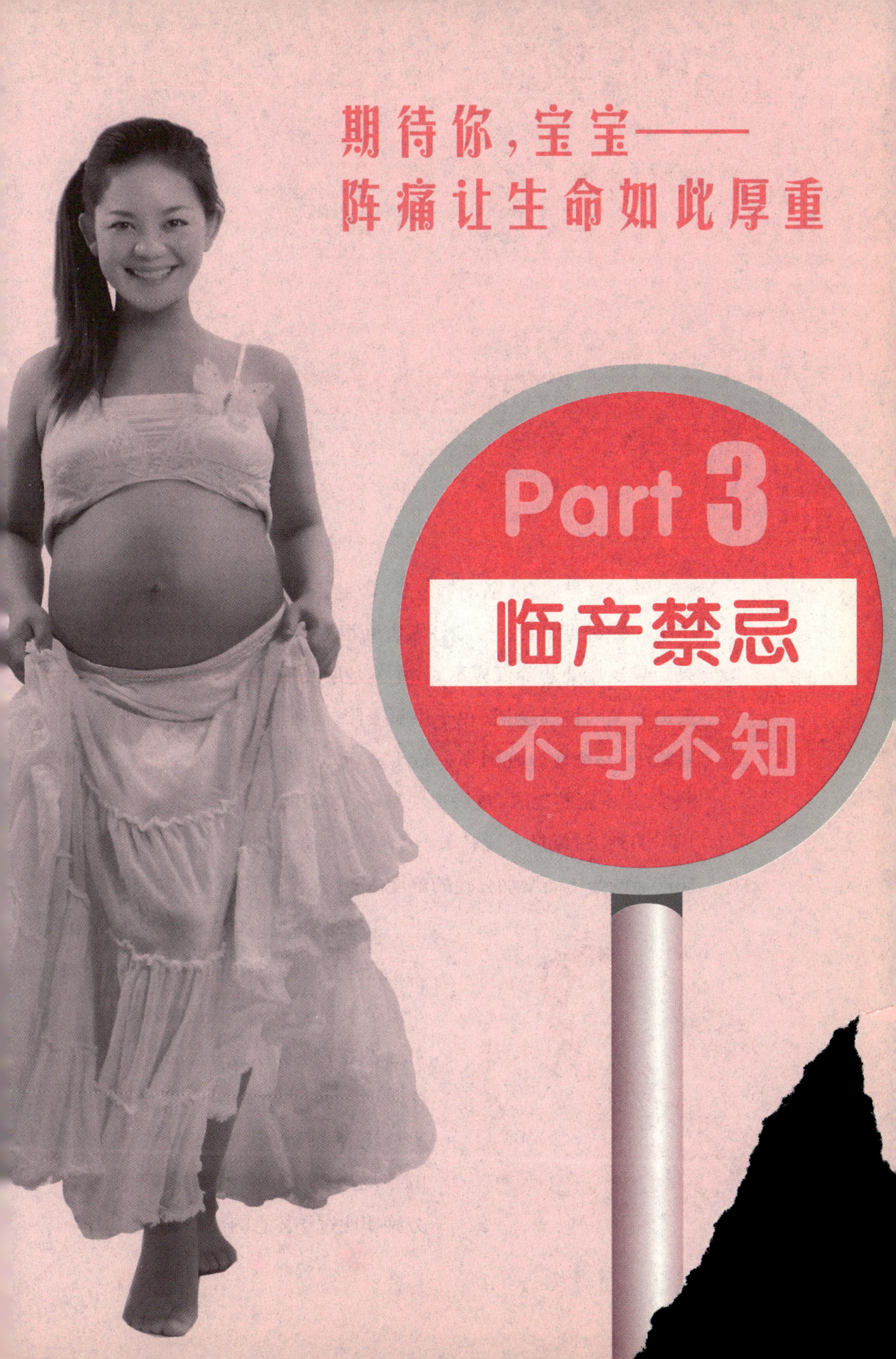
期待你，宝宝——
阵痛让生命如此厚重
Part 3
临产禁忌
不可不知

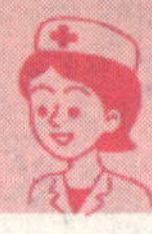

一、产前准备

1 妊娠末期过早休息不利于分娩

由于对未出世的子女过分重视，因此许多人对孕妇进行过度保护，让孕妇过早离开工作岗位，在家休息，停止正常活动，这样不仅对分娩无益，反而有很大的害处。

孕妇过早休息，活动量过少，产生了惰性，容易引起足月后迟迟不生——过期妊娠。过期妊娠害处很多，常见的有胎盘退化，其结果会导致胎儿营养供应不足，尤其是胎儿缺氧，容易引发胎儿宫内窘迫和颅内神经受损。由于供氧受限，羊膜的分泌机能降低，羊水量减少，易造成分娩困难和胎儿窒息。过期出生的新生儿身上脂质减少，皮下脂肪变薄，皮肤出现皱褶，像个“小老人”。

另外，过期胎儿比较大，颅骨硬，颅合缝变窄，临产胎头不易适应产道的变化而增加分娩的难度，母婴容易遭遇更严重的损伤。

再者，休息过早还会削弱孕妇的体力，甚至会影响将来分娩时的产力，而产力是保障正常分娩的主要因素之一，如若减弱，势必容易引起滞产，甚至发生难产。大量调查资料表明，那些一直到分娩前都照常干活的劳动妇女，她们的平均产程比非劳动妇女要短，顺利分娩率比过早休息的要高得多。

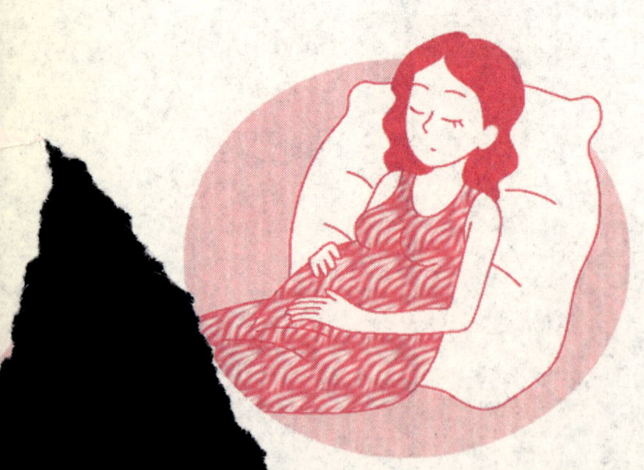

那么究竟什么时候停止正常工作，开始休息呢?这就要区别情况，产前检查一切正常，所从事的又不是重体力或环境恶劣或条件差的工作，则可以到预产期前一周左右再停止工作，在家休息待产，甚至也可以照常工作直至预产期。若工作较轻，即使工作出现临产征兆也不为晚。但是，孕妇若患有较严重的疾病，或产前检查发现显著异常，或有重要妊娠并发症，则应提前休息，或听取医生意见。

2 产前不宜过度焦虑

焦虑感不同于一般的害怕情绪，而是一种情绪障碍，使人陷于一种预感将有什么不祥事情的发生的模糊而不安的状态中。

调查显示，98%的孕妇在孕晚期会产生焦虑心理，有些人善于调节自已的情绪，会使焦虑心理减轻，有些人不善于调节，心理焦虑越来越重。如何解决这一问题呢? 下面进行分析。

(1) 造成这种心理问题的原因

担心产痛 城市女性大多是初产妇，缺乏对生产的直接体验。从电视、报刊等媒体上又耳闻目睹了许多产妇生产的痛苦经历，考虑到自己也将经历此过程，心中不免焦虑。

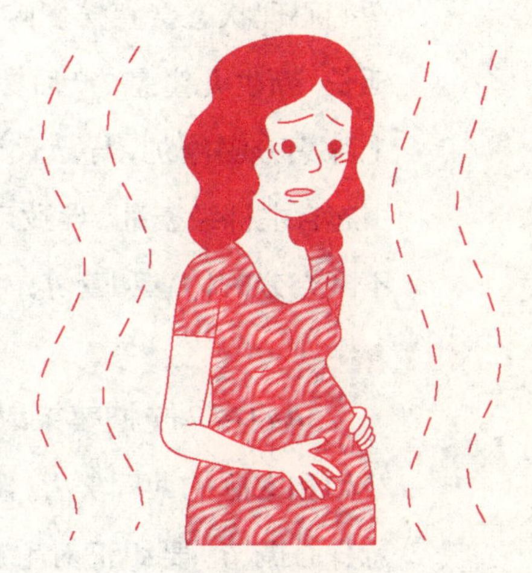

怕孩子畸形 虽然做过多次检查，但检查毕竟是通过机器和各种化验，有些胎儿存在健康问题不能查出，产妇对此焦虑，怕生个不健康的宝宝。

对胎儿性别的忧虑 城市人对生男生女大多能正确看待，但在

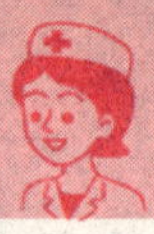

人的潜意识里仍有某种对胎儿性别的好恶，或家人对生男生女比较在意。不知胎儿性别，心中不免打鼓。

担心孩子健康 患有妊娠高血压疾病、妊娠合并心脏病等产前并发症的产妇，由于自身健康存在问题，担心殃及胎儿，产生焦虑。

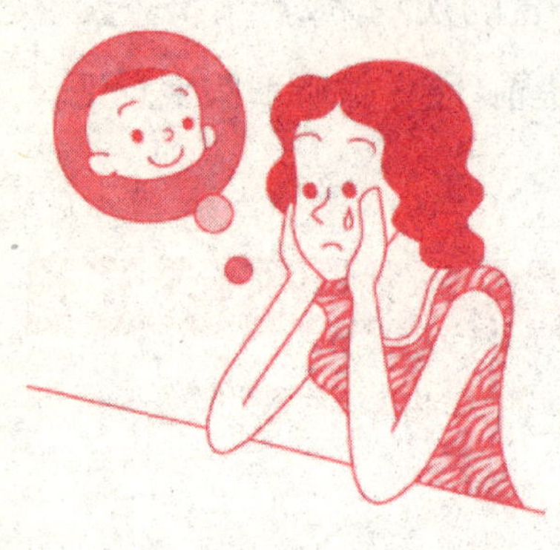

烦躁导致焦虑 由于到孕晚期各种不适症状加重，如出现皮肤瘙痒、腹壁皮肤紧绷、水肿等不适.使心中烦躁，易焦虑。

焦虑的累积 由于行动不便,整日闭门在家,注意力集中到种种消极因素上，加重焦虑。

经济和职业方面的忧虑 担心孩子出生后，自己的职业受到影响或家庭经济压力加大，而产生焦虑。

（2）产前焦虑的不良影响

据调查，产前严重焦虑的孕妇剖宫产及阴道助产比正常孕妇高一倍。严重焦虑的孕妇常伴有恶性妊娠呕吐，并可导致早产、流产。孕妇心理状态会直接影响到分娩过程和胎儿状况，比如易造成产程延长，新生儿窒息，产后易发生围产期并发症等。焦虑还会使孕妇肾上腺素分泌增加，导致代谢性酸中毒引起胎儿宫内缺氧。焦虑还可引起自主神经紊乱，导致产时宫缩无力造成难产。由于焦虑，孕妇得不到充分的休息和营养，生产时会造成滞产。

（3）解决办法

孕妇在孕晚期要采取积极的态度，消除产前焦虑，当然这需要孕妇和家庭的共同努力。除了家人的关心、体贴外，孕妇自己也要注意身心调节。要纠正对生产的不正确认识。生育能力是女性与生俱来的能力，生产也是正常的生理现象，绝大多数女性都能顺利自然地完成，如存在一些胎位不正、骨盆狭窄等问题，现代的医疗技术也能顺利地采取剖宫产的方式将婴儿取出，最大限度地保证母婴安全。孕妇应学习有关知识，增加对自身的了解，增强生育健康宝宝的自信心。有产前并发症的孕妇应积极治疗并发症，与医生保持密切关系，有问题时及时请教，保持良好情绪。和一些妈妈们交流一下，讨教一些经验。临产前做一些有利健康的活动，如编织、绘画、唱歌、散步等，不要闭门在家，整日躺在床上，把注意力集中到对未来的担忧上。

3 产前乳房护理不容忽视

产前一定要做好乳房的护理，这样才能为将来婴儿出世后顺利地哺乳做好准备，为母乳喂养创造有利条件。

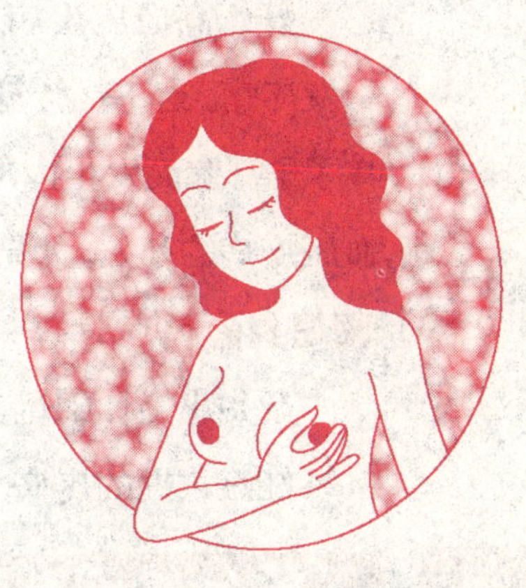

母乳是婴儿最适宜的食物，母乳不仅营养丰富，易消化吸收，而且还具有增进婴儿免疫力的作用，母乳喂养对婴幼儿的健康成长起着不容忽视的奠基作用。所以在妊娠后，必须加强乳房护理。

产前护理乳房，必须注意乳房、乳头的清洁，每天用毛巾蘸温水擦洗乳头及乳晕。如有乳头内陷，在擦洗后用手指牵拉，严重乳头内陷者可使用吸奶器吸引，若手法不能矫正者，可进行手术矫正。

另外，按摩也是乳房护理的重要方法之一。从妊娠第5个月开始，乳腺组织迅速增生，按摩乳房可以松解胸大肌筋膜和乳房基底膜黏着状态，使乳房内部组织疏松，促进局部血液循环，有利于乳腺小叶和乳腺管的生长发育。增加产后的泌乳功能，并可有效地防止产后乳汁排出不畅、淤积及“奶疖”的发生。

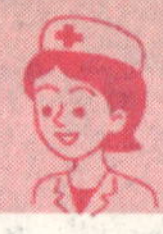

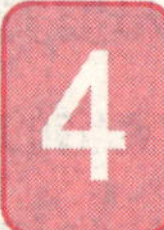

4 预产期下腹疼痛要警惕

预产期腹部疼痛原因很多，具体视疼痛的大小和部位而有所不同。

（1）早产征兆的疼痛

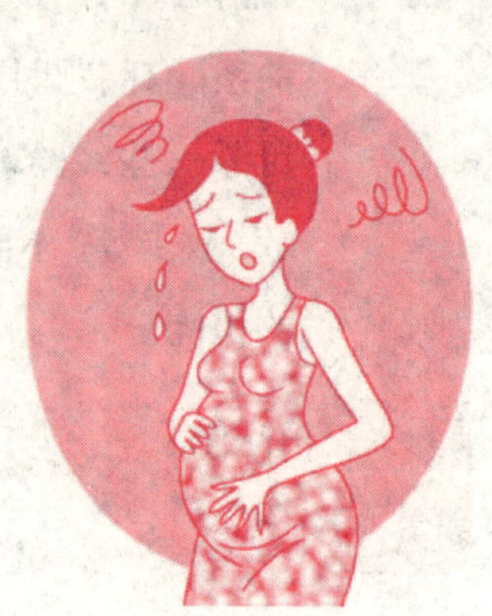

早产征兆首先是肚子伸张，腹部时时都感到鼓胀，然后疼痛开始。疼痛由弱渐渐变强，疼痛的时间也逐渐增长，疼痛频繁时会有少量出血。发生这种情形时，应尽可能地保持安静。

（2）胎盘早剥发生疼痛

妊娠高血压疾病患者病情发生恶化，可能出现胎盘早期剥离，引发疼痛。这不是胎盘的位置有什么不正常，而是胎盘的一部分被剥离了子宫壁而发生内出血。其后果通常是很严重的。因此，有妊娠高血压疾病的孕妇，如果突然感到强烈的阵痛，要立刻入院治疗。

（3）阑尾炎恶化产疼痛

孕妇患慢性阑尾炎病情恶化时，下腹部右边也会感到疼痛。

妊娠末期的疼痛，无论什么原因，都应尽早检查和治疗。

5 了解分娩四要素防止难产

产力、产道、胎儿以及产妇心理状况都影响分娩的重要因素。在这四个因素之中有任何一个出现问题，都有可能造成难产。

（1）分娩四要素

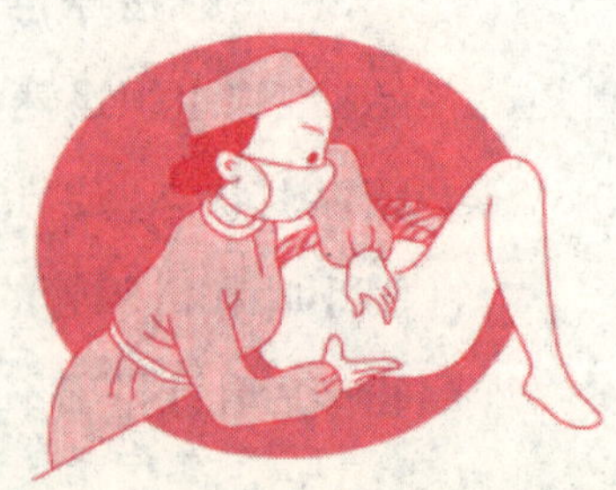

产道　产道是指宝宝分娩时的“通道”它主要是由孕妇的骨盆大小以及形状所决定的，也就是通常所说的骨产道。当然孕妇的软产道也很重

要，两者中有任何一种异常，都会造成难产。

产力 产力是指将胎儿和胎盘等自子宫内逼出的力量，其中最主要的是子宫肌肉的收缩力量。正常的宫缩有一定的节律性并在临近分娩时逐渐增强。宫缩不论是过弱还是过强都有可能造成难产。

胎儿情况 宝宝自身的情况在分娩中也很重要。在骨盆和产力均正常的情况下，如果宝宝在孕妇子宫中的位置不正常（臀位横位），或者宝宝在宫内生长发育得过大（体重大于4千克的巨大儿），这些情况都会影响正常的分娩过程造成难产的发生，有时还会造成母子严重损伤或死亡，必须及早发现并及时进行处理。

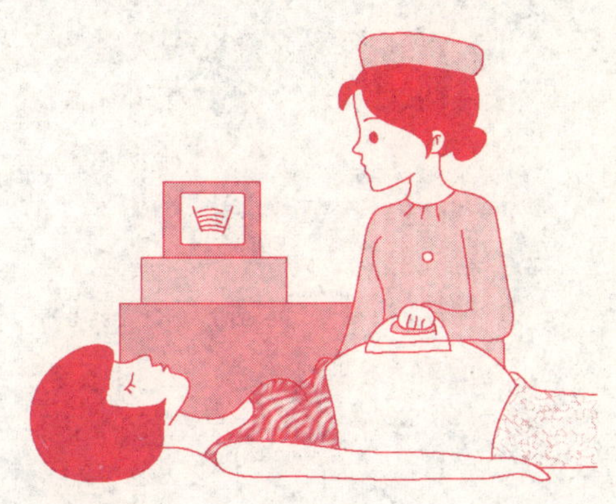

产妇的心理 如果孕妇对分娩中所要面临的“挑战”没有心理准备，或是对分娩过程存在过度的恐惧心理，不能很好配合医生那么在分娩过程中就很容易造成孕妇自己心力交瘁，从而造成难产。

（2）防止难产

了解分娩四个要素，就可以全面地、有针对性地预测或是避免难产的发生。

及早发现不良因素 难产的原因有时很明确，例如比较明显的骨盆异常（产道因素）或者胎位异常（胎儿因素），这些在产前检查或临产时即可发现并得到及时处理。

通过产前检查，医生能够及时发现孕妇本身是否存在可能造成难产的因素，比如说初步估计产道是否适合阴道分娩，或者是胎儿的大小及位置是否正常。一旦发现有异常的趋势，医生就可以采取

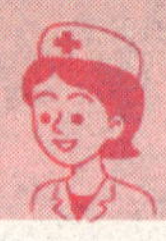

> **Tips 预产期一到就生吗**
>
> 胎儿在母体内发育的平均时间为280天，即40周。但有调查资料显示，大约只有5%的孕妇恰好在自己的预产期那一天分娩，而80%左右的孕妇是在预产期前3周到预产期后2周的时间范围分娩。一般来说，月经周期较短（23～26天）的孕妇，实际分娩大多在预产期前，相反，月经周期较长（超过30天）的孕妇，实际分娩大多在预产期后。

有效的措施进行纠正。经医生详细检查骨盆情况，产道确有问题，孕妇一定要提前入院择期进行剖宫术。

做妈妈的勇气 面临分娩，心理因素的确是个问题。做妈妈就要有勇气，要正视疼痛，分娩是你一生中最难得、往往也是唯一的一次体验。相信自己和宝宝，以母亲特有的坚强迎接宝宝的到来。如果觉得信心不足，可事先和医生商量，征求医生的建议，分娩前抱着试试看的态度是不可取的。你应该告诉自己：疼痛是不可避免的，是对我做母亲的第一个考验，我一定会战胜疼痛。抱有这样的心态，你就成功了一大半。

孕期营养和运动 怀孕过程中要注意充分的营养，但必须注意，怀孕期间并不是吃得越多就越好，宝宝也不是长得越胖就越好。如果营养摄入过多造成胎儿体重过重，那么在分娩时难产的危险性就会大大提高。

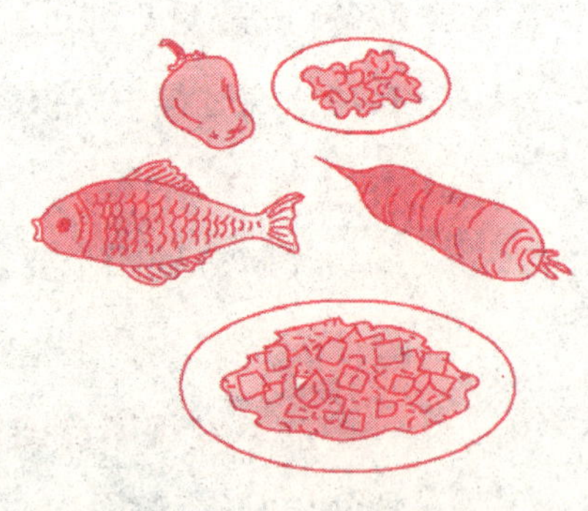

适当地进行产前运动，可以明显增进产力。运动不仅可以促进身体血液循环、减轻腰酸背痛、预防便秘等，最重要的是，产前运动可以增进生产时所需要的体力以及产道肌肉的弹性，从而就能更有效地减少情绪与肌肉的紧张，缩短产程，避免难产的出现。

6 要警惕胎儿窘迫的发生

胎儿在宫内急性或慢性缺氧，必然引起胎儿生理功能和代谢过程出现异常的症状，这就是胎儿窘迫。

处于生命孕育时期的胎儿，不可能独立生存，必须通过胎盘与母血进行物质交换，通过脐带血进行运转从而得到足够的营养物质和氧气，同时排出代谢产物和二氧化碳。因此，任何影响母体血氧饱和度的因素，影响胎盘灌注不良和胎盘功能低下、妨碍脐带血循环使其运转功能受阻的因素，都可引起胎儿宫内缺氧，从而导致发生胎儿窘迫，甚至造成胎儿死亡。

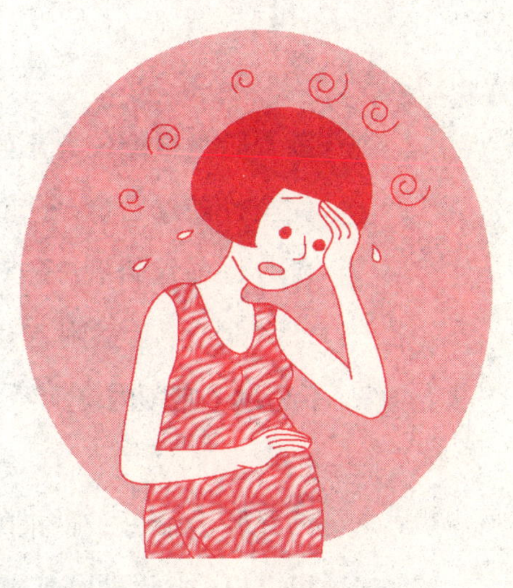

在妊娠的各个时期都可能发生胎儿窘迫．但是，最常见于分娩期。在孕期，特别是临产以后，在阴道分娩过程中，应该认真进行有效的预防和治疗。首先，在孕后期要适当休息，加强营养，常取左侧卧位，保持进行自我胎动监护，定期进行产前检查，早期发现和治疗。有妊娠高血压综合征、心脏病、糖尿病的孕妇属于高危妊娠，应该加强产前监护，如胎心监护、B超检查，必要时行生物物理评分，以及测定胎盘功能的生化指标，如果胎儿已有隐性缺氧的表现，则需适时终止妊娠。如果估计到孕妇不能耐受阴道分娩，则需采取剖宫产结束分娩。其次，临产以后，鼓励产妇正常进食和饮水，避免母体脱水酸中毒，还要避免精神过度紧张。在产程中，如果出现胎儿宫内缺氧，如胎心变

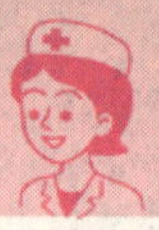

快、变慢或不规则，或破膜后羊水有胎粪污染（头位时），应立即吸氧，改变体位，并及时认真寻找胎儿缺氧的原因。

如果胎膜已破，先露部分尚未入盆，应当警惕可能有脐带脱垂，如果胎先露急速下降过程中出现急性缺氧的表现，应考虑脐带缠绕的可能。当然，不管胎儿宫内缺氧的原因如何，如果经过治疗，症状不见改善，或者造成缺氧的原因无法去除，则应考虑尽快娩出胎儿，以避免缺氧继续加重，造成对胎儿的严重损害，甚至死亡。

7 及早预防前置胎盘的危害

正常妊娠时，胎盘附着于子宫体的前壁、后壁或侧壁。如果胎盘部分或全部附着于子宫下段或覆盖在子宫颈内口上，称之为前置胎盘。

（1）类型

前置胎盘根据位置不同可分为三种类型：

完全性前置胎盘：子宫颈内口全部为胎盘组织所覆盖。

部分性前置胎盘：子宫颈内口一部分为胎盘组织所覆盖。

低置胎盘：胎盘附着于子宫下段，或其下缘位于子宫颈内口边缘，不超越子宫颈内口。

（2）危害

前置胎盘给母子带来的危害不可小视，不可不知。

阴道出血 此种出血往往发生于不自觉中。有时孕妇半夜醒来，发现自己卧在血泊之中。阴道出血发生时间的早晚，发作次数及出血量的多少，与前置胎盘的种类有很大关系。完全性前置胎盘初次出血的时间较早，约在妊娠28周左右。出血次数较频，量较多，往往一次大量出血就可使病人进入休克状态；低置性前置胎盘初次出血多发生在妊娠37~40周或分娩开始时，量也较少；部分性前置胎盘初次出血的时间和出血量界于前二者之间。

早产及胎位异常 完全性前置胎盘若一次出血量较多，且反复发作，治疗无效，往往造成早产，因胎盘附着位置低，阻碍胎儿先露部下降进入骨盆，故常导致胎头高浮和胎位异常，如臀位、横位。

产后出血 分娩后由于子宫下段收缩力较差，附着于此处的胎盘不易剥离，剥离后血窦往往又不易闭合，故常发生产后出血。同时胎盘附着处的子宫颈或子宫下段血管丰富、组织脆弱。

贫血和产褥感染 由于妊娠期多次阴道出血，产妇往往出现贫血。机体抵抗力降低。胎盘的剥离面离阴道较近，开放的血窦可成为细菌进入体内的门户，凝固的血液又可以助长细菌的滋生，加之分娩时常需要手术操作，所以产后易发生产褥感染。

羊水栓塞 前置胎盘时，胎膜破裂，羊水由血窦进入血液循环而发生羊水栓塞。这种情况虽然少见，但危害性较大，可以危及产妇的生命。

(3) 预防

前置胎盘对母子的危害大，需要预防前置胎盘的发生。

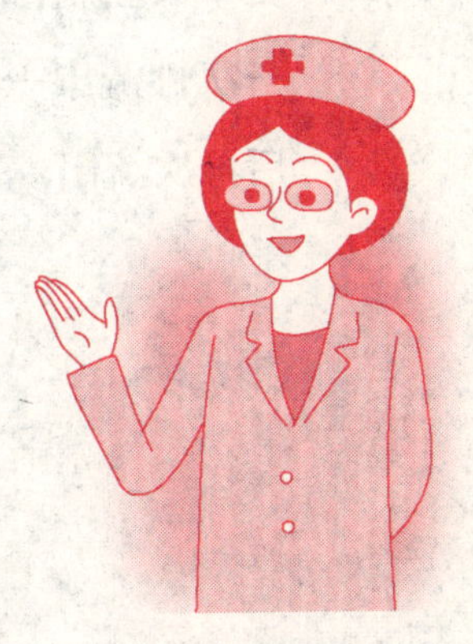

妥善避孕，尽量避免人流 有些人婚后不打算马上要孩子，可又未采取有效的避孕措施，常常导致意外妊娠。多次行人工流产术可使子宫内膜受损或引起生殖道炎症，待再次妊娠时容易形成前置胎盘。

积极预防和治疗妇科炎症 发现妇科炎症后要及时治疗，避免上行感染至子宫。子宫内膜炎是前置胎盘发生的原因之一。

积极采取预防措施可以减少前置胎盘的发生，但若已形成前置胎盘，应及时就医，以减轻对母子的危害。

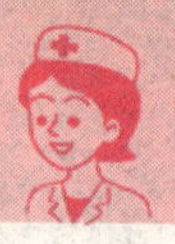

8 胎膜早破不可不防

胎膜早破是孕妇没临产胎膜提早破裂的异常情况，也叫早破水。

羊水在分娩时起到润滑剂的作用，如果过早排出，无论如何也会造成娩出困难，且可导致母体的故障。总之胎膜早破对分娩不利，不可不防。

（1）引起胎膜早破的原因

常见于胎位不正、骨盆狭窄、头盆不称或双胎。宫腔内压力增高时，因先露部不能与骨盆入口衔接，前羊水囊内压力不均，可导致胎膜早破。另外外力对腹部的冲击、外伤等均可导致胎膜早破。妇女营养不良、缺乏维生素C和维生素D，致使胎膜松脆、缺乏弹力，也可成为早破水的诱因。

当胎膜早破发生时，孕妇突然感觉从阴道内流出大量液体，不受本人控制，时多时少，持续不断，色泽为淡黄色，也有可能表现为一次性流出一定量的液体后，又暂时停止，随着体位的改变或活动后再次流出，表现为间断性流水。

Tips **脐带打结是怎么回事**

脐带打结有两种：假结和真结。

脐带假结可以是脐静脉比脐动脉长，脐静脉形成迂回形结构，外形像结，或因脐血管的长度较脐带长，血管卷曲形似结。这种假结无实际危害，很少因血管破裂而出血。

脐带真结较少见，多发生于脐带相对过长者。开始时脐带缠绕在胎体上，以后胎儿可穿过脐带而形成真结。多在妊娠3～4个月时形成。脐带真结形成后若没有拉紧，并无症状，只有当脐带拉紧、脐血管阻塞时才可造成胎死宫内。

(2) 预防方法

早期破水是可以预防的，预防方法有以下几点

★注意孕期卫生，增加营养。

★怀孕后期(最后一个月)不要同房。

★防止对孕妇腹部的冲撞。

★避免过度劳累。

★如果胎位不正，应在7个月后到医院请医生给以纠正。如果临近产期胎位不能纠正时，更应加强防护，不使孕妇过度劳累，避免胎膜早破发生。一旦发生胎膜早破，立即平卧床上，抬高臀部，防止脐带脱垂，并根据具体情况选择合适的分娩方式。

(3) 破水后的分娩方式

破水后的分娩，根据其羊水量的多少，处置亦各不相同。

如果流出少量的羊水，应给予抗生素等预防母体的细菌感染；另一方面，采取使阵痛增强的方法，还是能够很好地分娩。

若羊水流出过多，子宫紧贴胎儿可引起不协调宫缩，从而影响产程进展和胎盘血循环，引起滞产和胎儿缺氧。

如果是急剧地破水，且认为已引起分娩障碍时，那么应该进行剖宫产。

9 胎位不正要纠正

胎位不正是引起滞产和难产的重要原因之一，也是导致剖宫产以及可能危及产妇和胎儿生命的重要原因。因此，每一位孕妇必须十分关心自己的胎位是否正常，并把它纳入妊娠后期保健的主要内容。

所谓胎位是指胎儿在子宫里的姿势和位置。

胎儿在子宫中正常的姿势是头部向下，臀部在上，称为**头位**。这种姿势是使胎儿最大的头部先出来，其他的部位才容易出来。

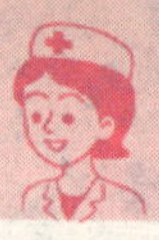

如果胎儿出生时，臀部朝下，称为臀位。臀位是最常见的异常胎位，约占分娩总数的4%。臀位不能纠正容易造成难产，而且胎儿死亡率要比头位高3～8倍，在妊娠7～8个月时臀位比较多见，可不必急于纠正。因为一般妊娠8个月以后，多会自行转为头位。

假如妊娠8个月以后仍为臀位，则应查清原因。如无其他原因，可在医生指导下做膝胸卧位每天2～3次，每次15分钟。做前要先排尿，松解裤带，连做1周后复查。同时，也可有两根艾条分别灸左右小趾趾甲外侧的“至阴穴”，每日2次，每次15分钟。灸时，可平卧或坐着，但要松解裤带，这两种方法都有助于转成正常胎位。也可由医生根据具体情况做外倒转术，如果仍转不过来，应提前入院，及早由医生决定是否进行剖宫产手术分娩。

在现代医疗条件下，只要事先做好准备，由有经验的助产士助产，一般情况下臀位都能顺利分娩，但如果事先无准备，很容易在分娩时发生意外。

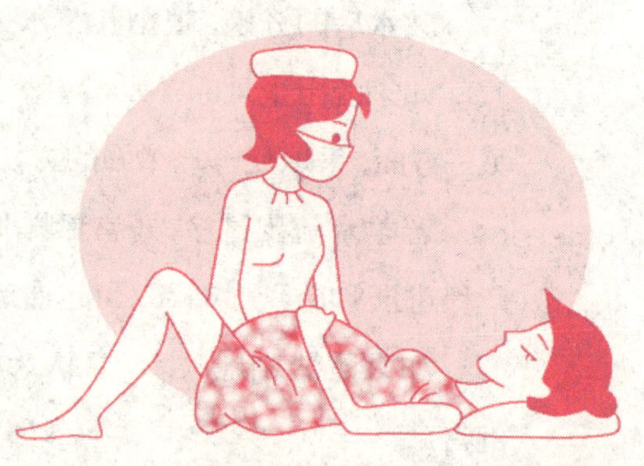

如果胎位体纵轴与母体的纵轴相垂直，即胎体横卧于骨盆入口之上，称为横位。这是一种十分危险的异常胎位，如不及时处理，分娩时极易发生子宫破裂，对母子生命威胁甚大。

为预防横位，必须加强产前检查。在妊娠后期一旦发生横位，应立即查明原因，及早纠正。一般可采用膝胸卧位，或由医务人员根据具体情况进行外倒转术。如采取上述措施之后仍为横位，应提前入院，进行恰当地处理。

10 预产期前两周务必做好准备

预产期前后两周内随时可能生产，要及时做好准备，以免让孕妇在分娩的时候由于准备不足而延长产程，对产妇和宝宝带来不必要的危害。

在预产期前两周就应该做好一切准备，其内容大致包括：

★注意休息。要保证有充分的睡眠时间，每天不得少于8小时，中午也应午休1~2小时。农村妇女，一般不要下地劳动，即使休息在家，也只能做些轻微的家务；工厂女工，应避免强度大的工作，更不应该值夜班；同时，应尽量换做轻活，或最好开始拿产假休息。

★准备好换穿的内衣、产后用的卫生纸（应该是消过毒的）和卫生巾。

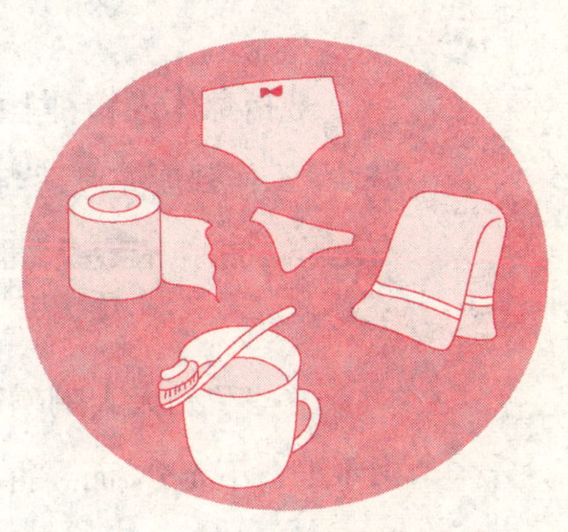

★还应准备些鸡蛋、面条、红糖。红糖要预先蒸煮过，以免吃了拉肚子。

★每晚临睡前要把漱洗用具等放在一起，以便随时可拿。

★如果是公费医疗的，记帐单及现款也应准备好。所有产前检查的资料（包括病历、各种化验报告或特殊检查报告单等）应随身带好，以便到医院待产时交给医务人员作为重要的参考材料。

★假如家距医院较远或交通不便，经系统产前检查又无异常发现而准备在家分娩的，一旦临产，应及早请好接生员；准备好肥皂、毛巾、几壶开水、一块大方塑料布或油布，以及一个干净的煮锅和一双干净的竹筷和木筷，以备临时用做消毒接生器械。

如果上述几点你都准备好了，那就好好期待与你的宝宝见面吧，相信你的生产会很顺利！

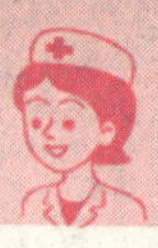

11 孕妇临产八忌

面对分娩，孕妈妈既紧张又焦急，既盼望宝宝早日降生，又对分娩的痛苦有些恐惧，这需要孕妈妈调节好自己。

一忌害怕

很多孕妇对分娩有恐惧感，临产期越近，越是紧张。其实，这种害怕完全没有必要。分娩几乎是每个妇女必经的生理过程，现代医学发达，分娩的安全系数大大提高，分娩手术的成功率也近于百分之百，一般不会出现意外。

二忌劳累

是指身体或精神上的过度劳累。到了妊娠后期，活动应该适当减少，工作强度亦应适当降低，特别是要注意休息好，睡眠充足。只有这样才能养精蓄锐，准备全力以赴地进入临产过程。

三忌粗心

一些孕妇大大咧咧，到了孕后期仍不以为然，结果临产时常常由于准备不充分，而弄得手忙脚乱。这样很容易出现差错。

四忌着急

到了预产期并非就分娩，提前10天、过后10天都是正常的情况。孕妇既不要着急，也不要担心，因为这样都无济于事。只能是伤了自己的身体，影响了胎儿的发育。

五忌忧虑

孕妇由于生活或者工作上的困难，或意外不幸等，临产前精神不振、忧愁、苦闷，特别是有些孕妇的公婆盼子心切，向孕妇施加无形的压力，给孕妇造成沉重的心理负

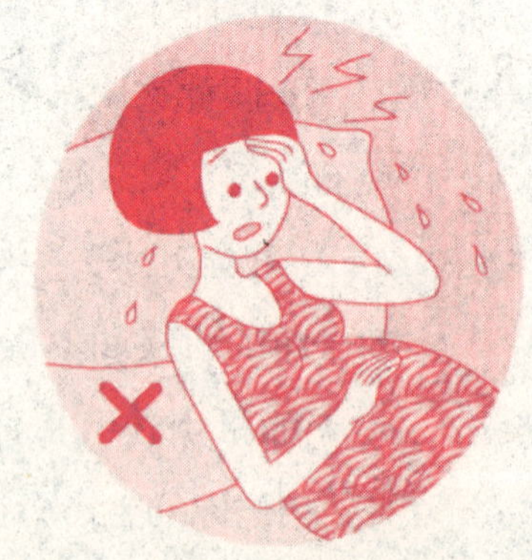

担，这也是造成分娩困难的重要诱因之一。

六忌懒惰

有些妇女孕早期担心流产，孕晚期害怕早产，因而整个孕期都不敢活动。有些孕妇则是因为懒惰而不愿多活动。实际上，孕期活动量过少的产妇，更容易出现分娩困难，所以，孕妇在孕晚期不宜生活得过于懒惰，也不宜长时间地卧床休息。

七忌远行

一般在接近预产期的前半个月就不宜再远行了，尤其是不宜乘车、船远行，因为旅途中各种条件都受到限制，一旦分娩难，出现难产是很危险的事情，还有可能威胁到母子安全。

八忌滥用药物

分娩是正常的生理活动，一般不需要用药，也没有能使产妇腹痛减轻的药物。因此，产妇及亲属万不可自行用药，更不可随便注射催产剂，以免造成严重后果。

12 忌不了解临产先兆征象

临产征象有真假之分。孕妇及其家人了解临产的征象十分必要。

孕妇在临产时主要有以下预兆，孕妇及其家属不可不知。

（1）孕妇腹部轻松感

初产妇在临产前1~2周，由于胎儿先露部下降进入骨盆，子宫底部降低，常感上腹部较前舒适，呼吸较轻快，食量增多。但由于先露部下降压迫盆腔膀胱、直肠等组织，常感下腹坠胀，排尿频繁、腰酸等。

（2）假阵缩

孕妇在分娩前1~2周，常有不规律的子宫收缩，与临产后的宫缩相比有如下特点：持续时间短、间歇时间长，且不规律，宫缩强度

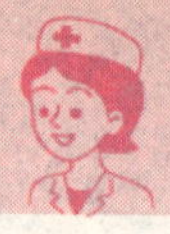

不增加，宫缩只引起轻微胀痛且局限于下腹部，宫颈口不随其扩张，小量镇静剂即能抑制这种“假阵缩”。

（3）见红

在分娩前24~48小时，阴道会流出一些混有血的粘液，即见红。是由于子宫下段与子宫颈发生扩张，附近的胎膜与子宫壁发生分离，毛细血管破裂出血，与子宫颈里的粘液混合而形成带血的粘液性分泌物，为临产前的一个比较可靠的征象。若阴道出血量较多，超过月经量，不应认为是分娩先兆，而要想到有无妊娠晚期出血性疾病，如前置胎盘、胎盘早剥等疾病。

以上所述只是临产的先兆征象，只能说明不久就要分娩，不能作为诊断分娩的依据。

13 分娩“三征兆”不可不知

“十月怀胎，一朝分娩”，分娩就是怀孕过程中最重要的时刻，我们一直期待着这一刻的到来，但当这一刻真正来临时我们是否会措手不及呢？

当分娩来临时我们能及时察觉得到，将一切准备都做得足够充分，这样才有利于分娩的顺利进行。那么分娩时的三征兆我们就不可不知了，一般说来，大部分孕妇在分娩前两周之内就感觉有胎动减少、子宫下降等种种现象。然而真正进入产程的产兆有三：分别是阴道出血、破水以及阵痛。三者只要出现其一就代表宝宝要出来了，该准备到医院待产。

（1）阴道出血

通常在子宫开始收缩前24~48小时，孕妇就会发现有混杂着血的黏稠状分泌物出现，这是因为子宫颈变软、变薄时，子宫颈黏液流出所致，是即将分娩的征兆之一。虽然少量的出血不代表马上就要生产，但若是出血量多，或是流出鲜红的血，则要立即入院。

（2）破水

所谓的破水是指包围胎儿的羊膜破裂、羊水流出，是产兆之一。一般而言，破水的状况是 产妇突然感到有大量的水由阴道流出，感觉像尿失禁且无法控制。然而，孕晚期由于分泌物变多，有另一种可能是，羊水并非一次大量流出，而是慢慢渗出。如不注意，孕妇可能因为分不清楚究竟是羊水渗出或是分泌物流出，而忽略了这一产兆，导致胎儿遭受感染的机会增加。如果要观察到小便的颜色成了蓝绿色，或是渗出的液体感觉像尿失禁一样无法控制，或是有液体流到了大腿上，或者量已经达到弄湿床单的地步，孕妇都该怀疑是否破水，尽快到医院检查。

（3）规则阵痛

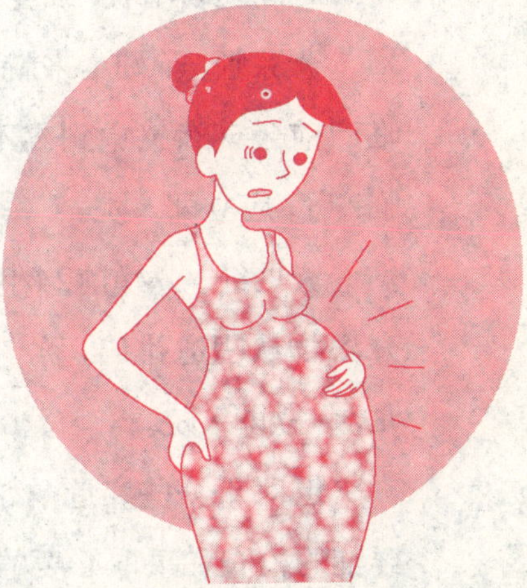

阵痛是真正进入产程的开始，然而，许多有过生产经验的妈妈都有因为阵痛到了医院却被医生判定是假性阵痛而请回家白走一遭的经验。真正阵痛的特征是：疼痛的强度越来越强，阵痛的时间越来越密集，收缩的时间越来越久，并且真的阵痛不会因为走动而减轻。因为每个人对痛的忍受程度都不一样，不见得是感觉痛，有些孕妇会出现腰痛的感觉，只要是规则性的阵痛，如第一胎出现35分钟痛1次，每次痛的时间达20秒钟以上，或是第二胎每10分钟阵痛1次，就可以到医院待产了。只要头胎在10分钟内阵痛3次，每次30~40秒钟，这样的情况持续了2~3个小时，就可以到医院待产了。同样，第二胎只要10分钟痛1次，而第二胎以上只要妈妈觉得腰酸、腹部变硬或10分钟阵痛1次，都是快生产的征兆。

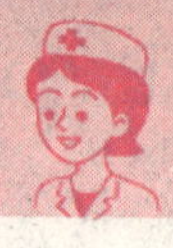

14 临近预产期不能盲目入院

正常的产妇入院应适时，切忌盲目入院。入院太早，时间久了还不生孩子，就会精神紧张，也容易疲劳，往往引起滞产；入院太晚，又容易发生意外，危及大人和小孩生命。

一般来说，出现以下征兆后入院比较合适。

★临近预产期。如果平时月经正常的话，基本上是预产期前后分娩。所以，临近预产期时就要准备入院。

★子宫收缩增强。当宫缩间歇由时间较长，转入逐渐缩短，并持续时间逐渐增长，强度不断增加时，应赶紧入院。

★尿频。孕妇本来就比正常人的排尿次数多，间隔时间短，但在临产前会突然感觉到离不开厕所，这说明小儿头部已经入盆，即将临产了，应立即入院。

★见红。分娩前24小时内，50%的孕妇常有一些带血的粘液性分泌物从阴道排出，称“见红”，这是分娩即将开始的一个可靠征兆，应立即入院。

但对于一些高危孕妇应早些时间入院为好，以便医生对其进行详细的检查和采取必要的措施。

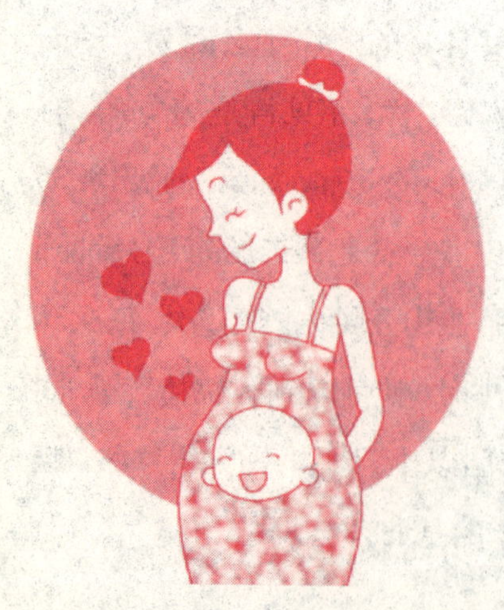

下面介绍几种高危孕妇的情况：

①妊娠合并内科疾病，如心脏病、肝、肾疾患等。

②过去有不良生育史，如流产3次以上、早产、死胎、死产、新生儿死亡或畸形儿史等。

③本次妊娠出现某些异常现象，如妊娠高血压综合征、羊水过多、羊水过少、前置

胎盘、胎位不正（臀位、横位）等。

④有其他特殊情况。如高龄初产、身材矮小、骨盆狭窄等。这些高危孕妇一般要在预产期前两周提前入院，等待分娩。

15 不要轻易放弃自然分娩

有些产妇恐惧自然分娩，害怕自己不能忍受那种疼痛，其实自然分娩像一切自然规律一样，有其发生和发展的过程。

胎儿由子宫内依赖母体生活，到出生后的独立生活是一个变化，这种变化需要有一个适应的过程。胎儿一般都能经过阴道分娩，这是一种正常的分娩方式。阴道分娩时子宫收缩所引起的各种变化，使胎儿逐渐适应外界环境，由靠母体血液运送营养到自我呼吸提供一个过渡适应的阶段，对胎儿出生后的独立生活是有益的。所以孕妇要相信自己，尽量通过自然分娩，这对胎儿是很有益的。

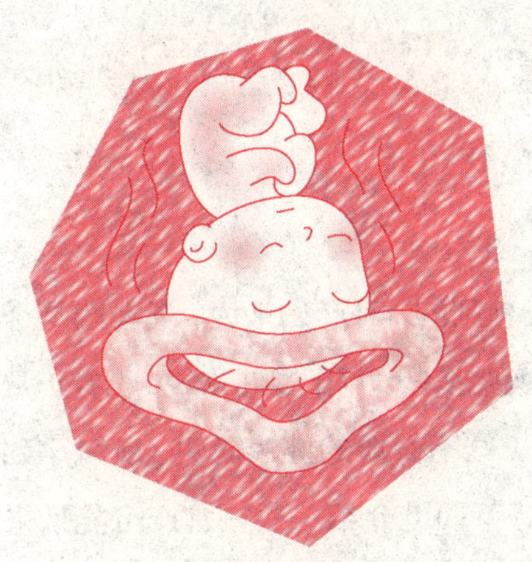

★子宫收缩可使胎儿胸肺受到煅炼，使胎儿胸部有节律性地压缩扩张，刺激肺泡表面活性物质加速产生了一种磷脂类物质，使出生后宝宝的肺泡有弹力，容易扩张，可将吸入肺中少量羊水挤出，促进出生后宝宝的呼吸功能。

★胎头娩出就像游泳时仰头伸出水一样，先头顶再顺次按额、鼻、口、颊伸出。一阵阵的子宫收缩和相对抗的骨盆阻力，可将胎儿鼻子和口腔中的黏液挤出，便于接生人员及时拭去，防止首次呼吸时吸入。而剖宫产的胎儿就没有这种有益的经历。另外，还可使胎儿脑部的压力逐渐变化，减少突然变化而引起的颅内出血。

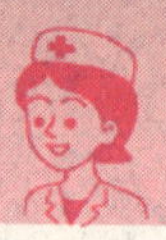

Tips **到了预产期胎头未入骨盆能生产吗**

一般情况下，第一胎于怀孕36周以后胎头就开始逐步入盆，大部分于怀孕38周入盆，到预产期未入盆者约10%，其中大部分（约60%～70%）于临产后还是能顺利入盆的，但仍有一小部分不能入盆。可能因为胎头偏大、胎位异常、骨盆临界或形态略有异常。第二胎有50%以上到预产期未入盆，其中绝大部分临产后能入盆，所以预产期到了胎头未入盆并不一定不能生产，应有正确的认识，保持能生产的信心，可给予试产的机会，一般临产后6～8小时仍不入盆，可能就不能入盆了，需要剖宫产。

★阴道分娩时，胎头受压充血，对胎儿的中枢有刺激作用，出生后容易激起呼吸而啼哭。

★阴道分娩出血量少。阴道分娩出血量在50～200毫升，而剖宫产平均出血量在200～300毫升以上。

16 产妇不可盲目要求剖宫产

现在有的产妇愿意做剖宫产，认为剖宫产可减少分娩时的痛苦，达到无痛分娩，其实这是对剖宫产认识不全面。

剖宫产对母、婴并不是完全有利的。对产妇来说，剖宫产是个较大的手术，其合并症比阴道分娩要多些。对于婴儿来说，没有正常的经阴道分娩，可能会带给婴儿一些不必要的健康隐患。所以孕妇对于是否要做剖宫产要慎重考虑。下面就介绍一些剖宫产可能带来的危害，让我们能够更全面地认识剖宫产。

★剖宫产须用麻药，偶而会发生因麻药意外而造成难以挽回的后果。

★剖宫产的手术操作比较复杂，切开和缝合腹壁、子宫肌的层次要比阴道分娩的多，特别是较胖的产妇，麻烦更多一些，因此，产后出血、感染也比阴道分娩多；阴道分娩出血量在50~200毫升，而剖宫产平均出血量在200~300毫升以上。

★术后头两天，产妇的胃肠功能会受到影响，有的术后胀气，进食少，身体恢复和子宫复合比阴道分娩的要慢，住院时间也长。

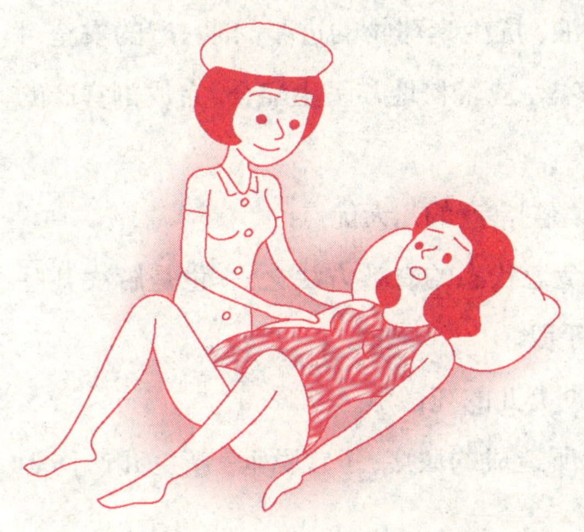

★剖宫产由于手术较大，术后其疼痛时间也要比阴道分娩长些，疼痛度也要大一些。

★做过剖宫产的产妇不宜于短期内再次妊娠。因为子宫上有瘢痕，一旦妊娠，人工流产难度较大，易发生一些合并症，对再次生育也带来一定困难。剖宫产后再次妊娠，有时会造成子宫旧瘢痕破裂，如得不到及时抢救，会危及产妇和胎儿的生命。

★剖宫产与自然分娩不同，剖宫产产妇的子宫口不像自然生孩子的宫口那样张开，子宫口内的排泄物如恶露等也不如自然分娩那样易于排出体外，为此排泄物滞留于子宫内，易造成宫内感染、发热、盆腔炎等产褥感染。

★有一小部分剖宫产的婴儿，因为没有经过阴道分娩的挤压，出生后不能适应新的环境，有时易并发肺扩张不全或误吸羊水等。

17 孕妇忌恐惧剖宫产

剖宫产是阴道分娩有困难可产妇、胎儿有紧急情况时必须立即经腹部娩出胎儿的一种分娩手术。

很多孕妇在分娩前都会通过很多途径了解到一些剖宫产的知识，会因此一听剖宫产就会产生恐惧心理，甚至坚决反对。自然分娩

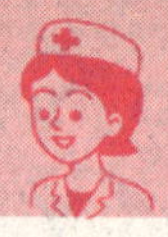

对胎儿健康当然是有益的，但如果分娩时遇到了一些紧急情况，就必须立即实施剖宫产，以免危及母胎的生命安全。所以在此情况下进行剖宫产对母婴是很安全的，完全不必恐惧。

还有，在现代医术发展的今天，剖宫产的技术已有很大提高，加之麻醉技术、输血及输液、抗生素药物的进步，剖宫产的安全可靠性更强了，产妇更不要多虑，应轻松地与医生配合，完成剖宫产的全部过程。

下面我们就给大家介绍剖宫产的几大优点：

★是解除孕妇及胎儿危急状态的有效方法之一，也是解决某些难产最终和最有效的一种手段。

★降低孕产妇与围产期婴儿的死亡率。

★降低阴道助产手术所造成的尿瘘、子宫脱垂、新生儿产伤等难产后遗症和并发症。

18 一定要做好产时准备

为确保分娩过程的顺利进展，减少一些不利因素的发生，待产过程中孕妇必须做好产时准备。

临产，意思是说分娩开始的重要标志是出现规律性和阵发性子宫收缩，间歇5～6分钟左右，持续30秒钟以上。

(1) 清洁卫生

需换穿医院的衣裤，以防交叉感染；需剃去阴毛以保持阴道清洁；需灌肠，以刺激宫缩、加速产程进展，并避免分娩时由于排出粪便污染外阴部而引起产道感染。

(2) 排大小便

有的产妇临产前准备不足，往往憋着大小便上产床，这样对安全分娩是不利的。产妇在分娩过程中，应保持每2～3小时排尿1次，才会“轻装上阵”，有利于分娩。产妇在临产前排尽大便，有利于子宫口扩大，便于胎儿下降，还可避免因腹压增加而造成产妇不由自主地将大便溢出，污染外阴，减少引起产道细菌感染的机会。如果产妇在临产前大小便不易排出，可通过灌肠和导尿的措施，使大小便排尽。

（3）饮食

在分娩期特别是第一产程，时间长且阵痛频繁，产妇体力消耗大，应进食高热量、易消化的饮食，如面条、粥、蛋糕、巧克力等。这样才能保证有足够的体力完成第二产程。否则，产力会减弱，产程要延长，顺产有可能因子宫收缩乏力而变成难产。一些产妇由于宫缩阵痛而不愿进食，护士应耐心劝导，在宫缩间歇尽量要吃一些。还有一些产妇在做胎心监测或破水需卧床不能自己进食，护士应给予协助。第二产程时可吃一些巧克力，大多数产妇不愿进食，不必勉强，以免引起呕吐。正常分娩后稍做休息，应进食易消化的半流食，如鸡蛋挂面、蛋羹、藕粉等以补充消耗的体力，在三餐之外，还可加餐2~3次。

（4）行动与体息

如果胎膜未破，宫缩不强，待产妇可以起床走动。下床活动可促进子宫收缩。倘若胎膜已破，则必须卧床休息，不能起床，不然，很有可能并发脐带脱垂而危及胎儿生命。为了保存精力，在宫缩间隙要抓紧时间休息，闭目养神最好。

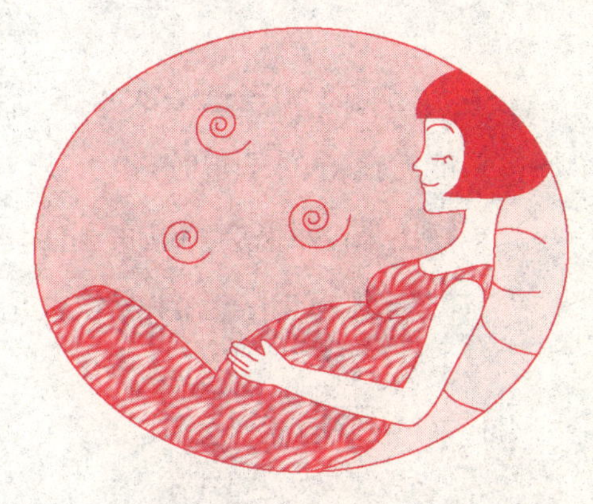

（5）情绪

精神状态影响产程进展。紧张、焦虑和恐惧常使子宫收缩不协调或子宫颈口迟迟不扩张，产程因而延长。所以，临产后必须稳定情

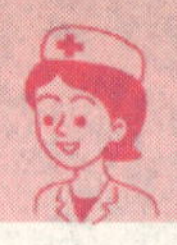

绪，保持精神愉快，多想想即将出世的小宝贝就会高兴。宫缩时应安静泰然，切忌烦躁不宁、呻吟喊叫而额外消耗精力。

19 产前忌憋大小便

有的产妇临产前准备不足，憋着大小便上产床，这样对分娩不利。

产妇在分娩过程中，应保持每2～3小时排尿1次，才会“轻装上阵”，有利于分娩。产妇在临产前排尽大便，有利于子宫口扩大，便于胎儿下降，还可避免因腹压增加而造成产妇不由自主地将大便溢出，污染外阴，减少引起产道细菌感染的机会。

如果产妇在临产前大小便不易排出，可通过灌肠和导尿的措施，使大小便排尽。

20 增加产力的饮食禁忌

临产时，由于宫缩阵痛，有的产妇不吃东西，甚至连水也不喝一口，这是不对的，这将不利于顺利分娩。

临产 相当于一次重体力劳动，产妇必须有足够的能量供给，才能有良好的子宫收缩力。只有宫颈口开全，产妇才有体力把孩子分娩出来。如果产妇进食不佳，后果是极为严重的。为了孩子及产妇的健康，临产时产妇注意饮食是很必要的。

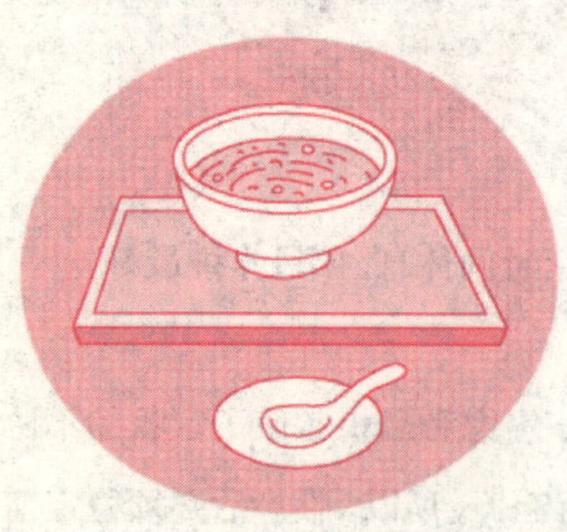

那么，临产时产妇吃什么好呢？这是每位产妇及其亲人非常关心的问题。此时，由于一阵阵的宫缩痛，会影响产妇的胃口。所以产妇应学会在宫缩间歇期进食的方法。根据产妇自己的爱好，可选择蛋糕、面汤、稀饭、肉粥、藕粉、点心、牛奶、果汁、苹果、西瓜、橘子、香蕉、巧克力等多种食物。每次宫缩间歇期进食，少食多餐，补充机体所需要的水分，如饮用果汁、糖水及白开水等。

需要注意的是，此时产妇既不可过于饥渴，也不能暴饮暴食。有些产妇认为“生孩子时应多吃鸡蛋长劲”，于是便猛吃好多个鸡蛋，这种做法常常适得其反。因为人体吸收营养并非是无限制的，当营养过多摄入时，“超额”部分的营养就会经肠道及泌尿道排出。由于加重了胃肠道的负担，还可以引起消化不良、腹胀、呕吐，甚至更为严重的后果。通常，产妇每顿吃1~2个鸡蛋就足够了。

临产期间，由于宫缩的干扰及睡眠的不足，产妇胃肠道分泌消化液的能力降低，蠕动功能也减弱，吃进的食物从胃排到肠里的时间也由平时的4小时增加至6小时，极易存食。因此，最好不吃难以消化的油炸或肥肉类等油性大的食物。

21 不要忘记补充能量

分娩，对每个产妇来说，都需要耗费极大的体力。研究表明，产妇的正常产程约需要12～16小时，消耗大量体能。这相当于爬二百多级楼梯或跑完1万米所需的能量。

产妇在临产前要多补些热量，以保证有足够的力量促使子宫口尽快扩张，顺利分娩。而产妇在临产前，由于频繁的阵痛发生，身体不舒服和心情紧张不安，食欲很差。有些地区按照传统习俗让产妇吃桂圆煮鸡蛋，有的让产妇在临产前喝人参汤等等。然而，临床实验证明，桂圆有使子宫收缩乏力的弊病，不利于分娩的顺利进行，多不主张食用。吃人参或人参汤需经过较长时间才能被身体消化吸收，不能很快使产妇增长力气，效果不太理想。

巧克力是提倡的食物，一是它营养丰富，含有大量的优质碳水化合物，而且能在短时间内被人体很快消化吸收，产生大量的热

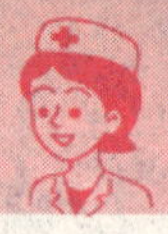

能，供人体消耗。据测定，每100克巧克力中，含有碳水化合物50克左右，脂肪30克左右，蛋白质15克以上，还含有较多的锌、维生素B2、铁和钙等。它被消化吸收和利用的速度是鸡肉的5倍，脂肪的3倍；二是体积小，发热多，而且香甜可口，吃起来也很方便。产妇只需在临产前吃上一两块巧克力，就能在分娩过程中，产生出很多热量。因此，让产妇在临产前适当多吃些巧克力，对母亲和婴儿都是十分有益的。

特别提醒：临产后要进食易消化吸收的食物，当需要手术时，不因饮食影响麻醉。

二、配合接生

1 孕妇应按产程与医生配合

产妇分娩的全过程，分为三个时期，也就是三个产程。在每个产程中可能要求产妇采用不同的配合方法。

在分娩过程中，产妇如能按不同产程情况与医生配合好，将有利于顺利分娩，缓解产妇的分娩痛苦，让生出的宝宝更健康。

（1）第一产程

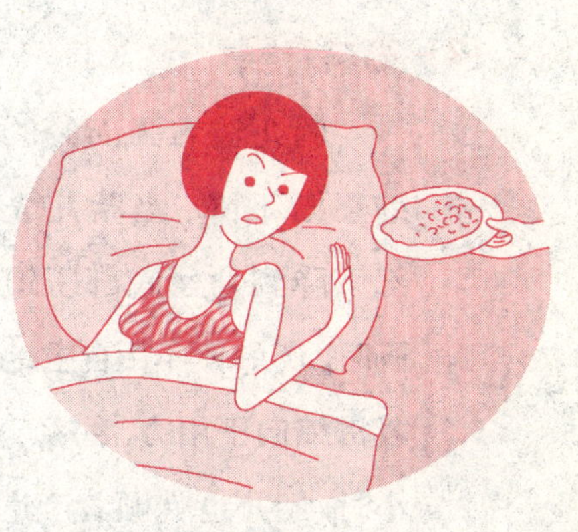

是从子宫出现规律性收缩开始直到子宫口完全开大为止，约10～12小时。子宫收缩时产妇感到子宫发硬，小腹或腰部疼痛，伴有下坠感。产程开始每隔10分钟左右宫缩1次，持续时间很短，逐渐宫缩越来越频繁，大约每隔2到3分钟1次，每次持续1分钟左右，宫缩力量也加强，子宫口随之逐渐开大，直到扩展至10厘米宽，就叫子宫口开全，这时第一产程结束。在子宫完全开大或接近开全时，胎膜自然破裂，俗称破浆胞，随之有清亮透明的羊水流出。

第一产程时间较长，产妇的情绪波动也大，往往因为疼痛、精神紧张，而不能很好地进食和休息。所以，产妇在第一产程中应当

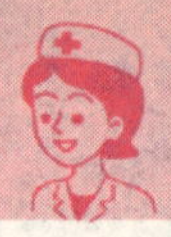

Tips 姜饭、姜茶为生产打气

孕妇在临盆前一至两星期，可吃一碗姜饭或姜茶，使生产时更有力气；由于孕妇产后阳气虚，容易在生产时入风，所以，产前或坐月子期间，食姜饭、饮姜茶都有助祛风，减少孕妇患感冒的机会。

打消顾虑，注意吃好、喝好、睡好，按时排便，和医务人员密切配合，饮食方面可吃些稀粥、鸡蛋、青菜、鱼和瘦肉等清淡的饮食，多喝些糖水，以保证充沛的精力。因膀胱充盈对胎头下降及子宫收缩都有影响，应每2～4小时排尿1次。如胎膜尚未破，产妇可以在室内活动、行走；胎膜已破，应立即卧床待产，以防脐带脱出。如产妇于宫缩时感到疼痛，可通过深呼吸，用两手轻轻揉下腹部或用拳头和手压迫胀痛处，可缓解不适感。

（2）第二产程

胎儿随着强而频的宫缩逐渐下降，当胎儿先露部下降到骨盆底部压迫直肠时，产妇便不由自主地随着宫缩向下用力，约经1～2小时，胎儿也就顺着产道，从完全开大的子宫口娩出了，从而结束第二产程。第二产程能否顺利进展，要看产妇能否密切配合，因为这时还要求产妇腹部肌肉收缩的压力配合宫缩，力量才强大，才有利于顺利分娩。因此产妇必须学会正确运用腹压。

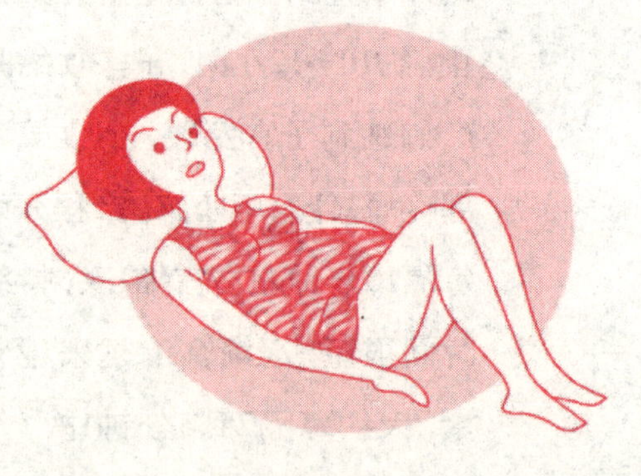

腹压的运用方法是在宫缩刚一开始时，产妇便深吸气，然后随着子宫收缩力的加强，而向下用力屏气，直到宫缩完了为止。宫缩间

歇时则安静休息不再用力。这样反复的子宫收缩和腹肌压力密切配合，便能加速胎儿的娩出，并能缩短第二产程。

（3）第三产程

此时产妇已非常疲劳，产妇可以抓紧时间休息一下。胎儿生下后，子宫的体积缩小，胎盘和包绕胎儿的胎膜(俗称胎衣)就和子宫分开，将会随着子宫收缩而排出体外。约过5～15分钟，产妇将又感到有宫缩，子宫底上升，阴道有少量血液流出，此时只须稍用腹压，就可协助胎盘很快娩出；若超过30分钟胎盘不下，应听从医生指导，在医生帮助下娩出胎盘。

2 不了解助产动作是大忌

分娩的发动从子宫收缩开始，随着子宫收缩的增强、变频和趋于规律化，子宫颈口逐渐扩张。等到子宫颈口开全，在子宫收缩的强有力推动下，胎儿逐渐下降，通过子宫颈口到阴道内，再抵达骨盆底而慢慢娩出。

在整个分娩过程中，由于子宫收缩牵动周围组织，使子宫壁发生缺氧和其他化学变化。子宫颈口扩张以及胎头紧压骨盆底组织等情况都是较强的刺激，待产者肯定感觉酸胀，不舒服，甚至疼痛。

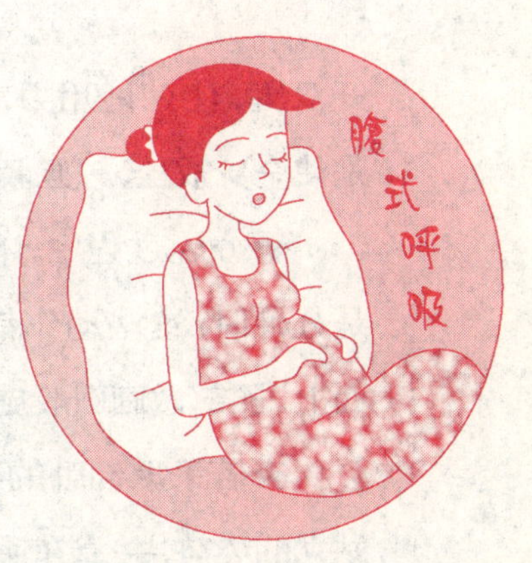

若试做以下几项动作，既可分散注意力，减轻子宫收缩所引起的难受、不适，或是产生一些不利于分娩的因素，又能加速分娩，更加顺利地生下健康宝宝，避免分娩过程中给母婴带来大的危害。

★深呼吸。临产后，每逢子宫收缩就做深呼吸运动，直到一阵宫缩过去以后再恢复正常呼吸。深呼吸运动可以增加氧气的吸入，

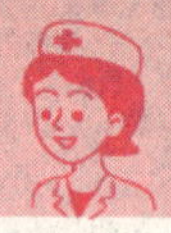

从而减除子宫肌肉的疲劳，并且可以转移注意力，保持镇静，使子宫收缩得以协调进行。

★按摩下腹部和压迫腰部肌肉，当子宫收缩时，轻轻按摩下腹部，或者用拳头紧紧压迫腰部肌肉，与深呼吸运动相配合，可以减轻子宫收缩对大脑皮质的刺激，从而减轻酸痛感觉。吸气时，两手由腹部两侧向小腹中央轻轻按摩；呼气时，从小腹中央向腹部两侧轻轻按摩。

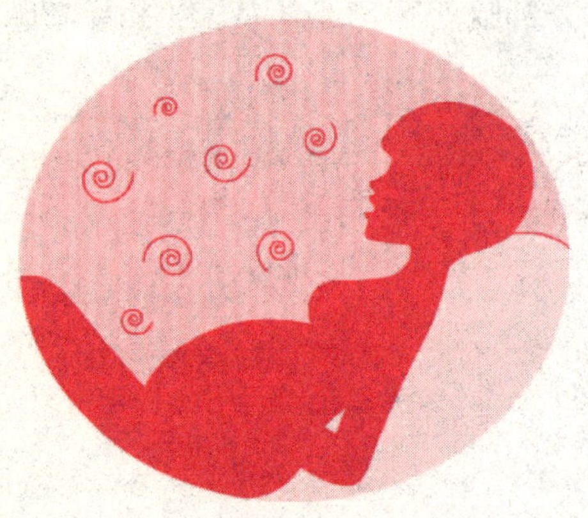

★屏气。在子宫颈口开全后，遵照医嘱，于子宫收缩时，将两腿屈起分开，臀部紧贴产床，吸一大口气屏住，等阵缩过后，立即争取时间休息。配合子宫收缩做这种屏气动作，可增强腹壁肌肉的收缩力和增加腹内压力，从而加速胎儿的娩出。

★坐在低的小椅子上，大大地张开双脚，使劲地用力，请两位协助者支撑住两腋。这时候最重要的是使全身放松，一旦紧张，会加强阵痛，胎儿也会不易下降。

★分娩过程中，有些阵痛是难以忍受的。无论是怀孕后期，还是分娩时，这些动作都能起到缓解阵痛的作用。将手放在椅子或台面上，腰部做画圆般旋转。这样会感觉阵痛减缓。

★若采取仰卧的姿势，其阵痛的感觉会更强烈，而采取跪着或站立的姿势，并靠在协助者的身上往前倾，可以减轻疼痛。

★蹲式的分娩方式也可缓解阵痛。协助者坐在孕妇的背后，将手穿过其腋下，孕妇将体重托付在对方身上，身体往下垂。其要领是：不可用力，并张开两脚。自己一人练习时，可坐在没有背的矮椅上，放松上身的力量，让身体的肌肉保持在松弛状态。这种姿势有助于伸展会阴及预防裂伤。

★在阵痛的间隔想要躺下来时，将膝盖放在枕头上面，可以防止脚部抽筋。另外，在背部下也放个枕头会更舒服。一旦有睡意，不妨休息一下储备体力。

★双膝跪地，头部、胸部慢慢贴在地板上，抬高臀部。这个动作可以使分娩速度减慢，防止会阴因没有充分伸展而裂伤。

★在阵痛的间隔，可靠在椅垫上放松地稍歇一会儿。或者，将两手、两膝张开与肩同宽，贴在地板上，采用自己觉得轻松的姿势。不过，要避免靠向后面坐着的姿势，这种姿势会使重量放在尾骨上，限制了骨盘的扩展，导致分娩进行不顺。

在第一产程中，你还可以借助适当的宣泄来减轻阵痛，如唱歌、呻吟、叹气、叫喊等，不必刻意压抑自己。但要注意，与此同时最重要的事情是调整自己的呼吸，配合医护人员放松全身肌肉，过分地宣泄反倒不利于产程的进展。

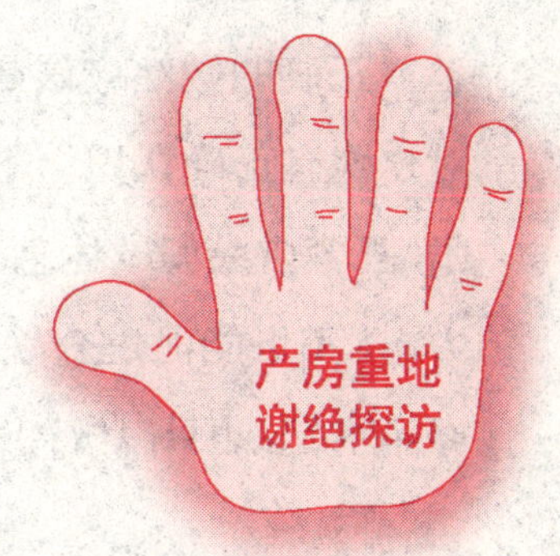

3 孕妇要懂得配合产钳助产

产钳帮助分娩是在自然分娩发生困难时所使用的一种产科手术。

只有在下列的情况发生时才能使用：

★分娩无法进行的时候，比如宫缩乏力。

★若不及早生产，胎儿生命便会发生危险时，比如胎心异常。

★母体过度疲劳或生命有危险的时候。比如患有严重妊娠高血压疾病、心脏病等。

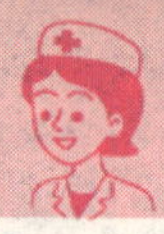

因为母亲或胎儿原因采取胎头吸引器或产钳帮助分娩是十分必要的，产妇需要配合。

4 孕妇分娩时不宜大喊大叫

有些产妇在分娩阵痛时就大喊大叫，认为喊叫出来会舒服一些。其实，分娩时大声喊叫对产妇是不利。

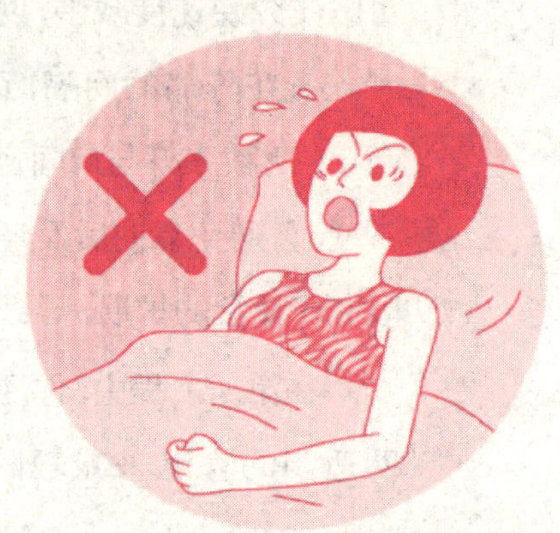

分娩时大声喊叫既消耗体力，又会使肠道胀气，不利于宫口扩张和胎儿下降。使分娩过程变得困难，加重了产妇的痛苦，对宝宝的健康也不利。

正确的做法应该是，产妇要对分娩有正确认识，消除精神紧张，抓紧宫缩间歇休息，按顿进食、喝水，使身体有足够的能力和体力。这不但能促进分娩，也大大增强了对疼痛的耐受力。如果确实疼痛难忍，也可以做如下动作，以进一步减轻疼痛。

（1）深呼吸

子宫收缩时，先用鼻子深深地吸一口气，然后慢慢用口呼出。每分钟做10次，宫缩间歇时暂停，产妇休息片刻，下次宫缩时重复上述动作。

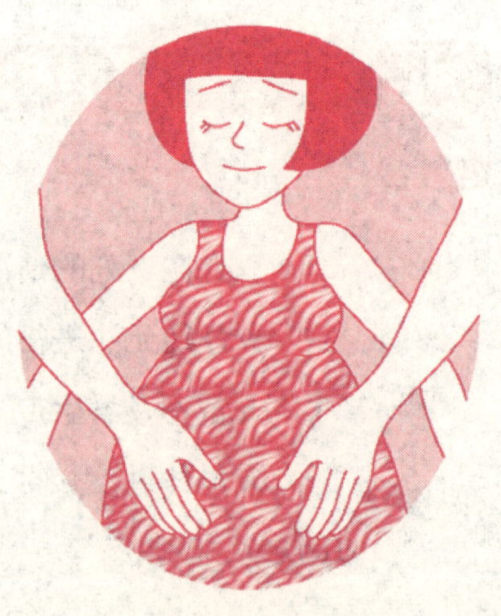

（2）按摩

深呼吸的同时，配合按摩效果更好。吸气时，两手从两侧下腹部向腹中央轻轻按摩；呼气时，从

Tips

陪伴分娩法

陪伴分娩法是一种为了想与伴侣一同体验孩子的诞生而产生的分娩方法。分娩时丈夫陪伴身边可从中得到鼓励，得到呼吸方法的指导等，这是许多女性所希望的。最初，大多数丈夫对妻子的建议犹豫不决，可是真正陪伴分娩以后，常会有许多非常美妙的感觉，譬如："陪瘵在场目睹孩子的出生，有一种成为父亲的真实感"、"真让人感动"等等。这也是陪伴分娩法的一个特征。

腹中央向两侧按摩。每分钟按摩次数与呼吸相同，也可用手轻轻按摩不舒服处，如腰部、耻骨联合处。

(3) 压迫止痛

在深呼吸的同时，用拳头压迫腰部或耻骨联合处。

(4) 适当走动

产妇如一切正常，经医生同意后，可适当走动一下，或靠在椅子上休息一会，或站立一会儿，也可以缓解疼痛。

美国优生圣经49条

想做妈妈了?看看先进而严谨的美国给准妈妈的建议吧——实用、周到，且充满感性!

1.孕前看医生，做检查。
2.改变不良饮食习惯,多吃各种健康食品。
3.孕前锻炼身体。
4.接受怀孕教育。
5.食用一些从未尝试过的新品种蔬菜。
6.读一本怀孕方面系统知识的书籍。
7.提前3个月放弃使用化学避孕工具。
8.戒烟。
9.服用产前维生素(含叶酸)。
10.找一个想做妈妈的同伴与你一起开始健康生活方式。
11.留意月经周期,这会有助于你知道何时排卵及推算受孕时间,并能精确计算预产期。
12.如果要更换自己的私人医生，请在孕前完成并去拜访。
13.向朋友请教有关怀孕及做母亲的经验。
14.避免接触可能对胎儿有伤害的化学物品,它们可能存在于你的工作和生活环境中。
15.孕前请看牙科医生。
16.如果你准备怀孕或可能已经怀孕，看病或体检时，请告诉医务人员，以避免不利于胎儿或孕期的检查及用药。
17.不要再清洁猫窝。
18.怀孕成功可能要花较长时间。如果你已超过35周岁，努力半年至一年仍未如愿，那么你应尽快去找医生。
19.开始实施怀孕。
20.孕后立即宣布怀孕。
21.向父母请教有关经验，并将你的不同观点和想法告诉他们。
22.注意休息，白天也小睡片刻。
23.阅读一份杂志(孕期方面的)。
24.若出现呕吐、胃或心口灼热、便秘等症状，采用非药物疗法。
25.注意饮水。
26.再读一本有关的书。
27.参加产前瑜珈或体育锻炼班。
28.定期找助产护士或医生检查，以便发现问题及时处理。
29.参加孕早期培训班。
30.每日增加300~500卡热量。
31.如果不打算在家分娩，应在参观几家要去分娩的医院或机构后再选定。
32.记住并记录找医生的日程时间。
33.做饮食记录，保证每日摄入所需热量。
34.你要装修房子或婴儿室,应避免油漆和壁纸的有毒气味。保持通风，不要干重活。
35.多试着照看朋友的婴儿，学习一些护理新生儿的方法。
36.及时报名参加分娩培训学习班。
37.游泳对妊娠晚期妇女是项好运动，有助你缓解疼痛，并使你觉得腹部重量减轻。
38.参见母乳喂养学习班，以使你提前做好母乳喂养的准备。
39.上床前请先做适当的伸展运动，这会防止你腿抽筋。
40.坚持体育锻炼，感到累了可以放慢速度，但要坚持，这会使你产后快速恢复。
41.写一份分娩计划，记下在你分娩过程中想要或需要的东西，并告知医生和那些当你分娩时应邀在你身边的人。
42.准备一部照相机。
43.避免心情紧张。
44.让骨盆倾斜，这会有助于缓解疼痛，让胎儿处于良好的出生位置。
45.如果你的预产期临近了，请准备好自己的东西，不要忘记带上保险证、预约住院的表格、照相机及分娩计划等。
46.检查临产征兆。
47.在分娩前照一张像。
48.读书。
49.亲吻你的小宝宝。